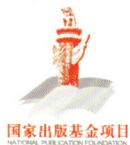

国家出版基金项目

图说组织动力学

# 图说内分泌系统组织动力学

## 图说

史学义 丁 一 杨继要 著

第三卷

郑州大学出版社

**图书在版编目(CIP)数据**

图说内分泌系统组织动力学 / 史学义，丁一，杨继要著. — 郑州：郑州大学出版社，2014.12

（图说组织动力学；3）

ISBN 978-7-5645-2038-0-01

Ⅰ. ①图… Ⅱ. ①史… ②丁… ③杨… Ⅲ. ①内分泌系统–人体组织学–图解 Ⅳ. 3. ①R322.5-64

中国版本图书馆 CIP 数据核字（2014）第 226410 号

郑州大学出版社出版发行
郑州市大学路40号     邮政编码：450052
出版人：王 锋     发行电话：0371-66966070
全国新华书店经销
郑州金秋彩色印务有限公司印制
开本：787 mm×1 092 mm   1/16
印张：20.25
字数：305千字
版次：2014年12月第1版     印次：2015年1月第2次印刷

书号：ISBN 978-7-5645-2038-0-01    定价：204.00元
本书如有印装质量问题，请向本社调换

# 编委会名单

主　任：章静波

副主任：陈誉华

委　员：吴景兰　张云汉　楚宪襄　郭志坤

　　　　张钦宪　史学义　宗安民　杨秦予

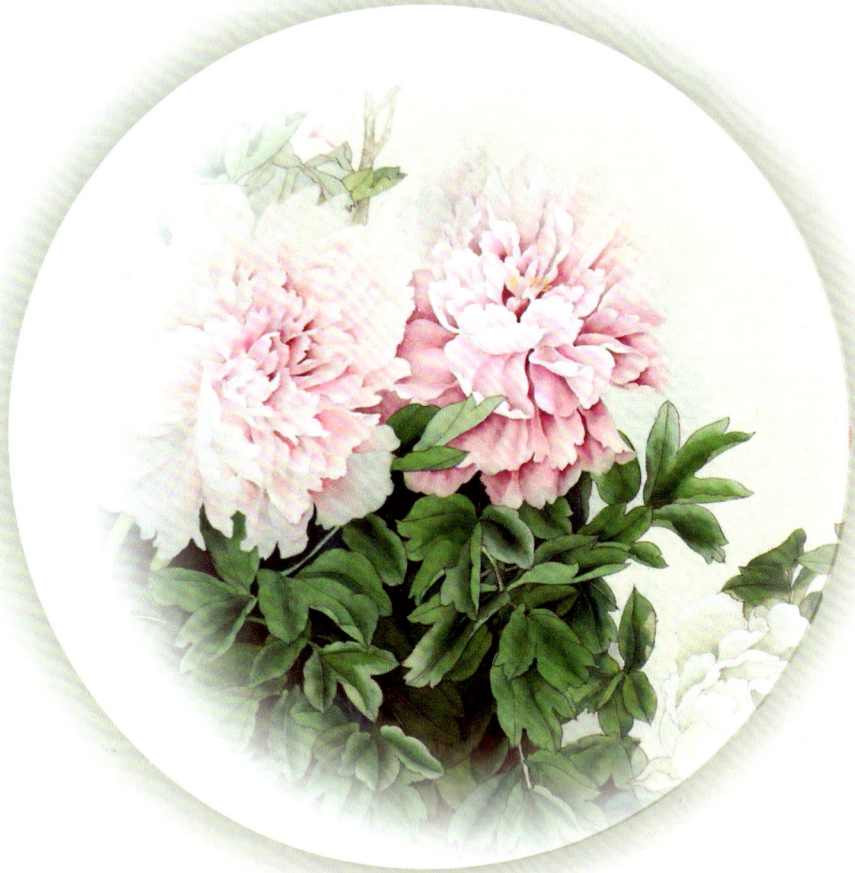

一个范式的观察者，不是那种只能看普通观察者之所看，只能报告普通观察者之所报告的人，而是那种能在熟悉的对象中看见别人前所未见的东西的人。

——汉森

惟天下之静者，乃能见微而知著。

——宋·苏洵

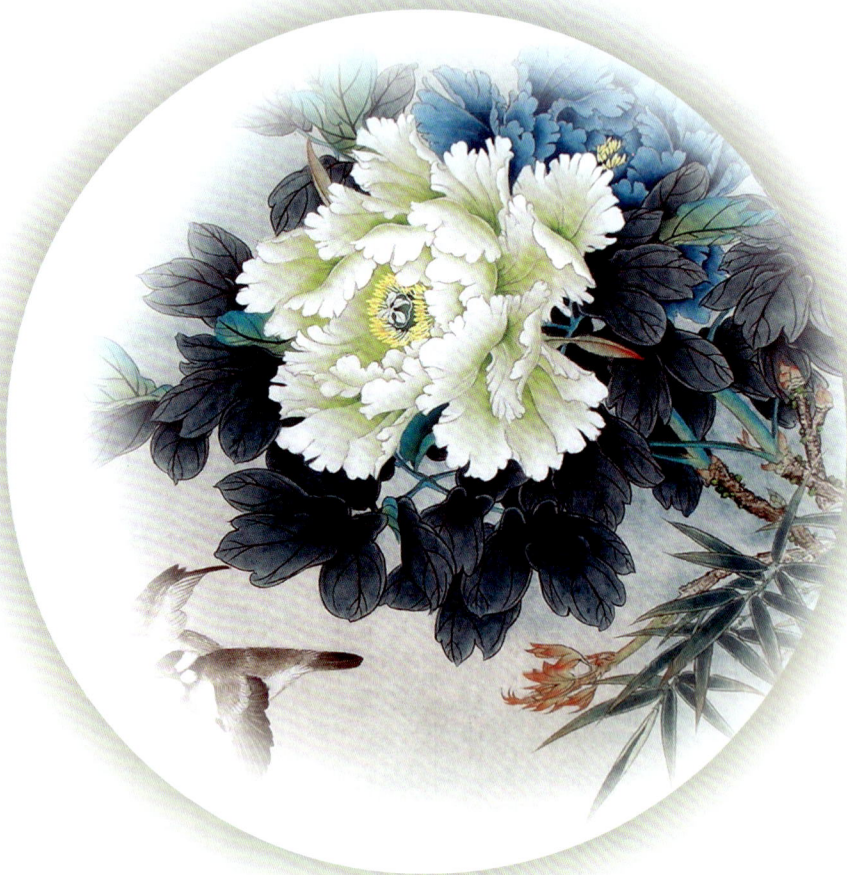

# 内容提要

　　本书是医用形态学新学科组织动力学系列出版物的
第三卷。书正文前有"图说组织动力学"的点评与序及
引言，引言说明其思想来源和实践来源、理念与方法、框架
与范畴、规划与憧憬，作为阅读之导引。本书正文主要由427
幅彩图及其注释组成，共分三章。第一章肾上腺组织动力学，
主要比较描述人、猴、狗和大白鼠肾上腺组织动力学过程及各
自特点；第二章脑垂体组织动力学，着重描述人和狗脑垂体远
侧部腺单位、腺细胞的神经性演化来源；第三章甲状腺组织动
力学，重点描述甲状腺细胞系演化过程。本书是著者多年科
学研究成果，书中资料翔实、观点独到、结论新奇，极具
创新性和挑战性。本书可供医学院校教师、本科生、研
究生，内分泌临床学家及系统科学工作者阅读和参
考。

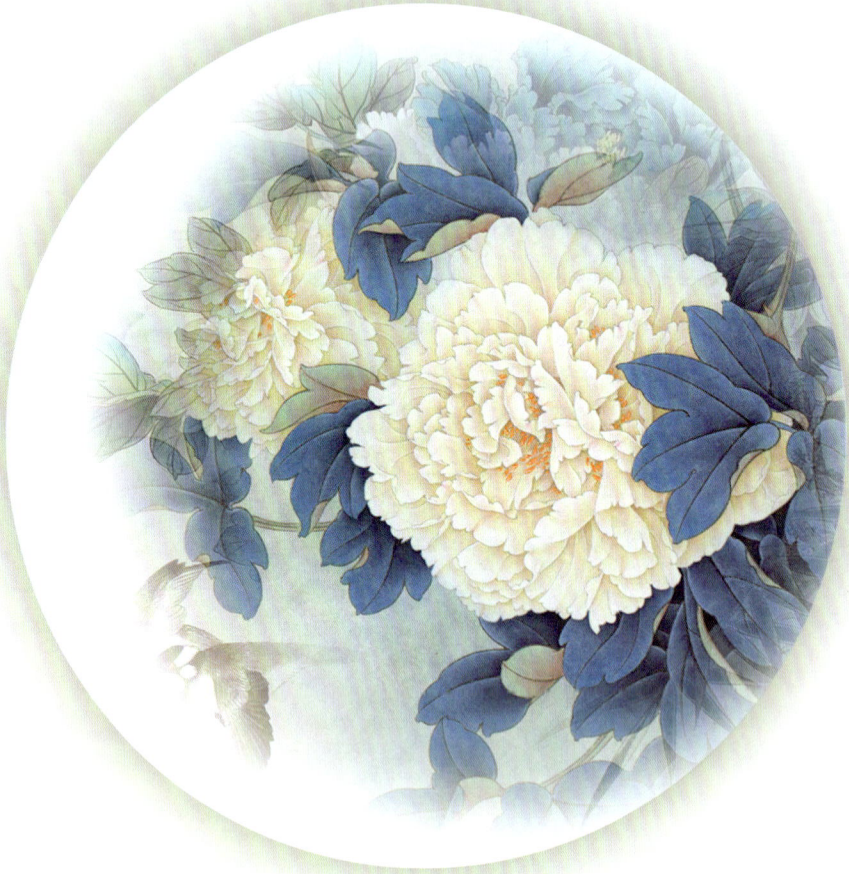

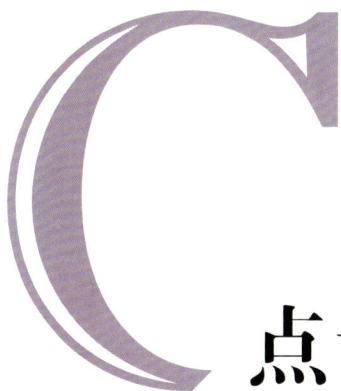

# 点评与序

组织学是研究机体微细结构与其相关功能及它们如何组成器官的学科。细胞是组成组织的主要成分，各种组织的构建和功能特点主要表现在它们的组成细胞上，因此，以细胞为研究对象的细胞学也是组织学的重要组成部分。鉴于组织和细胞是构成机体最基本的要素，组织学在医学与生命科学中具有较为重要的地位，组织学的教学与不断深入地研究的重要性也就不言而喻了。

迄今，组织学的研究方法大致分为两类：一类是活细胞和活组织的观察与实验，另一类是经固定后对组织结构的观察与分析。随着显微镜与显微镜新技术的不断改进、生物制片和染料化学的迅速发展，尤其是免疫细胞技术的建立，组织学曾经历过辉煌时期，但正如作者史学义教授所忧虑的那样，半个多世纪以来，组织学似乎被人们所漠视，其原因可能与组织学多以静止的观点观察机体的结构有关，与此同时，分子生物学、免疫学与细胞生物学的迅速发展，使得人们更多地将注意力放在当代新兴学科上。事实可能是这样的，当我还是个医学生的时候，组织学的教学手段基本上是在显微镜下观察组织切片，然后用红蓝铅笔依样画葫芦地画下来，硬记下组织的基本组成及特点。诚然，观察与绘图是必须的，但另一方面无形中在学生的脑海里形成了一个"孤立的"和"纵向的"不完全的组织学理念。

基于数十年的组织学专业教学与科研工作，本书作者史学义教授顿觉组织学不应只是"存在的科学"，而应是"演化的科学"；不应只以"静止的观点观察事物"，而应用"动态的观点观察事物"，于是查阅了大量的文献，历经数十载，不但观察了原河南医科大学近百年的全部库存组织学标本，而且还通过购置、交换从国内不少兄弟单位获得颇多的组织学切片，此外，还专门制作了适于组织动力学研究的标本。面对如此庞大工程，需要阅读上万张浩瀚的显微镜切片，作者闻鸡而起，忘寝废餐，奋勉劳作，终于经十余年努力完成该"图说组织动力学"鸿篇巨制。该套书共有10卷，资料翔实，观点独到，结论新奇，颇具独创性与挑战性，是一套更深层次研究组织动力学的全新力作，或许也称得上是一套组织动力学的宝典。纵观全套书，它在学术、研究思维及编写几个方面有如下主要特点。

### （一）以动态的观点来观察与研究组织的结构与功能

　　作者以敏锐的洞察力，于看起来静止的细胞或组织中窥察到它们的动态过程。作者生动地描述，他在一张小白鼠肝细胞系的标本中惊讶地发现"一群细胞像鱼儿逐食一样趋向缺口处"，"原来这些细胞都是'活'的"。其实，笔者也有类似的经验，譬如在观察细胞凋亡（apoptosis）现象时，虽然只是切片标本，但即使在同一个标本中，往往也可以发现有的细胞皱缩，有的染色质凝聚与边集，有的起泡，有的产生凋亡小体等镜像。只要你将它们串联起来，便是活生生的细胞凋亡动态过程了。让读者能理解静态的组织学可反映出动态改变应是我们从事组织学教学与研究者的职责，更是意图力推动态组织学者的任务。

## （二）强调组织与细胞的异质性

正如作者所一直强调的，"世界上没有完全相同的两片树叶"，无论是细胞系（cell line）或是组织（tissues），我们的观察与认识不能囿于"典型"表型，而应考虑到它们的异质性（heterogeneity），如此，我们便可发现构成组织的是一个"细胞社会"，它们不只会群聚，更是丰富多彩，充满着个性，并且相互有着关联。不但异常组织如此，即使正常组织也绝不是"千细胞一面"，呈均匀状态的，这在骨髓中是人们一直予以肯定的，属于递次相似法则。在如今炙热的干细胞研究中，人们也发现不少组织中存在有干细胞（stem cell）、祖细胞（progenitor cell）及各级前体细胞（precursor cell）直至成熟细胞（mature cell）等不同分化程度，以及形态特征各异的细胞群体。此外，即使在正常组织中也观察到"温和的"，不至于成为恶性的突变细胞。因此，作者强调从事组织学与细胞学研究不可将这种异质性遗忘于脑后。笔者十分赞同作者的观点。

## （三）力挺直接分裂的作用与地位

细胞的增殖靠细胞分裂来完成。迄今，绝大多数学者认为有丝分裂（mitosis）是高等真核细胞增殖的主要方式，而无丝分裂（amitosis）则称为直接分裂（direct division），多见于低等生物，但也不排除高等生物在创伤、衰老与癌变细胞中也存在无丝分裂。此外，在某些正常组织中，如上皮组织、肌肉组织、疏松结缔组织及肝中也偶尔观察到无丝分裂。

但是本套书作者在大量切片观察的基础上认为人和高等动物的细胞增殖以直接分裂为主，而且认定早期、中期和晚期分裂方式和效率是明显不同的，早期的直接分裂由一个细胞分裂成众多子代细胞，中期直接分裂由一个母细胞分裂产生数个子细胞，晚期直接分裂通常由一个母细胞产生两个子细胞并且多为隔膜型与横缢型的直接分裂。史学义教授观察入微，证据凿凿，其观点显然是对传统观点与学说的挑战，至少对当前广为传播而名过其实的有丝分裂在细胞分裂研究领域中的独占地位提出强力质疑。本着学术争鸣的原则，或许会有不同看法，笔者认为需要有更多的观察。

## （四）独创的编写形式

最后，本套书在编写上也别具一格，既不同于常见的教科书，以文字描述为主，配以插图；也不同于纯粹的图谱，图为主角辅以文字说明。另外，似乎与图文并重的，如*Junqueira's basic histology*也不完全一致。本套书以图为主，以一组图说明一段情节，相关的情节组合在一起构成一个演化过程。这种写法不仅形象，易于理解，更可反映出组织发生的动力学改变过程。这一写作技巧或许对于强调事物是动态的、发展的都有借鉴意义。

然而，诚如作者所说，"建立组织动力学这一新学科是一项宏大的工程，是需要千百万人的积极参与才能完成的艰巨任务"。本系列"图说组织动力学"只是一个抛砖引玉的试金之作，今后或许要从下述几个方面努力，以期更确证、更完整。

（1）用当代分子细胞生物学技术与方法阐明组织动力学的改变，尤其要证实干细胞在组织形成、衍生、衰老与萎缩中所扮演的角色。

（2）用经典的连续切片观察细胞的直接分裂过程和组织的动态变迁。

（3）用最新的生命科学技术与方法，如显微技术、纳米技术、3D打印技术，追踪、重塑组织结构。

（4）用更多种属、不同年龄阶段的组织标本观察组织动力学的改变，因为按一般规律不同种属、不同组织、不同年龄段的动力学改变是不会一致的。

总之，组织动力学是一个新概念，生命科学中诸多问题，需要医学形态学、系统生物学、细胞生物学、生理学及相关临床科学的广大科学工作者、教师与学生的共同参与。让我们大家一起努力，将组织动力学这门新学科做得更加完美。

最后，我谨代表本书编委会向国家出版基金管理委员会、郑州大学出版社表示感谢。为了我国学术繁荣、科学发展，他们向出版如此专业著作的作者伸出援手，由此我看到了我国科技赶超世界先进水平的希望。

章静波

2014年9月于北京

# C 引言

## 一、困惑与思考

在医学院里初次接触到组织学，探究人体细胞世界的奥秘，令我向往与兴奋。及至从事组织学专业教学与科研工作，迄今已历数十载，由于组织学教学刻板，而科研又远离专业，使我对组织学的兴趣日渐淡薄。这可能与踏入专业之门时，正值组织学不景气有关。当时不少人认为组织学的盛采期已过，加之分子生物学的迅猛发展，不少颇有造诣的组织学家都无奈地感叹：人们连细胞中的分子都搞清楚了，组织学还有什么可研究的，组织学早该取消了！情况虽然并不至如此，但当时并延续至今的组织学在整个科学界的生存状态，确实值得组织学工作者深刻反思：组织学究竟是怎么了？

组织学面临困境的原因，首先是传统组织学的观念已经落后于时代的发展。新世纪首先迎来的是人类思维方式的革命。这种思维方式的转变，主要表现在从对事物的孤立纵向研究转向对事物的横向相互联系的研究，这样导致科学整体从机械论科学体系转向有机论科学体系，从用静止的观点观察事物转变为用动态的观点观察事物，使整个科学从"存在的科学"转向"演化的科学"。传统的组织学（histology），即显微解剖学 (microscopic anatomy)，是研究人体构造材料的科学，是对机体各种构造材料的不同质地和各种纹理的描述性科学，其主要研究内容是识别不同器官的结构、组织和细胞，而这些结构、组织和细胞，似乎是与生俱来、终生不变的。传统组织学孤立、静止的逻辑框架，明显有悖于相互联系和动态演变的现代科学理念。不同种类的细胞像林奈时代的"物种"一样，是先验的和不可理解的。这就导致组织学教学与科学研究相脱离，知识更新率低，新观念难以渗入、扩展。尽管血细胞演化和骨组织更新研究已较深入，但那只是作为特例被接纳，并不能对整个人体组织静态框架产生多大冲击。组织学教育似乎只是旧有知识的传承，而对学习者也毫无创造空间可言。国家级的组织学专业研究项目很少，组织学专业文献锐减。这些学科衰落的征象确实令人担忧。

其次，组织学与胚胎学脱节。胚胎学研究内容由受精卵分裂开始，通过细胞的无性增殖、分化、聚集、迁移，从而完成器官乃至整个机体的构建，胚胎学发展呈现一片生机勃勃的景象。而一到组织学，其中的细胞、组织、结构突然一片沉寂，犹如一潭死水。20世纪中叶，许多世界著名研究机构都参与了心肌细胞何时停止分裂的研究，并涌现大量科研文献。研究结果有出生前20天、出生后7天、出生后3个月，争论多年。这足见"胚成论"对传统组织学影响之深。其实，心肌细胞何曾停止过分裂呢！研究成体的组织学与研究机体发育的胚胎学应该分开来看，细胞在组织学和胚胎学中的命运与行为犹如在两个完全不同的世界。

再次，组织学不能及时吸纳和整合细胞生物学研究的新成果。细胞生物学是组织学的基础，有意或无意长期拒绝细胞生物学来源的新知识，也使组织学不合理的静态结构框架日益僵化守旧，成为超稳定的知识结构。细胞分裂是细胞学的基本问题，也是组织学的基本问题。直接分裂在细胞生物学尚有简单论述，在组织学却被完全删除。近年，干细胞研究迅猛发展，干细胞巢的概念已逐步落实到成体组织结构中，但很难进入组织学教材。这与传统组织学静态观念的顽固抵抗有关，其中最大的障碍就是无视细胞直接分裂的广泛存在。

最后，组织学明显脱离临床实践。医学实践是医学生物学发展最强大的推动力。近年，受社会需求的拉动，各临床专业的基础研究迅猛发展。但许多临床上已通晓的基本知识、基本概念在组织学中还被列为禁区、被归为谬误。器官移植已在临床上广泛应用，组织学却不能为移植器官的长期存活提供任何理论支持，而仍固守移植器官细胞长寿之说。这样，组织学不能从临床实践寻找新的研究课题，使之愈发显得概念陈旧、内容干瘪，对临床实践很难起到指导、启迪作用。

## 二、顿悟与发掘

我重新燃起对组织学的兴趣缘于偶然。一次非常规操作显微镜，在油镜下观察封固标本，所用标本是PC12细胞（成年大白鼠肾上腺髓质嗜铬细胞瘤细胞系）的盖玻片培养物（经吉姆萨染色的封存片）。当我小心翼翼地调好焦距时，我被视野中的景象惊呆了！只见眼前的细胞色彩绚丽、千姿百态。令我惊异的是，本属同一细胞系的同质性细胞竟是千细胞千面、各不相同。这使我想到，要认识PC12细胞，除了认识其遗传决定的共同特征外，这些形态差异并非毫无意义、可以完全忽略的。究竟哪一个细胞才是真正典型的PC12细胞呢？

以往观察组织标本多用低倍或高倍物镜。受传统组织学追求简单化思路的引导，通常是在高倍镜下尽力寻找符合书本描述的典型细胞。由于认为同种细胞表型都是相同的，粗略的观察总是有意、无意地忽略细胞间的差异。而这次非常规观察，彻底改变了我数十年来形成的对细胞的刻板印象，使我顿悟到构成组织的细胞原来并不一样。正如世界上没有完全相同的两片树叶一样，机体也绝没有完全相同的两个细胞，因为每个细胞都是特定时空的唯一存在物。由此，我突破了对组织中细胞的质点思维樊篱，直面细胞个体，发现细胞的个体差异是随机性的，服从统计规律。随级差逐渐缩小，便有了"演化"的概念。进而发现组织并不是形状与颜色都相同的所谓典型细胞的集合体，而是充满个性、丰富多彩、相互有演化关联的细胞社会。当我观察盖玻片培养的BRL细胞（小白鼠肝细胞

4

系）时，凑巧培养盖玻片一边有个小缺口，一群细胞像鱼儿逐食一样趋向缺口处。这给我带来了第二重震撼，使我突然领悟，原来这些细胞都是"活"的。以前，尽管理论上知道细胞是生命的基本单位，但长期以来我们看到的都是死细胞，是经过人工固定染色的细胞尸体，从来没去想过细胞在干什么。这种景象，不禁使我想到上古时陷入沼泽里的猛犸象。趋向缺口的细胞不正像被发现的猛犸象一样，都是其生前状态瞬时的摄影定格吗？正是这些细胞运动过程中细胞形态变化的瞬时定格图像组合，提示了这些细胞的运动方向与目的。细胞内部决定性和内外随机性共同影响着细胞的生、老、病、死过程。这是细胞"活"的内在本质。进而，我还有了第三重感悟，原来很不起眼的普通组织标本，竟是如此值得珍爱。这不仅在于小小的标本体现着千千万万细胞生命对科学殿堂的祭献，而且，似乎突然发现常规组织标本竟含有如此无限丰富的细胞信息。这说明，酸碱染料复合染色，如最普通的苏木素-伊红染色，能较全面而深刻地反映细胞生命过程的本质特征。对于细胞群体研究来说，任何高新技术，包括特定物质分子的测定及其更高分辨率观察结果分析，都离不开对研究对象具体细胞学的分析。高新技术只能在准确的细胞学分析基础上进行补缺、增强、校正，进一步明确化、精细化。之后，我在万用显微镜的油镜下重新观察教学用的全部组织学切片，更增强了上述获得的新观念。继而，又找出原河南医科大学近百年的全部库存组织学标本，甚至包括不适合教学的废弃标本，另外，还通过购买、交换从国内外不少兄弟单位获得很多组织切片。除此之外，我们也专门制作更适于组织动力学研究的标本。一般仍多采用常规酸碱染料复合染色。为提高发现不同器官、结构、组织和细胞之间的过渡类型的概率，专门制作的组织动力学切片的主要特点有：①尽量大；②尽量包括器官的被膜、门、蒂、茎及器官连接部；③最好是整个器官或大组织块的连续切片；④尽量多种属、多年龄段和多部位取材；⑤同一器官要有纵、横、矢三个方位切片。如此获得大量资料后，我夜以继日、废寝忘食地观察不同种属、不同年龄、不同方位的组织标本。这样的观察，从追求典型细胞与细胞同一性，到注重过渡性细胞和细胞的个性。通过观察发现，镜下视野里到处都是细胞的变化和运动。我如饥似渴地追寻感兴趣、有意义的观察对象，并做显微摄影。如此反复地观察数万张组织切片，大海捞针似的筛查有价值的观察目标，像追寻始祖鸟一样，寻觅存在率只有千万分之一的过渡性细胞。当最终找到预期的过渡性细胞时，我兴奋不已，彻夜难眠。如此数十年间，获得上万张有价值的显微照片。

## 三、理念与方法

从普通组织切片的僵死细胞中，怎么可能看出细胞的变化过程呢？为什么人们通常看不到这些变化？怎样才能观察到这些变化过程呢？其实，这在传统组织学中早有先例，人们从骨髓涂片的杂乱细胞群中就观察到红细胞系、粒单细胞系、淋巴细胞系及其变化规律。那么，肝细胞、心肌细胞、肾细胞、肺细胞、神经细胞乃至人体所有细胞，是否也都有相应的细胞系和类似的变化规律呢？

一个范式的观察者，不是那种只能看普通观察者之所看，只能报告普通观察者之所报告的人，二是那种能在熟悉的对象中看见别人前所未见的东西的人。这是因为任何观察都渗透着理论。观察者的观察活动必然植根于特定的认识背景之中，先前对观察对象的认识影响着观察过程。从骨髓涂片中之所以能看出各种血细胞系是因为在观察之前，我们就对血细胞有如下设定：①血细胞是有生有灭的；②骨髓涂片里存在这种生灭过程；③这种过程是可以被观察到的。这些预先设定，分别涉及动态观念、随机性和时空转换三个方面的问题。此外，从骨髓涂片中看出各种血细胞系，还有一个重要的经验性法则，即递次相似法则。递次相似法则又可用更精细化的模糊聚类方法来代替，以用作对观察结果更精确的分析。

## （一）动态观念

"万物皆动"是既古老又现代的科学格言。"存在也是过程"的动态观念是新世纪思维革命的重要方面。胚胎学较好地体现了动态变化的观念，特别是早期胚胎发育中胚胎细胞不断演化，胚胎结构不断形成又消失；而到了组织学，似乎在胚胎发育某一时刻形成的细胞、组织、结构就不再变化（胚成论）。实则不然，出生后人体对胚体中进行的细胞、结构演化变动模式既有继承，也有抛弃。从骨髓涂片研究血细胞发生的前提是认知血细胞有生成、死亡的过程。那么，肝细胞和肝小叶、肺泡上皮细胞和肺泡、外分泌腺上皮细胞和腺泡、心肌细胞和心肌束、肾细胞和泌尿小管、神经细胞和脑皮质等，也会有类似演化与更新过程。承认这些过程存在可能性的动态观念，是研究组织动力学必须具有的基本观念。

### （二）随机性

随机性是客观世界固有的基本属性。在小的时空尺度内，随机性影响具有决定性意义。主要作为复杂环境中介观存在的生命系统，有很强的外随机性，因为生命系统元素数量巨大，又有很多来自系统内部自身确定性的内随机性。希波克拉底（Hippocrates）做了人类最早的胚胎学实验。他将20个鸡蛋用5只母鸡同时开始孵化，而后每天打破一个鸡蛋，观察鸡胚发育情况。直至20天后，最后一个鸡蛋孵出小鸡。他按时间顺序整理每天的观察结果，总结出鸡胚发育过程与规律。然而，生命具有不可逆性和不可入性，如此毁灭性的实验方法所得结果并不能让人完全信服。因为，这样所观察到的第2天鸡胚的发育状态，并不是第1天观察到的那个鸡胚的第2天状态，而是另一个鸡胚的第2天的发育状态。后经无数人重复观察，不断对观察结果进行修正，才得到大家认可的关于鸡胚发育过程的近似描述。这是因为，重复试验无形中满足了大数法则，接近概率统计的确定性。用作组织学研究的组织切片就很像众多不同步发育的鸡胚发育实验。而在切片制作中，每个细胞、结构都在固定时同时死亡，所看到的组织切片中的每个细胞，都在其死亡时被"瞬间定格"。这些"瞬间定格"分别代表处于演化过程不同阶段细胞的瞬时存在状态。将这些众多不同状态，按时间顺序整理、归类、排序，就可得出细胞演化的整个动力学过程。组织动力学家与传统组织学家不同。传统组织学家偏好"求同"，极力从现存的类同个体中找出合乎要求的典型，并为此而满足；组织动力学家则偏重"求异"，其主要工作是寻觅可能存在于某组织标本中的过渡态，故永远感到不满足。因此，组织动力学家总是在近乎贪婪地搜集、观察组织标本，以寻求更多、更好的过渡态。

## （三）时空转换

生命是其内在程序的时空展开过程。这里的时间与空间是指生物体的内部时间和内部空间。内部时间即生物体内部生命程序展开事件的先后次序。而生命的不可逆性和不可入性，使内部过程的时间顺序很难用外部时间标定。这就需要换用生命事件的可察迹象来排列事件的先后次序。这实际上就是简单的函数置换。若已知变化状态$S$是自变量时间$t$的函数，其他变量，如空间变量$l$，也是时间$t$的函数，则可以 $l$ 置换 $\iota$ 作为状态 $s$ 的自变量。

这一函数置换，实现了生物形态学领域习惯称谓的时空转换。这在胚胎学中经常用到，如在胚胎发育较早期，常以体长代替孕月数，表示胚胎发育状态。在组织学中，有了"时空转换"，许多空间量纲测度，如细胞及细胞核的形状、大小、长短、距离等差别都有了时间意义，都可以用来表征细胞演化进程。其他测度，如细胞特有成分的多少、细胞质与细胞核的嗜碱性/嗜酸性强度、细胞衰老指标等，也都可以代替时间作为判定细胞长幼序的依据。如此一来，所观察的标本中满目尽见移行变化，到处是过程的片段。骨髓涂片中，血细胞演化系主要就是依据细胞形状、细胞核质比、细胞质与细胞核的嗜碱性/嗜酸性强度及细胞质内特殊颗粒多少等参量来判定的。同理，也可以此来观测、判定心肌细胞系和肝细胞系等。

### （四）模糊聚类分析

从骨髓切片或涂片中，运用判定红细胞系和白细胞系演化进程所遵循的递次相似法则时，如果评判指标较少，单凭经验就可以完成。但当所依据的评判指标众多时，特别是各指标又缺乏均衡性，单凭经验就显得困难。模糊聚类分析，可使递次相似法则更精细、更规范，细胞精确和模糊的特征参量，通过数据标准化，标定相似系数，建立模糊相似矩阵。在此基础上，根据一定的隶属度来确定其隶属关系。聚类分析的基本思想，就是用相似性尺度来衡量事物之间的亲疏程度，并以此来实现分类。模糊聚类分析方法，为组织动力学判定细胞系提供了有效的数学工具。

著者在观察中对研究对象认知的顿悟，正是在动态观念、随机性和时空转换预先的理性背景下发生的。三者也是整理观察结果的指导思想，可看作组织动力学的三个基本理念。

## 四、框架与范畴

对于归纳性科学的研究方法，卡尔·皮尔逊总结为：①仔细而精确地分类事实，观察它们的相关和顺序；②借助创造性想象发现科学定律；③自我批判和对所有正常构造的心智来说是同等有效的最后检验。有人更简单归结为搜集事实和排列次序两件事。据此，著者对已获得的大量图片资料，依据上述理念与方法归纳整理，得到人体结构的动态框架。

组织动力学（histokinetics），按字面意思理解是研究机体组织发生、发展、消亡、相互转化的科学，但更准确的理解应该是organization dynamics，是研究正常机体自组织过程及其规律的科学，包括细胞动力学和各器官系统组织动力学，后者涵盖各种器官、结构、组织的形成、维持、转化与衰亡等演化规律。组织动力学的逻辑框架主要由细胞、细胞系、结构、器官和机体5个基本范畴构建而成。

### （一）细胞

细胞是组成人体系统的基本元素，是机体生命的基本单位，也是组织动力学研究的基本对象。组织动力学认为，细胞是有生命的活体，其生命特征包括繁殖、新陈代谢、运动和死亡。

**1．细胞繁殖**　细胞繁殖是细胞生命的本质属性，是细胞群体生存的根本性条件。细胞分裂繁殖取决于细胞核。细胞分裂能力取决于超循环生命分子复合体自复制、自组织能力。人和高等动物的细胞分裂是直接分裂，早期、中期和晚期直接分裂的方式和效率明显不同。早期直接分裂，由一个细胞分裂形成众多子代细胞；中期直接分裂，由一个母细胞分裂产生数个子细胞；晚期直接分裂，是一个母细胞一般产生两个子细胞，多为隔膜型与横缢型直接分裂。

**2．细胞新陈代谢**　新陈代谢是细胞的又一本质属性。新陈代谢是细胞个体生存的根本性条件，是生命分子复合体超循环系统运转时需要物质、能量、信息交换的必然。为获得生存条件，细胞具有侵略性，可侵蚀或侵吞别的细胞或细胞残片，通常是低分化细胞侵蚀或侵吞高分化细胞。细胞又有感应性，细胞要获得营养物质、避开有害物质，必须感应这些物质的存在，还必须不断与外界进行信息交流。细胞还具有适应性，需要与环境进行稳定有序交换、互应、互动，包括细胞组分之间彼此合作与竞争、互应与互动。

**3．细胞运动**　运动也是动物细胞的本质特征。运动是与细胞繁殖和维持新陈代谢密切相关的细胞功能。细胞运动包括细胞生长性位移、被动运动和主动运动，伴随细胞分裂增殖，细胞位置发生改变，可谓细胞的生长性位移，是最普遍的细胞运动。血细胞随血流移动属被动运动，细胞趋化移动则为主动运动。细胞主动运动的主导者是细胞核，神经细胞运动更是如此。

**4．细胞死亡** 细胞死亡的一般定义是细胞解体，细胞生命停止。细胞死亡也是细胞的本质属性。细胞的自然死亡是超循环分子生命复合体生命原动力衰竭的结果。一般细胞死亡可分细胞衰亡和细胞夭亡两大类。细胞衰亡是演化成熟细胞自然衰老死亡；细胞夭亡是细胞接受机体内部死亡信息，未及演化成熟而早亡，或是在物理、化学及生物危害因子作用下导致的细胞早亡。

### （二）细胞系

细胞系（cell line）是借用细胞培养中的一个术语，原指一类在体外培养中可以较长时间分裂传代的细胞。组织动力学中，细胞系是指特定干细胞及其无性繁殖所产生的后代细胞的总体。传统组织学也偶用此术语，如红细胞系、粒细胞系、淋巴细胞系等，但对组成大多数器官结构的细胞群体多用组织来描述。组织（tissue）原意为织物，意指构成机体的材料。习惯将组织定义为"细胞和细胞间质组成"，这一定义模糊了细胞的主体性。另有将组织定义为"一种或几种细胞集合体"，这又忽略了细胞群内细胞的时空次序，这样的组织实际缺乏组织性。传统组织概念传达的信息量很小，其概念效能随着机体结构的微观研究日益深入而逐渐降低。组织并非一个很完善的专业概念，首先，其没有明确的时空界定；其次，其内涵与外延都不严整；再者，其解理能力较弱。在细胞与器官两个实体结构系统层次之间，夹之以不具体的、系统性极弱的结构层次，显得明显不对称。僵化、静态的组织概念严重阻碍显微形态学研究的深入开展。而细胞系，是一个内涵较丰富、有较明确的时空四维界定的概念，所指的是有一定亲缘关系的细胞社会群体。一个细胞系就是一个细胞家族，是细胞社会的最基本组织形式。同一细胞系里的细胞，相互之间都有不同的时空及世代亲缘关系。

## （三）结构

这里专指亚器官结构。结构是细胞系的存在形式与形成物，大致可分6类。

1. **细胞团和细胞索**　细胞系无性增殖产生的后代细胞群称为细胞克隆。细胞团和细胞索是细胞克隆的初级形成物。细胞团是细胞克隆在较自由空间的最基本存在形式，细胞索则是细胞克隆在横向空间受限时的存在形式。

2. **囊和管**　是细胞克隆的次级形成物。囊是细胞团中心细胞死亡的结果，管则是细胞索中心细胞死亡而形成的。中心细胞死亡是由机体发育程序决定的，而且是通过细胞自组织法则调控的结果，而且生存条件被剥夺也起重要作用。

**3．板和网**　是细胞团、细胞索形成的囊和管因其他细胞参与致细胞群体形态显著改变而成。细胞板相互连接成网，如肝板和犬肾上腺髓质。

**4．细胞束**　受牵拉应力作用，细胞呈长柱状、长梭形，细胞群形成梭形束状结构，如心肌束、骨骼肌束、平滑肌束等。

**5．腱、软骨和骨**　这些结构的细胞之间有大量间质成分。骨则是由骨细胞与固体间质构成的骨单位这种特殊结构组成的。

**6．脑和神经**　脑内神经细胞以其特有的突触连接方式及细胞间桥共同组成神经网，神经是神经细胞从中枢神经系统向靶器官迁移的通道。

## （四）器官

器官是机体的一级组件，具有特定的形态、结构和功能。器官的大小、位置和结构模式由遗传决定，成体的器官组织场胚胎期已形成器官雏形。成体的器官也有组织场（organizing field）。成体器官组织场是居住细胞与微环境相互作用的结果，由物理因素、化学因素和生物因素组成。成体器官组织场承袭其各自的胚胎场而来。场效应主要表现为诱导干细胞演化形成特定细胞。成体的器官组织场，除保留雏形器官原有干细胞来源途径，还常增加另外的多种干细胞来源途径。在各种生理与病理条件下，机体能更经济地调动适宜的干细胞资源，以保证这些结构的完整性和正常功能。

### （五）机体

机体是由不同器官组成的整体。其整体性不只在于中枢神经系统与内分泌系统指挥和调控下的功能统一性，还在于由干细胞的流通与配送实现的全身结构统一性。血源性干细胞借血流这种公交性渠道到达各器官，经双向选择成为该器官的干细胞；中枢神经系统通过外周神经这种专线运送干细胞直达各器官，为其提供大量干细胞；淋巴系统是干细胞回流的管道系统，逃逸、萃聚或出胞的裸核循淋巴管，经淋巴结逐级组织相容性检查并扩增后补充机体干细胞总库，或就近迁移并补充局部干细胞群。如此，机体才成为真正意义上的结构和功能统一的整体。

## 五、规划与憧憬

是否将所积累的资料与思考公开发表，我犹豫再三。每想到用如此普通、如此简单的研究方法要解决那么多具有挑战性的问题，得出如此众多颠覆性的结论，提出如此多的新概念与新观点，内心总觉唐突。几经踌躇，终在我父亲一生务实、创新精神的激励下，决心以"图说组织动力学"为丛书名陆续出版。这是因为我相信"事实是科学家的空气"这句箴言。我所提供的全部是亲自观察拍摄的真实图像，都是第一手的原始照片。对于不愿接受组织动力学理念的显微形态学研究者，一些资料可填补传统组织学中某些空缺的细节描述。要知道，其中一些图像被发现的概率极小，它们是通过大海捞针式的工作才被捕获到的！对于愿意探索组织动力学的读者，若能起到抛砖引玉的作用，引起更多学者注意和讨论，也算是我对从事过的专业所能尽的一点心意。

本书以模型动物组织动力学为参照，汇集人和多种哺乳动物的组织动力学资料，内容包括多种动物细胞动力学和各种器官、结构、组织的形成、维持、转化与衰亡等演化规律，但尽量以正常成人细胞、结构、器官层次的自组织过程为主，以医学应用为归宿。

图说是一种新文体，意思是以图说话。但本书不是普通的组织图谱，而是用一组图说明一段情节，相关情节组合在一起构成一个演化过程。图片所含信息量大，再辅以图片注解，形象易懂。图像显示结构层次多、形态复杂。为便于理解，本书采用多种符号标示观察目标：★表示结构；※表示细胞群或多核细胞等；不同方向的实箭头指示细胞、细胞器、层状或条索状结构及小腔隙等；虚箭头表示细胞迁移方向或细胞流方向；不同序号①、②、③……表示相关联的结构、细胞或结构层次等。

现有资料涉及全身各主要器官系统，但不是全部。血液和骨骼在组织学中已有初步的动力学研究，故暂不列入。因组织标本来源繁杂，染色质量不一，致使图像质量也良莠不齐。现择其图像较清晰，说明问题较系统、较充分的部分收编成册，首批包括《图说心脏组织动力学》《图说血管组织动力学》《图说内分泌系统组织动力学》《图说神经系统组织动力学》《图说耳和眼组织动力学》《图说消化系统组织动力学》《图说呼吸系统组织动力学》《图说泌尿系统组织动力学》《图说生殖系统组织动力学》《图说细胞动力学》，共计10卷。

　　组织动力学是一门新的学科，主要研究机体内细胞、组织之间的演化动力学过程。组织动力学沿用了不少传统组织学的概念、名词，但将组织动力学内容完全纳入从宏观到微观的还原分析路线而来的传统组织学的静态结构框架实为不妥，会造成内部逻辑混乱而不能自洽。因为传统组织学崇尚的是概念明晰（其实很难做到），而组织动力学要处理的多为模糊对象。从逻辑上讲，组织动力学与从微观到宏观的人体发生学关系密切，组织动力学可以看作胚胎学各论的延伸。这种思想在我们编著的《人体组织学》（2002年郑州大学出版社出版）中已有提及。该书中增加了不少研究组织动力学的内容，但仍被误当作描述人体构造材料学的普通组织学。因此，将研究人体结构系统维生期的组织动力学过程的学科独立出来是顺理成章的。这也为容纳更多对人体结构的系统学研究内容留有更大空间，为人体结构数字化开辟道路。从这个意义上讲，人体组织学刚从潜科学转为显科学，是一个褴褓中的婴儿，又如一个蕴藏丰富的矿藏尚待开发。可见，认为组织学已经衰退、已无可作为的悲观看法，若是针对传统组织学而言是可以理解的，而对于组织动力学来说则是杞人忧天。组织动力学研究，不但有利于科学人体观的建立，而且必将对原有临床病理和治疗理论基础带来巨大冲击，并迎来临床基础研究的新高潮。传统组织学曾经在探究人体结构奥秘的过程中取得辉煌成就，许多成果已载入生物医学发展史册，至今仍普惠于人类。目前，在学习人体结构的初级阶段，传统组织学仍有一定的认识功能。但传统组织学名实不符，宜正名为显微解剖学，将其纳入人体解剖学更为合理。

建立组织动力学这一新的学科是一项宏大的工程，是需要千百万人的积极参与才能完成的艰巨任务，困难是不言而喻的。首先，图到用时方恨少，一动手编写，才发现现有资料并不十分完备。若全部按组织动力学要求重新制作并观察不同种属、不同品系、不同个体所有器官有代表性部位的连续切片，其工作量十分浩大，绝非少数人之力所能完成。现有组织学标本重复性较高，要寻找所预期的有价值的观察目标十分困难。而且所求索图像的意义越大，遇到的概率越小。这种资料搜集是一种永无止境的工作。其次，缺少讨论群体，有价值的学术思想往往是在激烈争论中产生并成熟的。组织动力学涉及医学生物学许多重大问题，又有许多新思想、新概念，正需要医学形态学广大师生与科研工作者、系统科学家、生物学家、细胞生物学家、生理学家及相关临床专家的共同参与、争论和批评，才能逐步明晰与完善。

在等待本书出版期间，显微形态学领域又取得了许多重要科研成果。干细胞研究更加深入，成体器官多发现有各自的干细胞，干细胞概念就是组织动力学的基石。特别是最近又发现许多器官干细胞巢和侧群细胞，更巩固了组织动力学的基础，因为组织动力学就是研究干细胞到成熟实质细胞的演化过程。成体器官干细胞与干细胞巢的证实有力地推动了组织动力学研究，组织动力学已经走上不可逆转的发展道路。相信组织动力学研究热潮不久就会到来，一门更成熟、更丰富、更严谨的组织动力学必将出现。

作者自知学识粗浅，勉力而成，书中谬误与疏漏在所难免，恳请广大读者不吝批评指教。

史学义

2013年12月于河南郑州

# 前言

　　近来有关成体细胞分裂的文献迅速增加，所有器官都存在细胞动力学过程似已成为学术界的共识。本卷有关脑垂体和甲状腺细胞动力学仍有细胞分裂专节，而肾上腺只在皮质组织演化中描述皮质细胞的直接分裂和间接分裂，以说明细胞间接分裂的条件及二者在组织动力学中的实际意义。另外，在肾上腺髓质组织动力学中加入了髓质干细胞脱颖分裂方式，以丰富细胞直接分裂的内涵。

　　神经的作用是医学生物学的一个基本问题，涉及组织动力学一个重要理论支柱，将在神经系统组织动力学中详细描述，而内分泌器官与其支配神经关系密切，近年有关腺垂体的神经支配引起不少学者关注，但仍未跳出神经只是调节器官功能的窠臼。组织动力学强调神经对所支配器官有实质建构作用，如已略有提及神经源性心肌细胞演化途径和血管外膜神经束演化形成滋养血管及血细胞。本书中首次披露神经束参与脑垂体远侧部实质建构的原始资料。于此公布我们的发现，意在抛砖引玉，吸引更多学人投入到这一研究领域中来，众人同心戮力，必将迎来生物医学的新时代。

　　此书得以完成首先感谢我们的导师吴景兰教授，是吴老师引导我们进入组织学与胚胎学这一有很大发展空间的学术领域；感谢付士显教授帮我们突破理论与实践之间的屏障，走上从对组织学标本的实际观察中研究组织学的道路；感谢原河南医科大学党委书记宗安民教授对组织动力学研究的关注和热情帮助；感谢张钦宪教授提供宝贵的文献资料；感谢任知春、张娓、阎爱华、王永奎高级实验师对有关实验研究的参与和帮助；感谢王一菱、乐晓萍高级实验师提供丰富的组织标本。

　　本书得以出版有赖国家出版基金的资助，感谢郑州大学和郑州大学出版社有关领导的关注与支持；感谢郑州大学出版社有关编辑、校对、复审和终审工作者的辛勤工作；特别感谢郑州大学出版社杨秦予副总编对此创新项目的选定、策划和组织方面所做的艰苦努力及其在全书出版的各项工作中付出辛勤而精细的劳作。

作　者
2014年2月

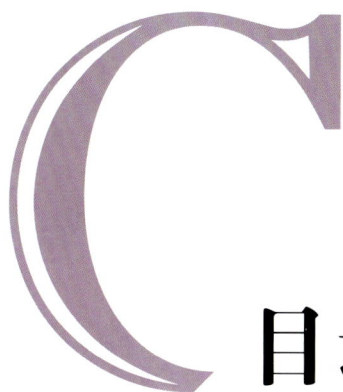

# 目录

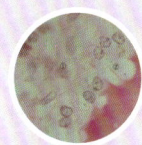

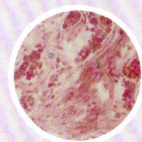

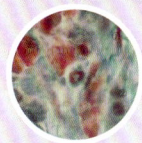

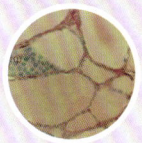

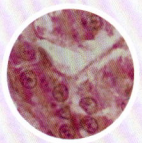

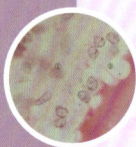

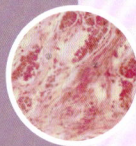

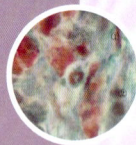

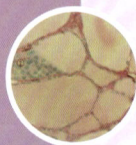

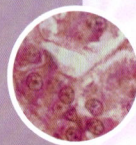

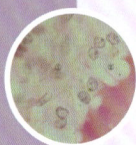

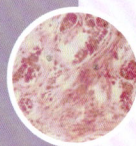

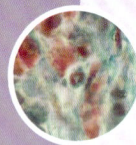

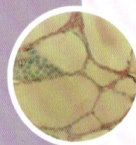

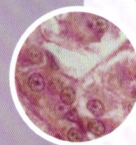

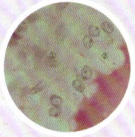
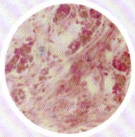
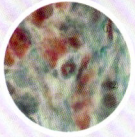
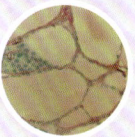
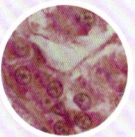

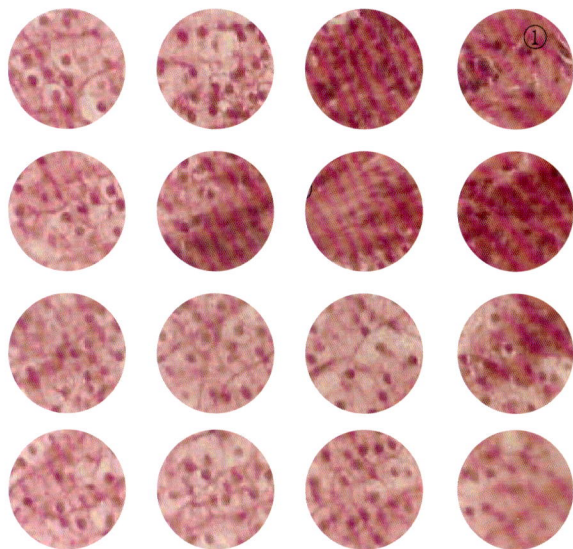

# 第一章
# 肾上腺组织动力学

　　不同动物肾上腺组织动力学过程各具特点，只有通过比较，相互印证，相互补充，才能获得较全面的认识。故本章分别描述猴、狗、大白鼠和人的肾上腺组织动力学，以从比较中探索其共同规律。

# 第一节　猴肾上腺组织动力学

猴肾上腺的显微解剖显示肾上腺表面包有被膜，肾上腺实质包括周围的皮质和中央的髓质两部分。

## 一、猴肾上腺皮质组织动力学

### （一）猴肾上腺被膜-皮质细胞演化系

传统组织学将被膜归为间质，以与肾上腺实质相区别。这种将被膜与皮质相互割裂的观念其实掩蔽了被膜-皮质组织演化的深刻本质。Baker（1952年）实验证明被膜对皮质再生的意义。尽管其将再生源指为被膜中未分化的间充质细胞，但仍应视为组织动力学的先驱性工作。我们的研究表明，被膜是皮质细胞系的干细胞库。被膜与皮质共同组成被膜-皮质细胞演化系（图1-1）。

猴肾上腺被膜并非普通的结缔组织，被膜具有演化形成皮质腺细胞的能力，其细胞统称为被膜细胞。猴肾上腺被膜从外向内，被膜细胞的梭形细胞核变短，横径逐渐增粗，呈现被膜细胞演化序，并见横缢型和横隔式直接分裂象（图1-2）。至被膜内缘下，细胞分裂增殖形成大小不等的细胞团，先后形成的细胞团上下叠加，向髓质方向推移（图1-3）。这些多细胞团是形成皮质的基本单位，称为肾上腺皮质生成单位（图1-4、图1-5）。

传统组织学通常依细胞排列方式，将肾上腺皮质分为似乎固定不变的球状带、束状带和网状带。这就是当前普遍公认的区带理论。但Gottschau（1883年）早就提出细胞迁移理论，认为肾上腺皮质是动态演化的。有实验研究表明，移植球状带细胞能够再生出整个皮质，认为球状带是肾上腺皮质的生发区。著者观察发现猴肾上腺皮质球状带有皮质生成单位，多为实心细胞团（图1-6），也可内蚀中空，形成滤泡样结构（图1-7）。球状带皮质生成单位细胞继续增殖，并向髓质方向推移，越向下越拥挤，故至束状带细胞排列成单行或双行的条索。束状带细胞胞质明显泡沫化，并出现核固缩与核溶解（图1-8）。网状带细胞条索变短而不规则，细胞核固缩及核褪色溶解较多（图1-9）。

根据递次相似的原则和模糊聚类分析可以判定，皮质球状带、束状带和网状带分别代表被膜-皮质细胞系连续演化过程的特定阶段，球状带为幼稚区，束状带为成熟区，网状带为衰亡区。但各带之间并无明确分界。

被膜-皮质细胞演化系的细胞演化是在以肾上腺髓质为中心的肾上腺组织场诱导下进行的，是被膜细胞与皮质细胞增殖、表型特征演变和位置下移同时进行的连续过程。被膜与皮质球状带之间也无确切的边界。

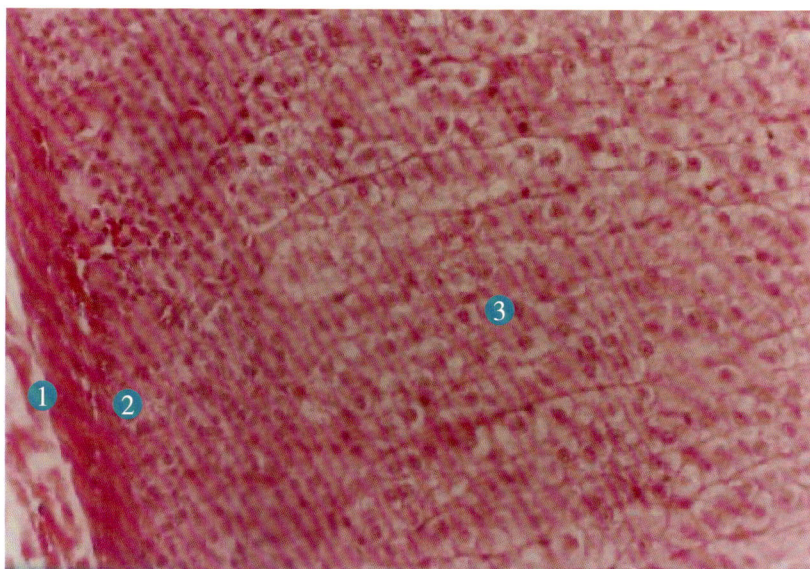

■ **图1-1　猴肾上腺被膜与部分皮质**
*苏木素-伊红染色　×200*
❶示被膜较厚；❷示球状带；❸示束状带。

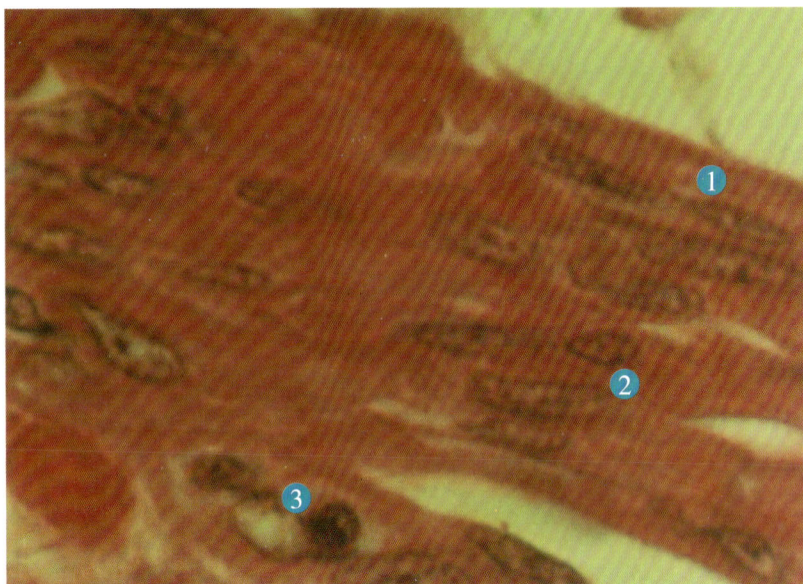

■ 图1-2 猴肾上腺被膜细胞演化序

苏木素-伊红染色 ×1 000

❶示细长核被膜细胞；❷示短粗核被膜细胞；❸示透明化的被膜细胞。

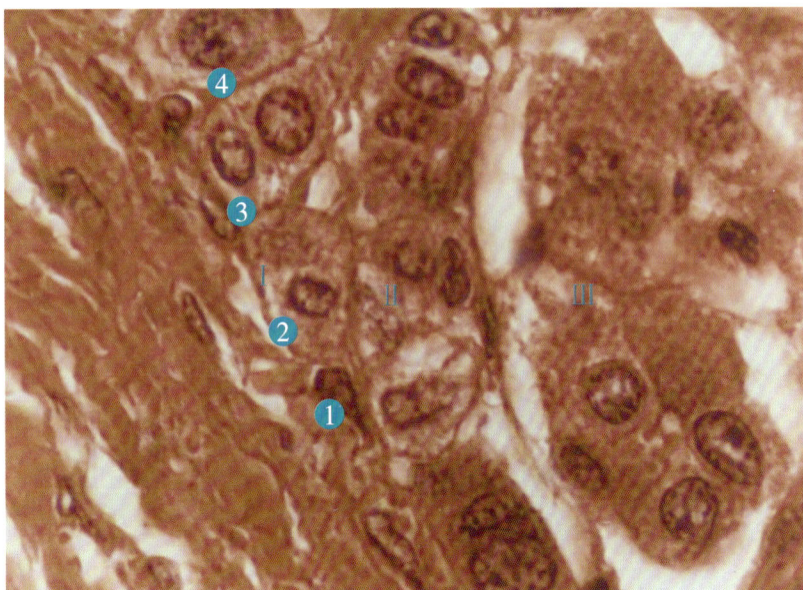

■ 图1-3 猴肾上腺被膜细胞-皮质细胞演化系（1）

苏木素-伊红染色 ×1 000

❶~❹示被膜细胞横向演化关系。Ⅰ～Ⅲ示从被膜到皮质球状带浅层3个演化序依次叠加关系。

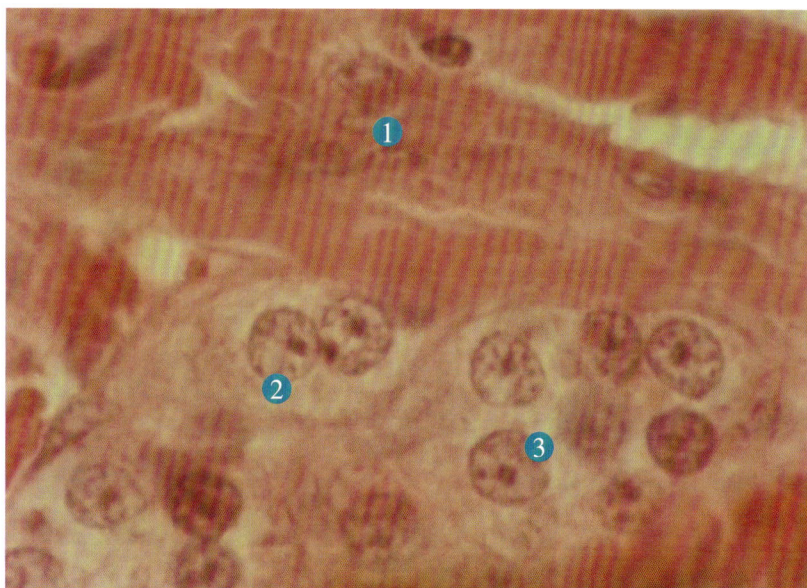

**■ 图1-4　猴肾上腺被膜细胞-皮质细胞演化系（2）**

苏木素-伊红染色　×1 000

❶示被膜；❷示两细胞团；❸示多细胞团。

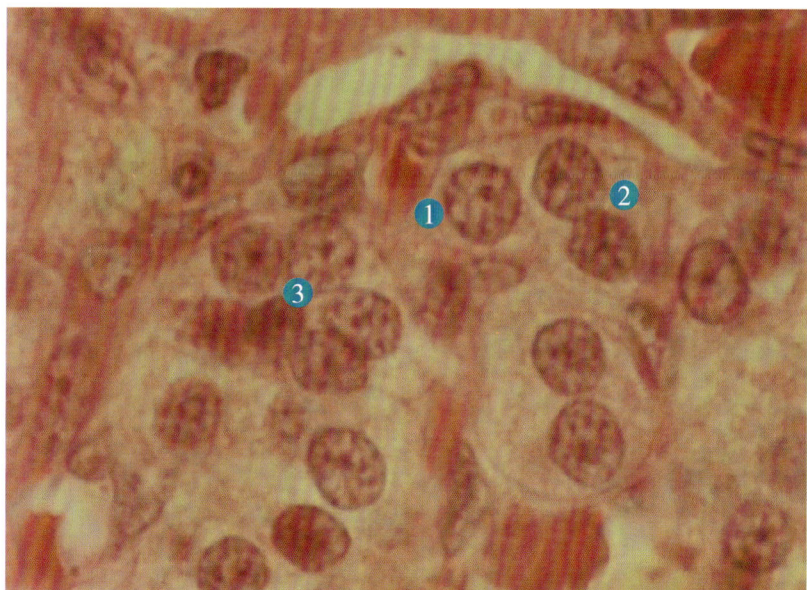

**■ 图1-5　猴肾上腺被膜细胞-皮质细胞演化系（3）**

苏木素-伊红染色　×1 000

❶示单个皮质干细胞；❷示两细胞团；❸示多细胞团。

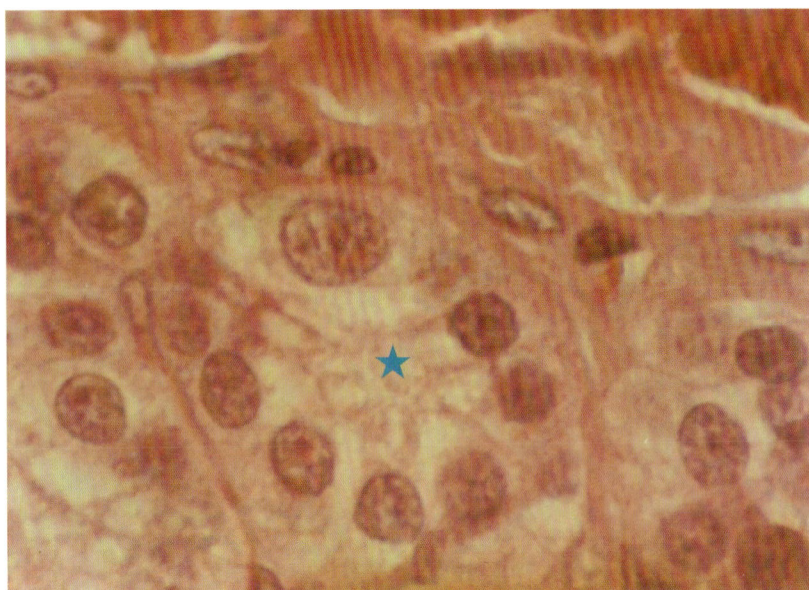

■ **图1-6 猴肾上腺被膜细胞-皮质细胞演化系（4）**

苏木素-伊红染色 ×1 000

★示球状带内多见浅染的皮质细胞团，是组成球状带的基本结构单位。

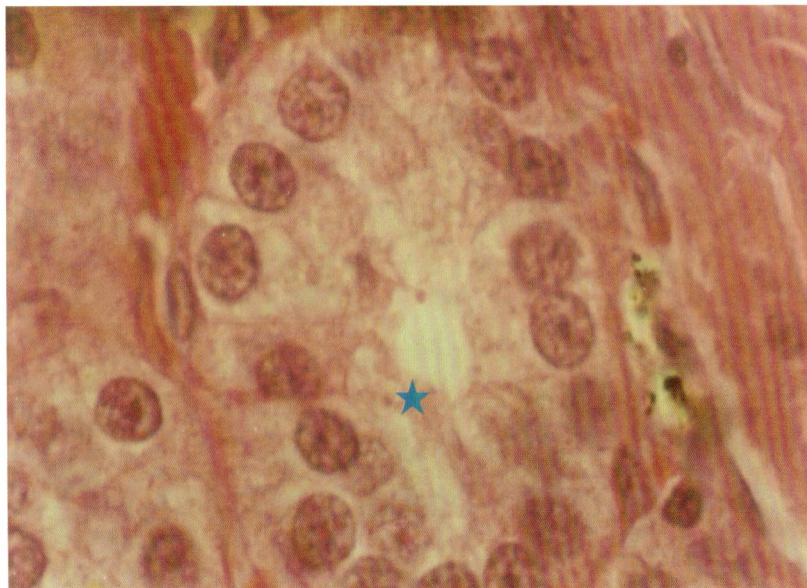

■ **图1-7 猴肾上腺被膜细胞-皮质细胞演化系（5）**

苏木素-伊红染色 ×1 000

★示球状带皮质单位因中空而呈滤泡样外观。

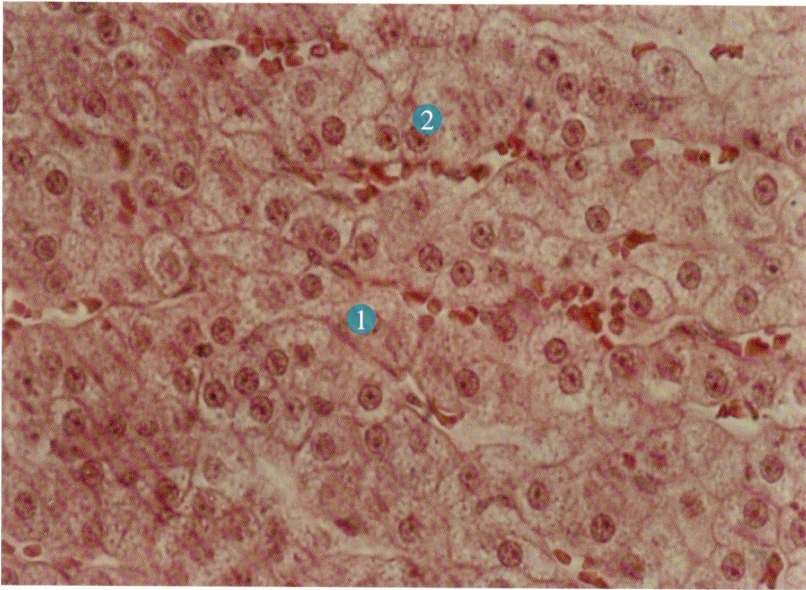

**■ 图1-8　猴肾上腺被膜细胞-皮质细胞演化系（6）**

苏木素-伊红染色　×400

❶和❷示泡沫样细胞排列成不规则单行或双行条索状。

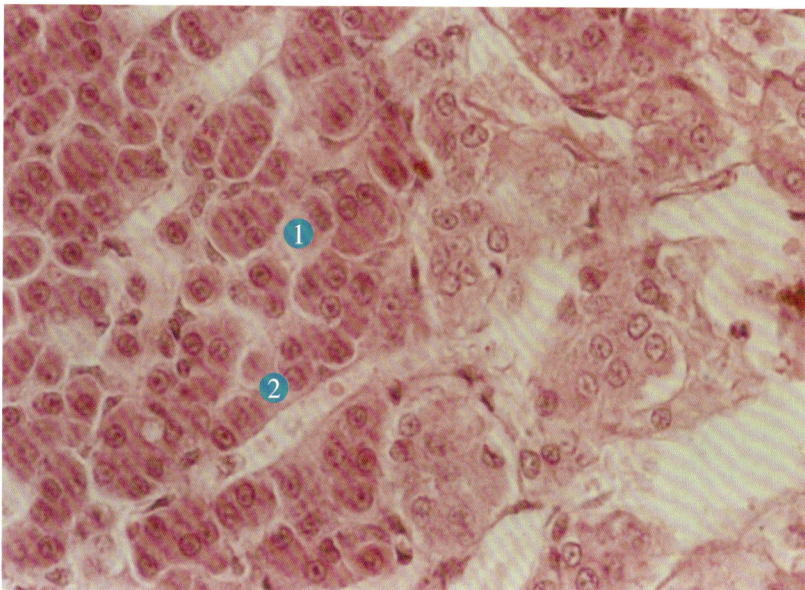

**■ 图1-9　猴肾上腺被膜细胞-皮质细胞演化系（7）**

苏木素-伊红染色　×400

图示皮质细胞排列成团或短条索。❶示细胞核固缩；❷示细胞核褪色。

## （二）皮质与髓质交界

猴肾上腺皮质与髓质在交界面相互穿插、犬牙交错（图1-10），交界面可见髓质细胞侵蚀皮质细胞的现象（图1-11）。皮质团块可埋入髓质内（图1-12）。没入髓质的皮质团块细胞胞质嗜酸性逐渐减弱（图1-13、图1-14），并逐渐疏离（图1-15）。被髓质细胞侵蚀的皮质细胞显示核固缩、核碎裂（图1-16、图1-17），皮质团块逐渐萎缩、离散（图1-18），最后以纤维成分没入髓质（图1-19）。

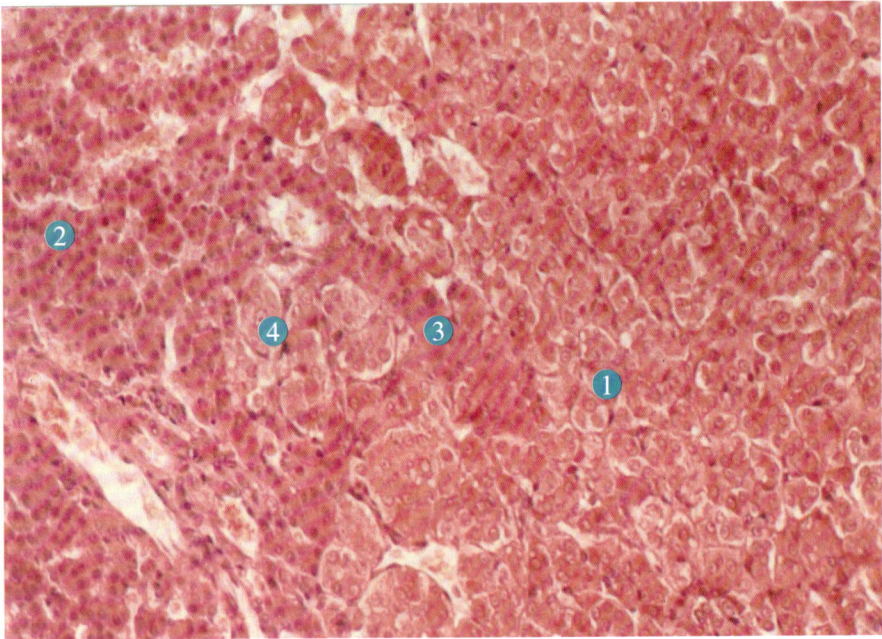

**■ 图1-10　猴肾上腺皮质与髓质交界（1）**

苏木素-伊红染色　×200

①示髓质；②示皮质；③示伸入髓质的皮质条索；④示侵入皮质的髓质细胞岛。

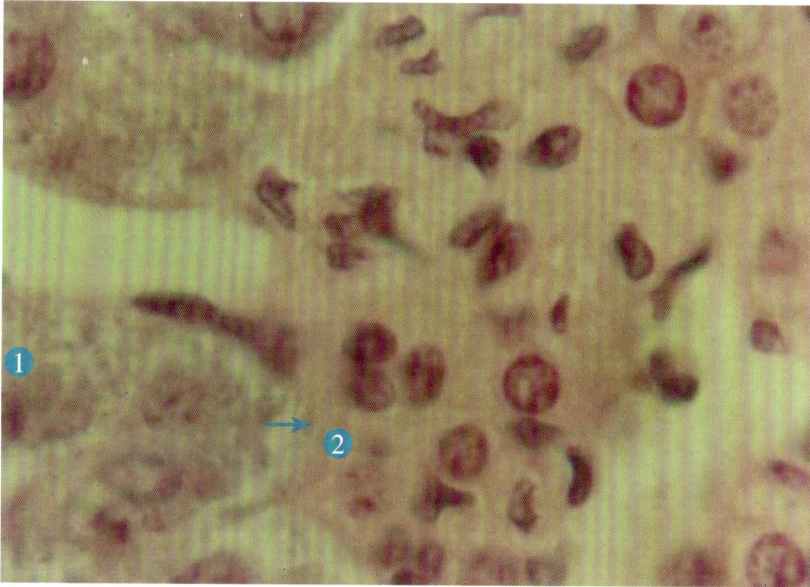

■ 图1-11　猴肾上腺皮质与髓质交界（2）

苏木素-伊红染色　×1 000

❶示髓质细胞；❷示皮质细胞。➡ 示髓质细胞侵蚀皮质细胞界面。

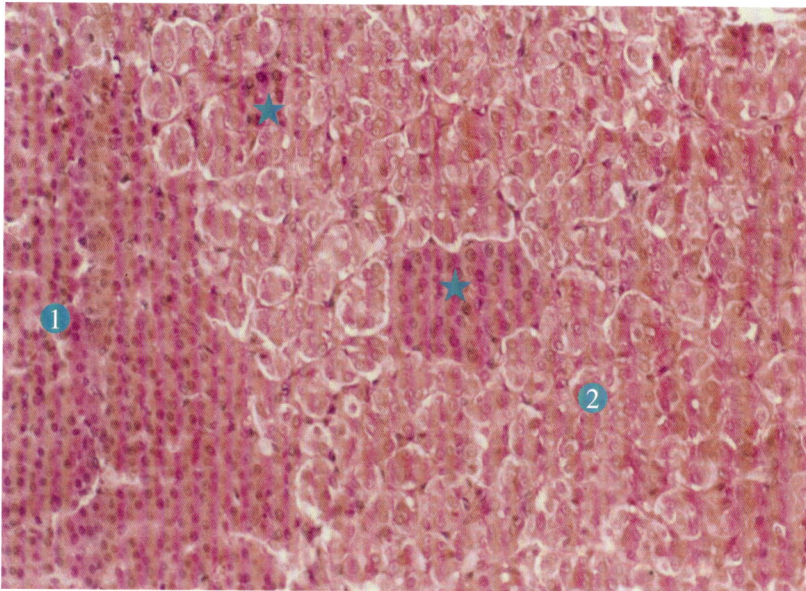

■ 图1-12　猴肾上腺皮质与髓质交界（3）

苏木素-伊红染色　×200

❶示皮质；❷示髓质。★示髓质内可见大小不等的皮质岛。

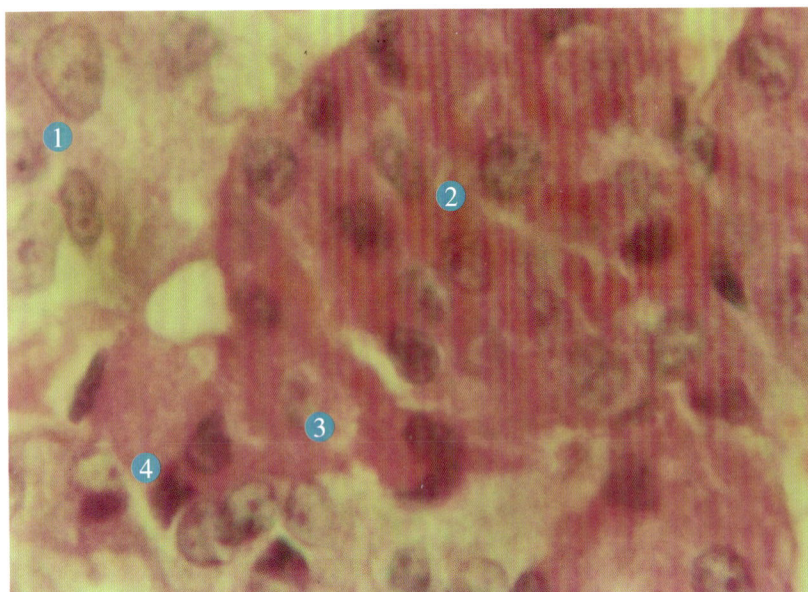

■ 图1-13 猴肾上腺皮质与髓质交界（4）

苏木素-伊红染色 ×1 000

①示髓质；②示皮质；③示髓质侵入点；④示受侵蚀的皮质细胞核固缩。

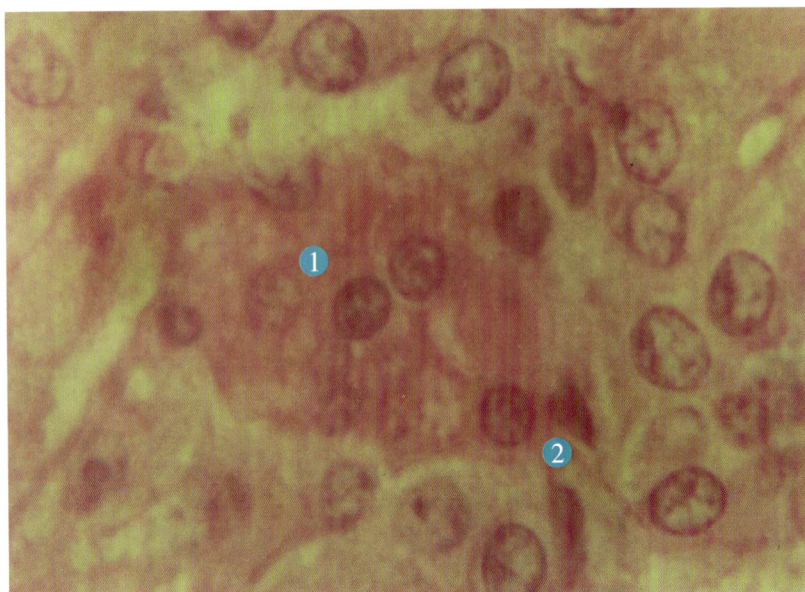

■ 图1-14 猴肾上腺皮质与髓质交界（5）

苏木素-伊红染色 ×1 000

①示髓质内皮质细胞质逐渐淡染；②示受侵蚀细胞核固缩。

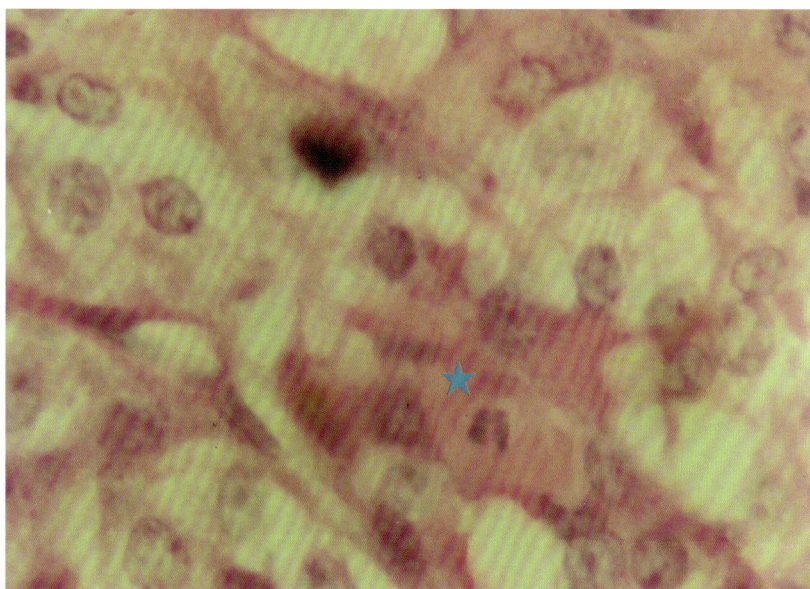

■ 图1-15 猴肾上腺皮质与髓质交界（6）
苏木素-伊红染色 ×1 000
★示髓质内皮质团块逐渐疏离、退化。

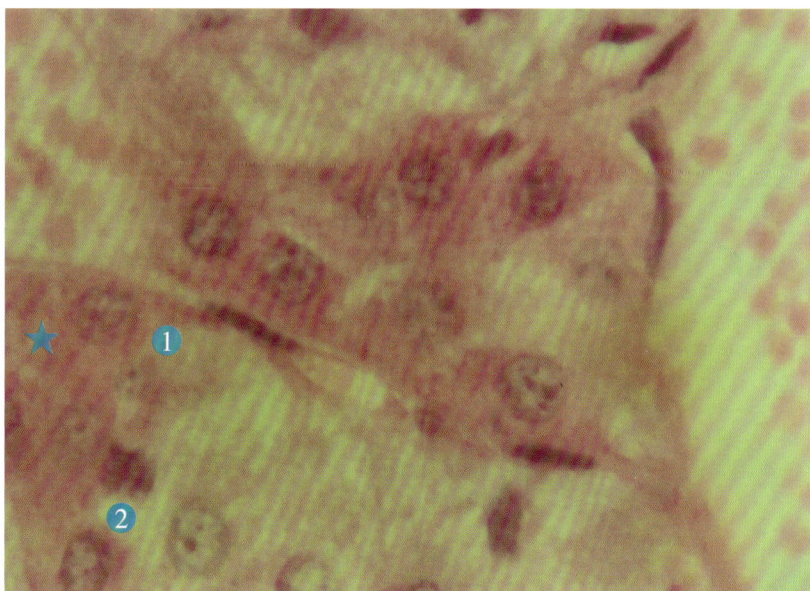

■ 图1-16 猴肾上腺皮质与髓质交界（7）
苏木素-伊红染色 ×1 000
★示被蚕食的髓质内皮质团块。❶示蚕食痕迹；❷示细胞核固缩。

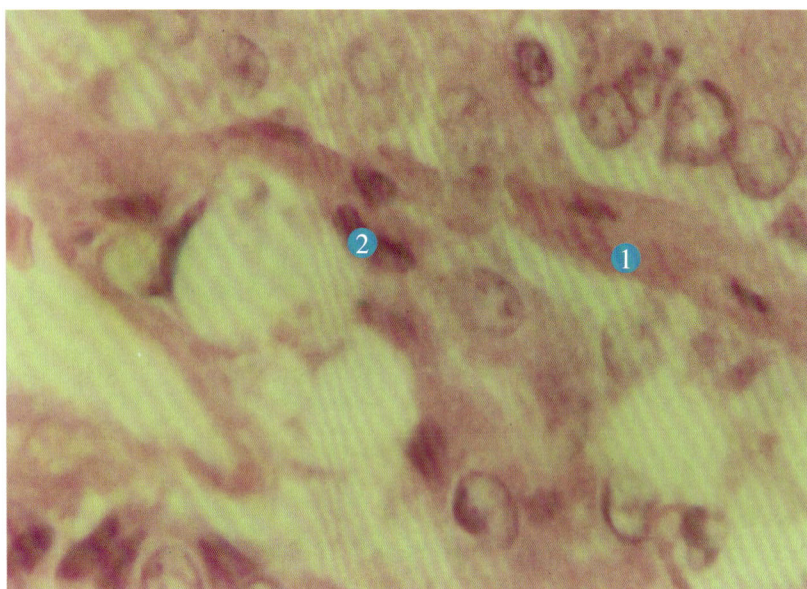

**■ 图1-17　猴肾上腺皮质与髓质交界（8）**

苏木素-伊红染色　×1 000

❶示髓质内残留的皮质细胞条索；❷示细胞核固缩。

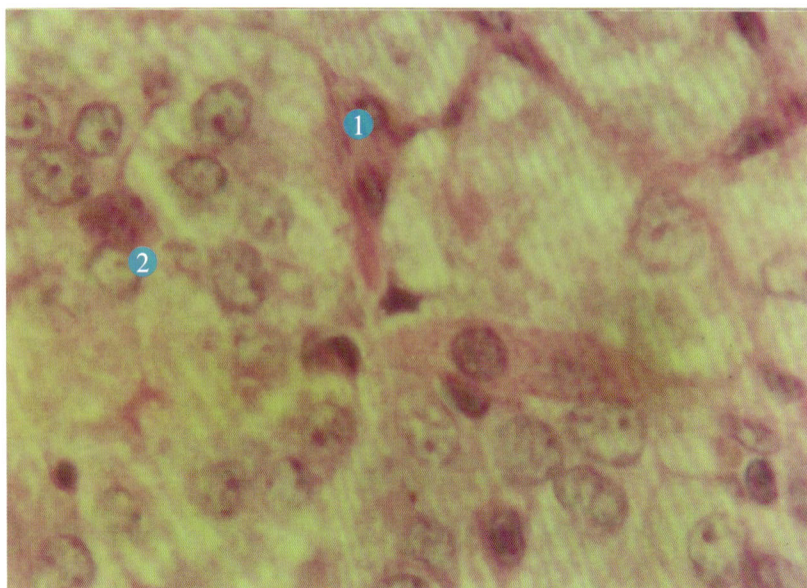

**■ 图1-18　猴肾上腺皮质与髓质交界（9）**

苏木素-伊红染色　×1 000

❶示髓质内萎缩残留的皮质团块；❷示受侵蚀的皮质细胞核裸露。

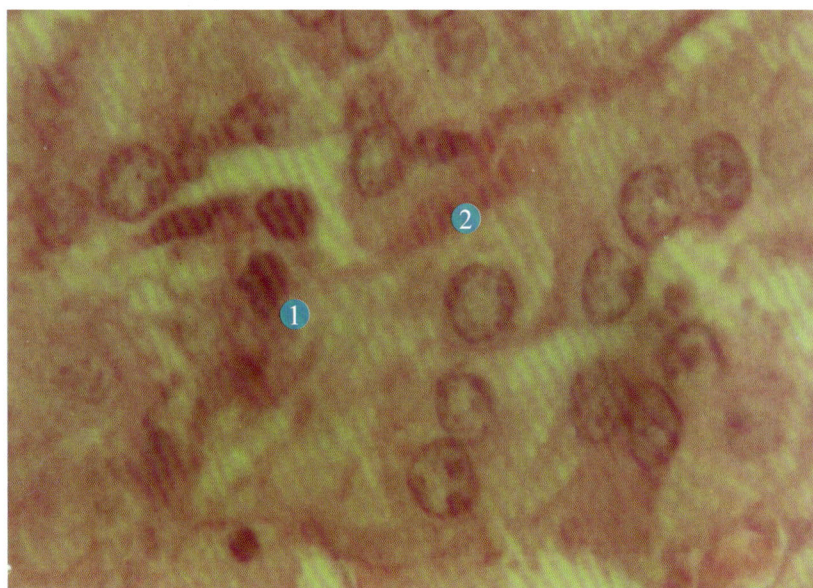

■ 图1-19　猴肾上腺皮质与髓质交界（10）

*苏木素-伊红染色　×1 000*

❶示髓质内残留的固缩细胞核；❷示髓质内皮质残余纤维化。

## 二、猴肾上腺髓质组织动力学

猴肾上腺髓质细胞分裂与细胞演化及其自组织过程是髓质组织动力学的主要研究内容。参与肾上腺髓质细胞演化的起始细胞是多源性的，包括交感神经节细胞、神经束细胞、干细胞巢细胞等。分别通过交感神经节细胞-髓质细胞演化系、神经束细胞-髓质细胞演化系、干细胞巢细胞-髓质细胞演化系等演化形成肾上腺髓质细胞。此外，还描述肾上腺髓质小体的动力学过程。

### （一）交感神经节细胞-髓质细胞演化系

猴肾上腺髓质细胞演化来源中，交感神经节细胞-髓质细胞演化系占有明显优势，其演化动力学特征较其他哺乳动物更具典型性。此髓质细胞演化系的起始细胞是交感神经节细胞，该细胞核大而淡染，胞质明显嗜碱性，有明显的胞质突起，周围有卫星细胞围绕（图1-20）。交感神经节细胞可分裂形成成对的交感神经节细胞，卫星细胞也分裂增多，并可分别归属两个交感神经节细胞（图1-21、图1-22）。交感神经节细胞与其周围细胞组成髓质生成单位，髓质生成单位有中心型和非中心型两种，其产生髓质细胞的方式不同。

**1. 中心型髓质生成单位演化**　交感神经节细胞位于此类髓质生成单位的中心，称为中心细胞。中心细胞生成髓质细胞的方式是一种特殊的脱颖式直接分裂方式。中心细胞周围多批次形成许多细胞核，进而组成合胞体，每个细胞核合成自己的透明的细胞质，而后与透明胞质一起脱离原细胞母体，形成一个独立的髓质细胞（图1-23）。中心细胞可以是单一细胞（图1-24、图1-25），交感神经节细胞自身也可进行直接分裂（图1-26、图1-27），导致出现双星并存（图1-28），或见3个中心细胞的髓质生成单位（图1-29）。在多批脱颖分裂后，中心细胞细胞核逐渐褪色，细胞质嗜碱性逐渐减弱，细胞质逐渐被分离而去，中心细胞逐渐变小（图1-30），或完全失去自身的细胞质，最后只留下逐渐死亡的裸核（图1-31～图1-33）。伴随中心细胞衰退还有色素逐渐积累（图1-34），从中心细胞脱颖产生的髓质细胞增生形成初级髓质单位，由此还可生成次级髓质单位（图1-35）。

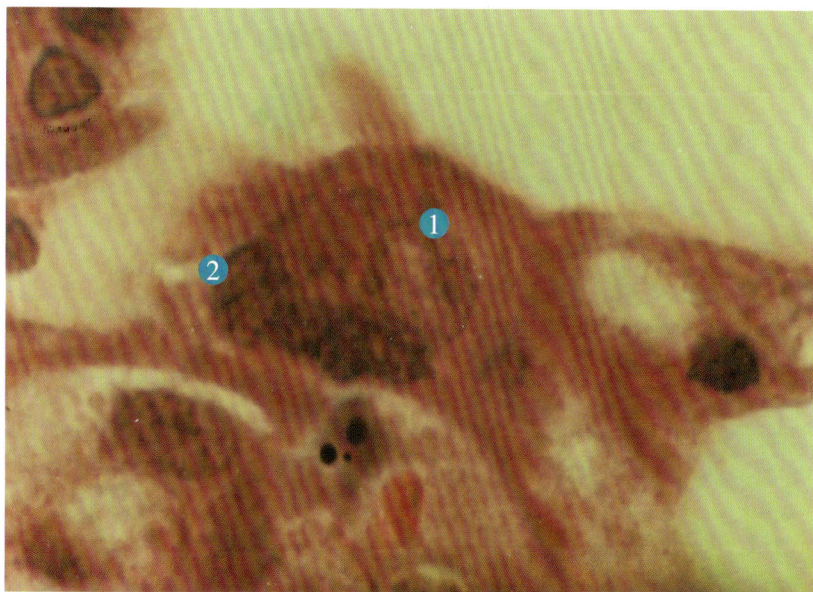

■ 图1-20  猴交感神经节细胞-髓质细胞演化系（1）

苏木素-伊红染色  ×1 000

❶示猴肾上腺髓质内一个交感神经节细胞，胞质明显嗜碱性，有突起，细胞核大而淡染；❷示卫星细胞。

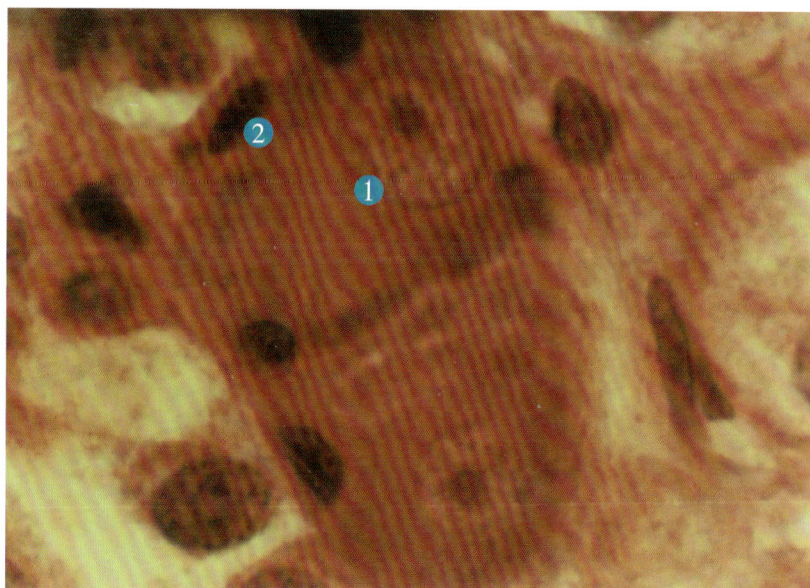

■ 图1-21  猴交感神经节细胞-髓质细胞演化系（2）

苏木素-伊红染色  ×1 000

❶示交感神经节细胞；❷示卫星细胞。

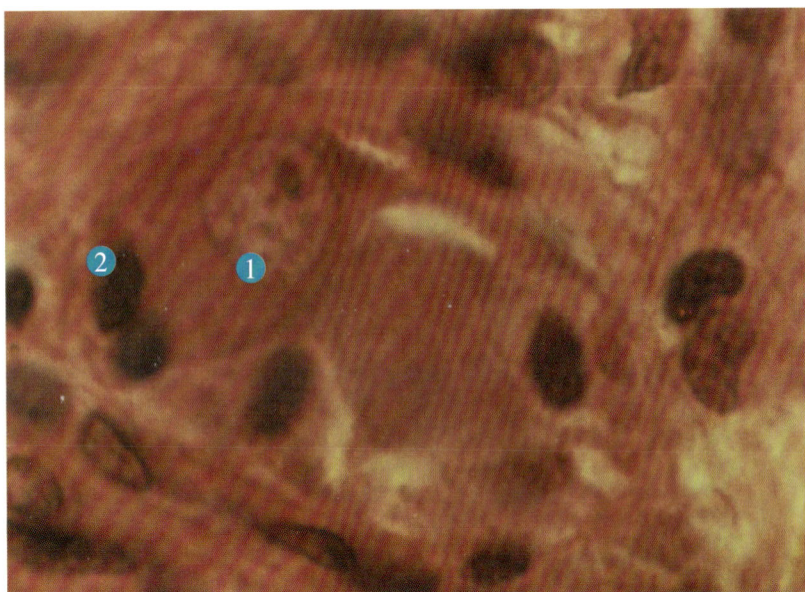

■ **图1-22　猴交感神经节细胞-髓质细胞演化系（3）**

苏木素-伊红染色　×1 000

❶示猴肾上腺髓质内交感神经节细胞，胞质明显嗜碱性，有突起，细胞核大而淡染；❷示卫星细胞。

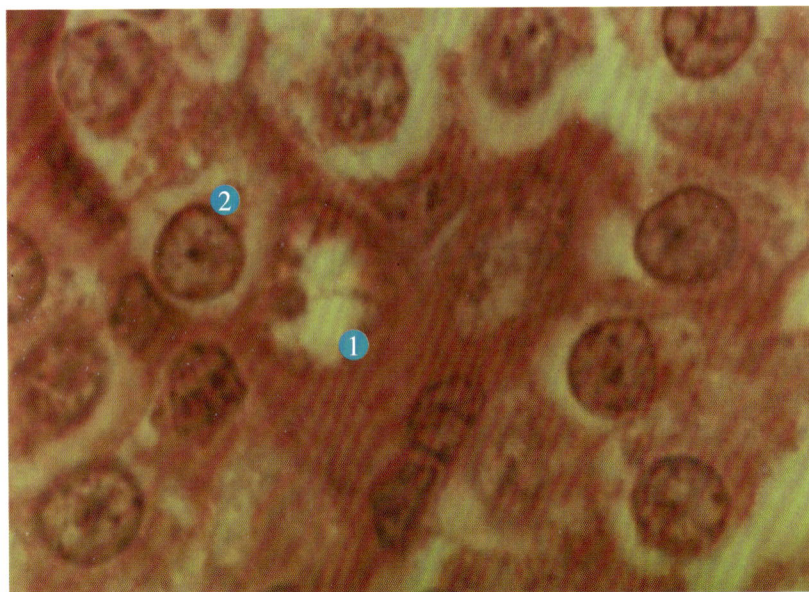

■ **图1-23　猴中心型髓质生成单位演化（1）**

苏木素-伊红染色　×1 000

❶示中心细胞；❷示将脱颖的髓质细胞。

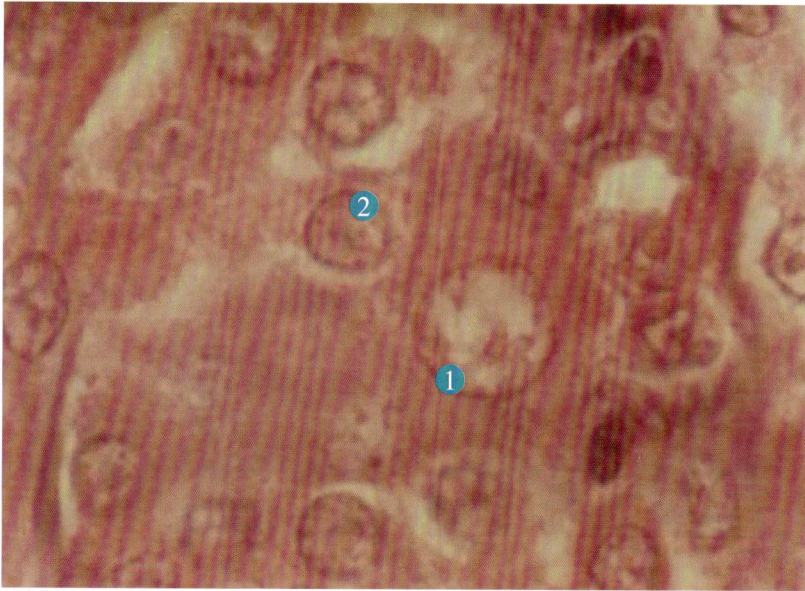

■ 图1-24　猴中心型髓质生成单位演化（2）

苏木素-伊红染色　×1 000

❶示单中心细胞；❷示脱颖分裂的髓质细胞。

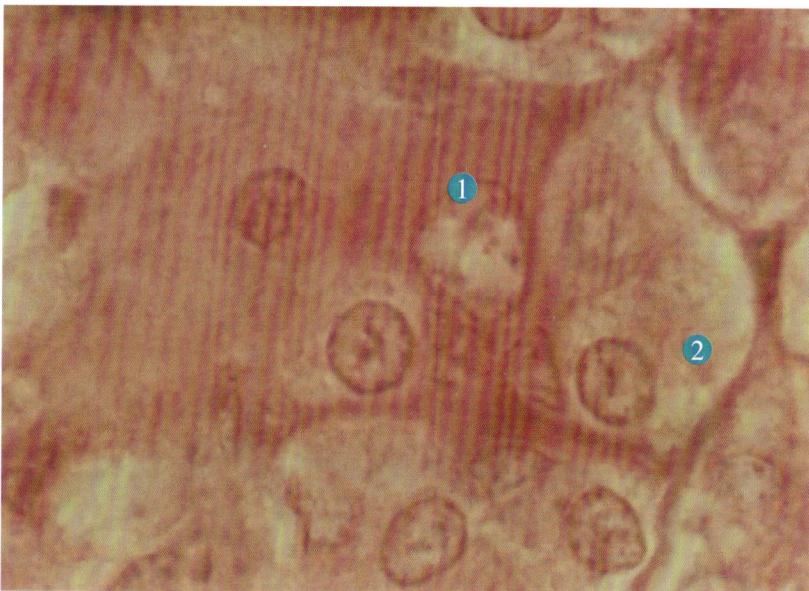

■ 图1-25　猴中心型髓质生成单位演化（3）

苏木素-伊红染色　×1 000

❶示单中心细胞；❷示脱颖分裂的髓质细胞。

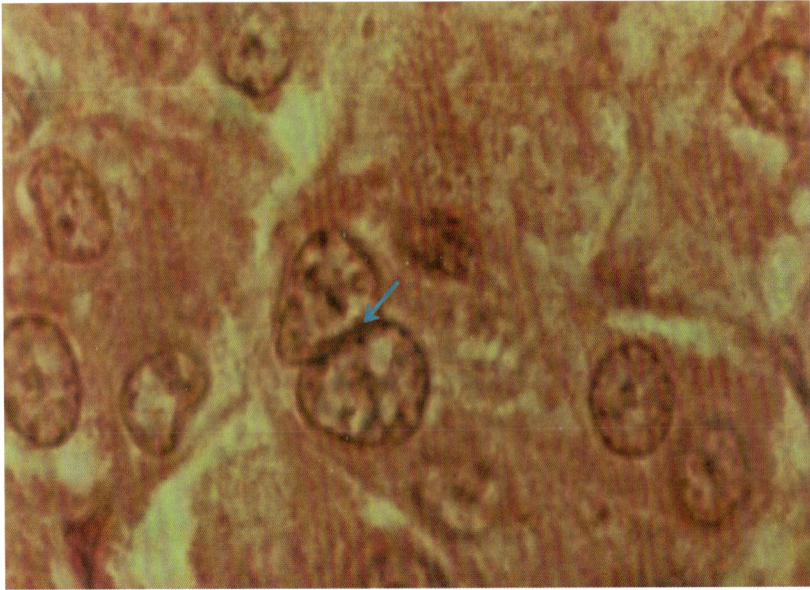

■ 图1-26 猴中心型髓质生成单位演化（4）

苏木素-伊红染色 ×1 000

示一个正处于横隔式直接分裂中演化较晚期的交感神经节细胞。

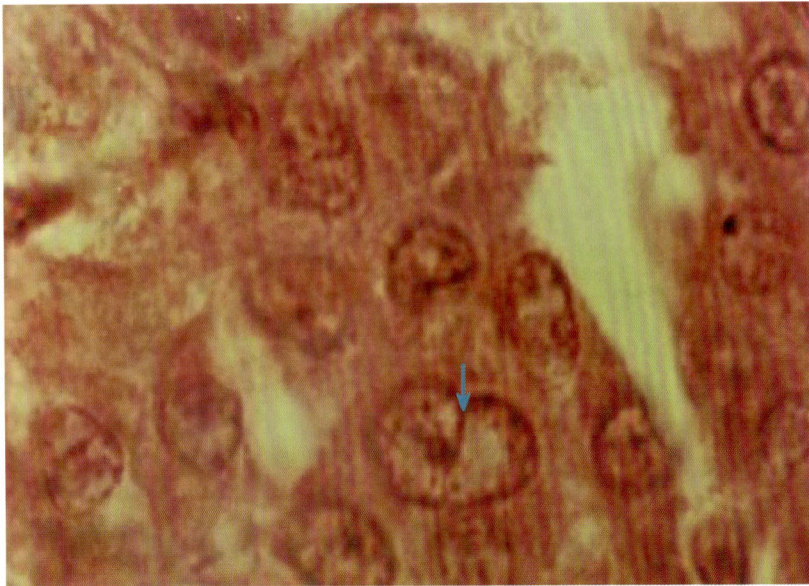

■ 图1-27 猴中心型髓质生成单位演化（5）

苏木素-伊红染色 ×1 000

示一个正处于侧裂横隔式直接分裂中演化较晚期的交感神经节细胞。

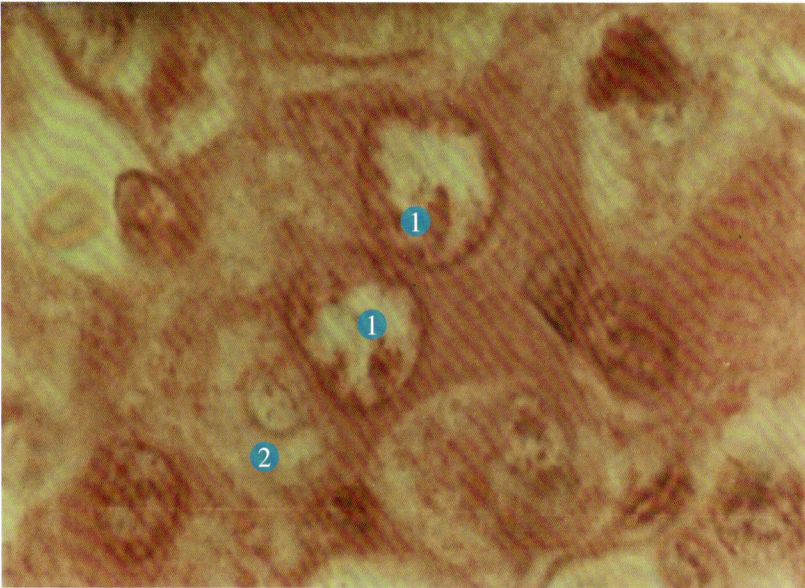

■ 图1-28  猴中心型髓质生成单位演化（6）

苏木素-伊红染色  ×1 000

❶示双中心细胞；❷示脱颖分裂的髓质细胞。

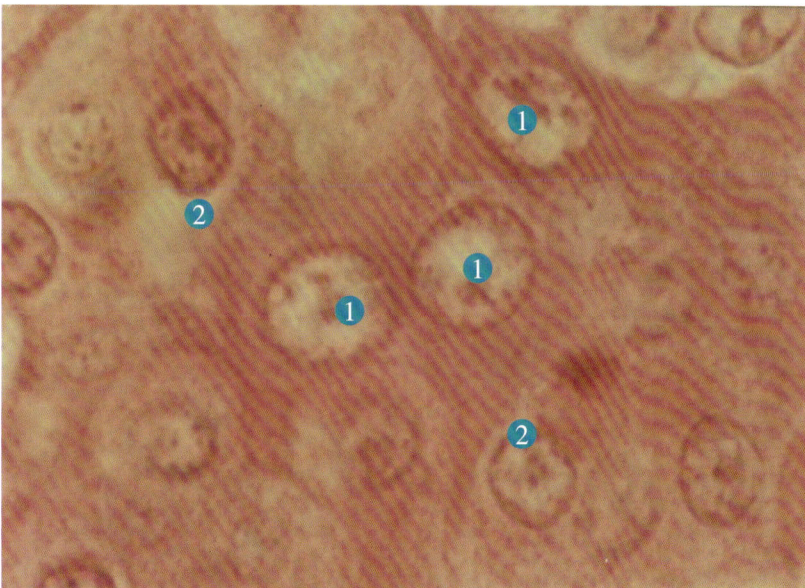

■ 图1-29  猴中心型髓质生成单位演化（7）

苏木素-伊红染色  ×1 000

❶示中心细胞；❷示脱颖分裂的髓质细胞。

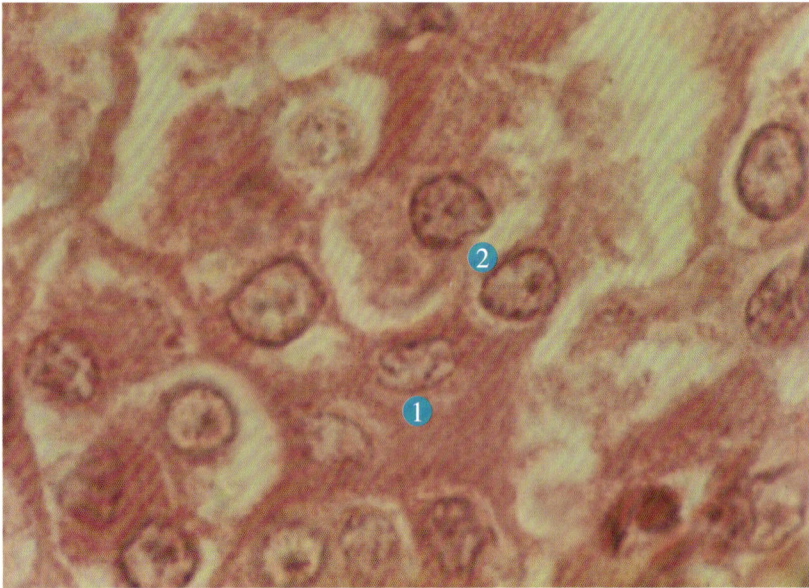

■ 图1-30  猴中心型髓质生成单位演化（8）

苏木素-伊红染色  ×1 000

❶示两个衰退的中心细胞；❷示脱颖分裂的髓质细胞。

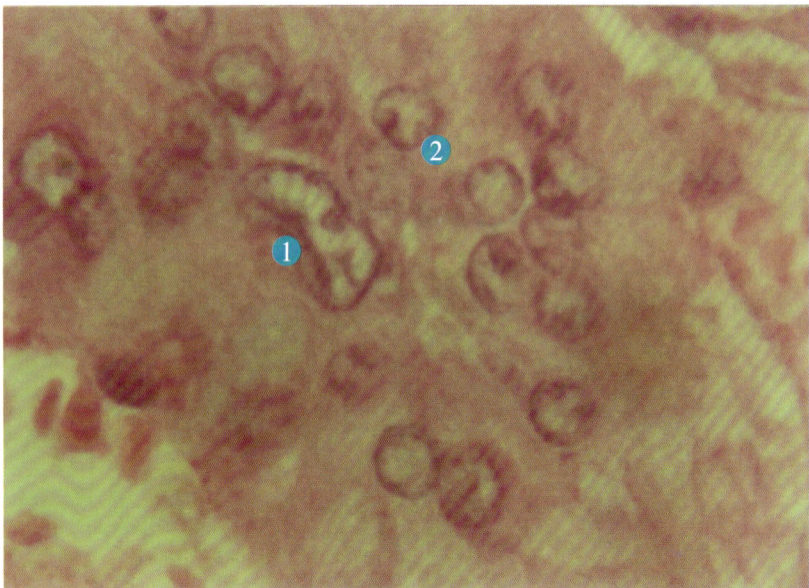

■ 图1-31  猴中心型髓质生成单位演化（9）

苏木素-伊红染色  ×1 000

❶示裸露的中心细胞核；❷示髓质细胞。

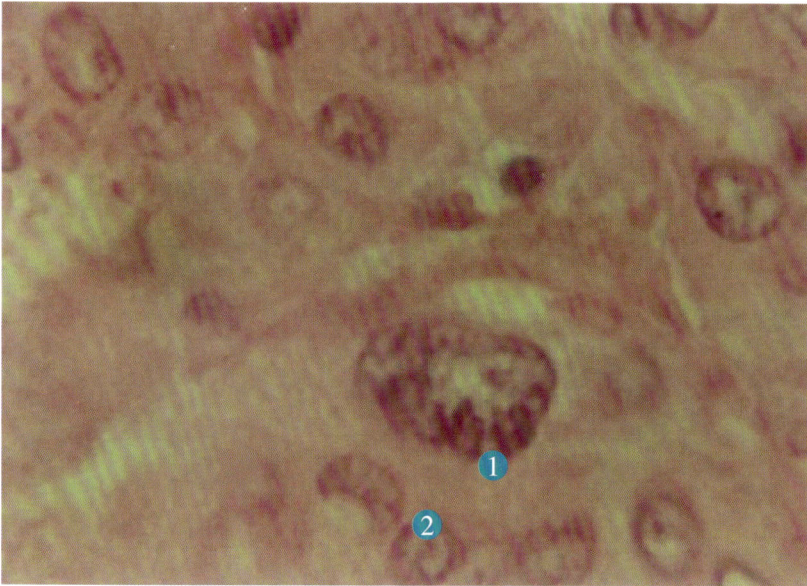

■ 图1-32 猴中心型髓质生成单位演化（10）

苏木素–伊红染色 ×1 000

❶示解体中的中心细胞裸核；❷示髓质细胞。

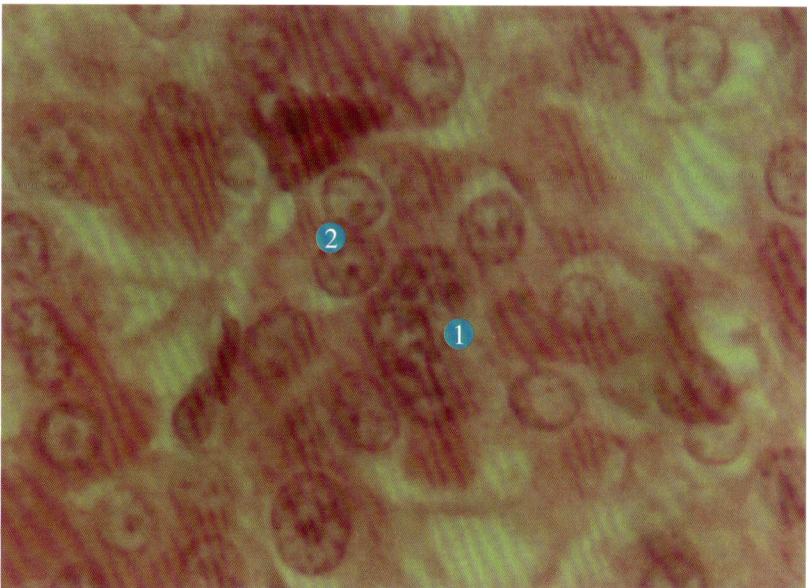

■ 图1-33 猴中心型髓质生成单位演化（11）

苏木素–伊红染色 ×1 000

❶示退化的中心细胞核；❷示新生髓质细胞。

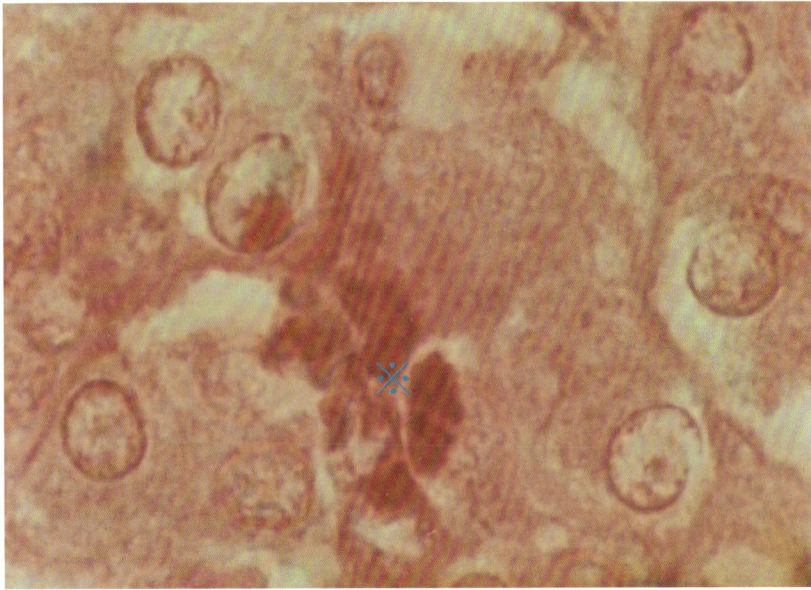

■ 图1-34 猴中心型髓质生成单位演化（12）

苏木素–伊红染色 ×1 000

※示原中心细胞演化残留的色素沉着。

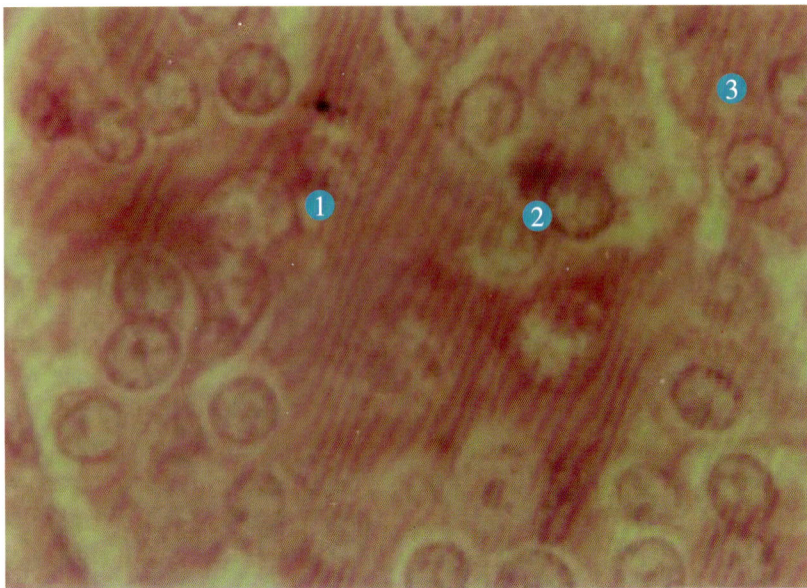

■ 图1-35 猴中心型髓质生成单位演化（13）

苏木素–伊红染色 ×1 000

❶示中心细胞；❷示初级髓质单位；❸示次级髓质单位。

**2. 非中心型髓质生成单位演化**　此类髓质生成单位多源自中心型髓质生成单位，原中心细胞多裂时均分，故失去中心细胞（图1-36）；或者原中心细胞位置出现明显空洞，从而失去中心细胞（图1-37）。

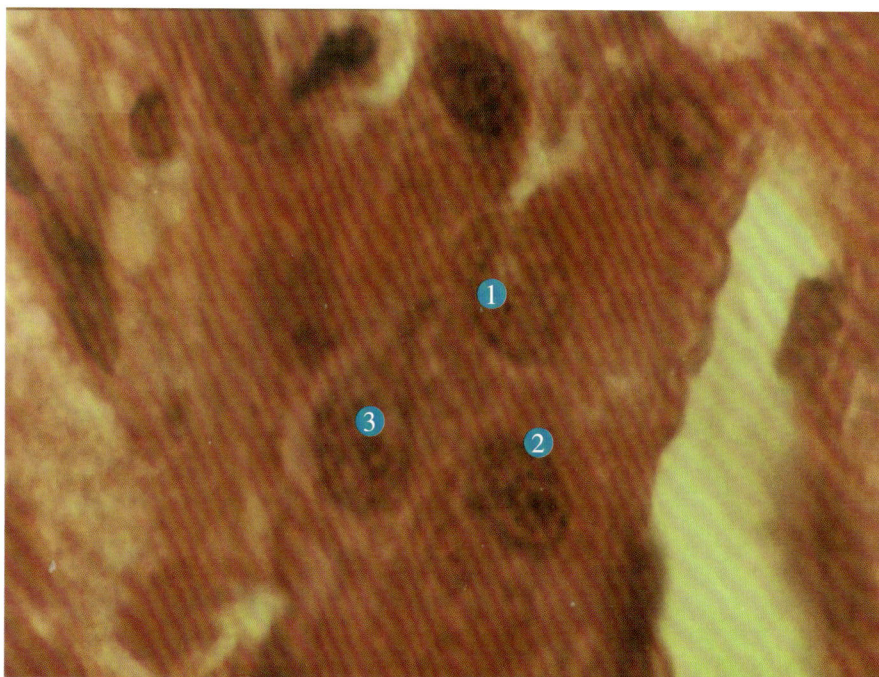

■ 图1-36　猴非中心型髓质生成单位演化（1）

苏木素–伊红染色　×1 000

❶～❸示交感神经节细胞多裂，产生3个均等的幼稚细胞。

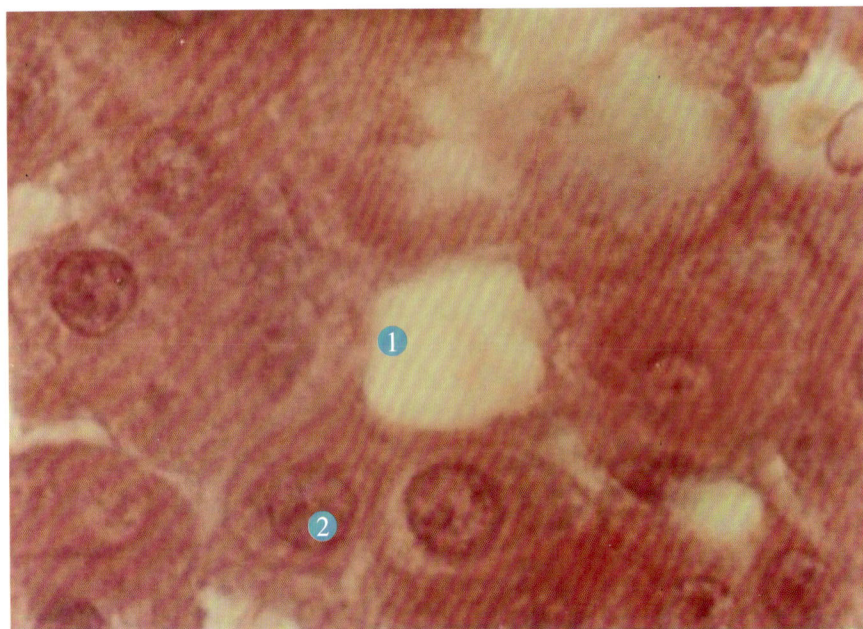

■ 图1-37　猴非中心型髓质生成单位演化（2）
苏木素-伊红染色　×1 000
❶示中心出现空洞；❷示原中心细胞偏离中心。

## （二）神经束细胞-髓质细胞演化系

　　猴肾上腺髓质的神经支配来自穿皮质神经束，神经束穿入及途经部位有明显干细胞鞘（图1-38）。髓质内神经束周边细胞沿途离散，逐步演化形成髓质细胞（图1-39）。神经束末端细胞由流线型逐渐变圆、增殖，形成髓质细胞及髓质单位（图1-40、图1-41）。

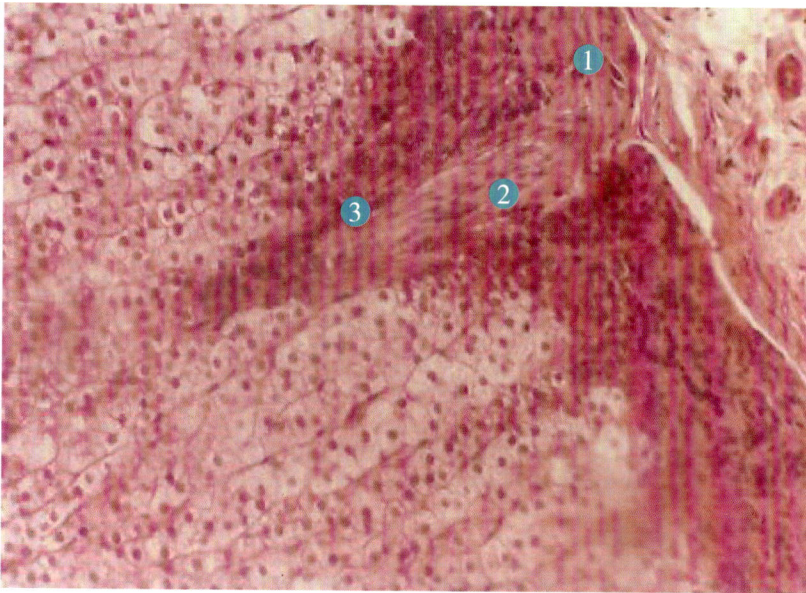

■ 图1-38　猴肾上腺穿皮质神经束

苏木素–伊红染色　×100

❶示被膜；❷示穿皮质神经束；❸示神经束干细胞鞘。

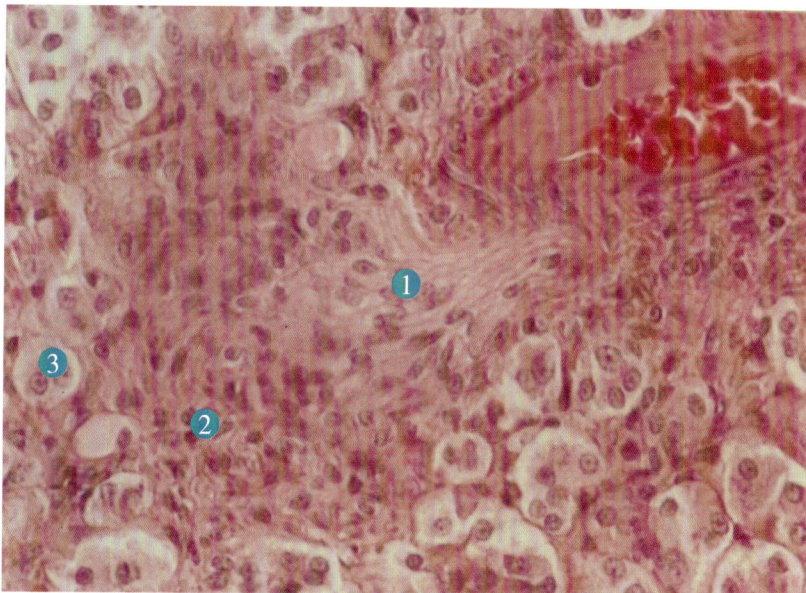

■ 图1-39　猴神经束细胞–髓质细胞演化系（1）

苏木素–伊红染色　×400

❶示神经束；❷示末端演化过渡细胞；❸示新生髓质单位。

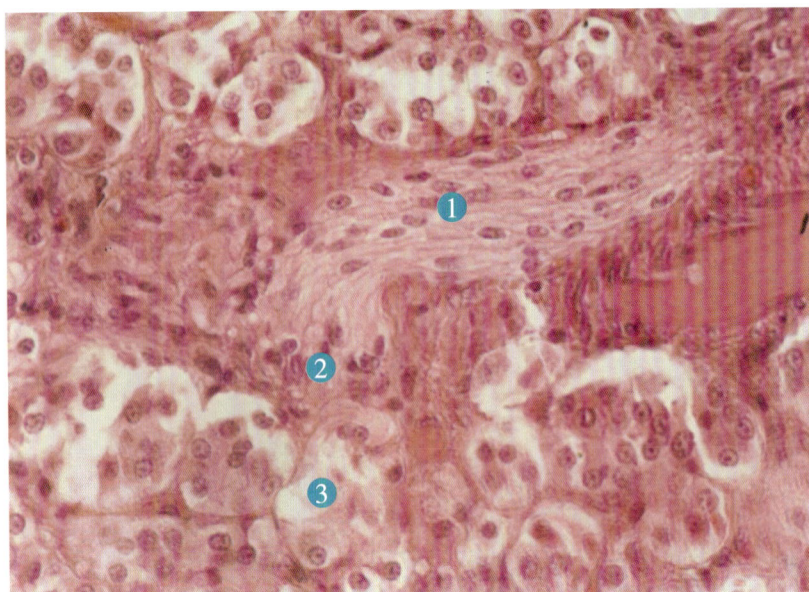

■ 图1-40 猴神经束细胞-髓质细胞演化系（2）

苏木素-伊红染色 ×400

❶示神经束；❷示末端演化过渡细胞；❸示新生髓质单位。

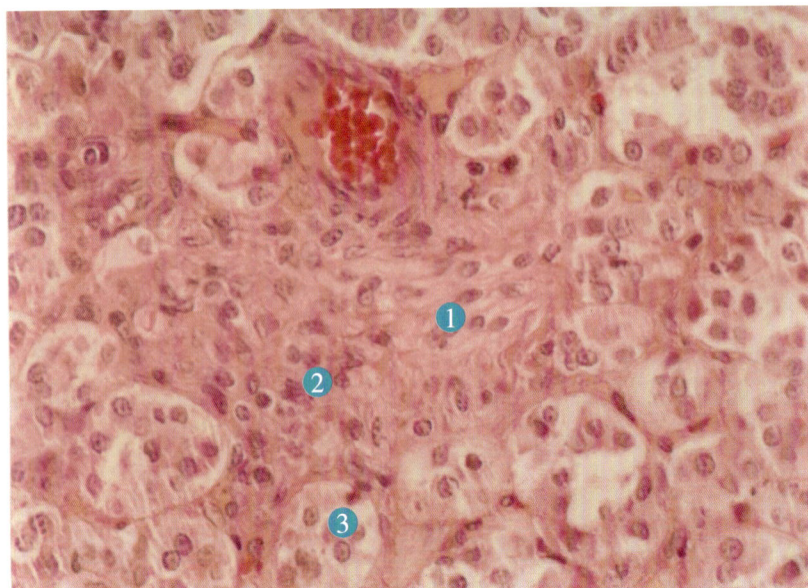

■ 图1-41 猴神经束细胞-髓质细胞演化系（3）

苏木素-伊红染色 ×400

❶示神经束末端；❷示演化过渡细胞；❸示新生髓质单位。

## （三）干细胞巢-髓质细胞演化系

猴肾上腺髓质近血管处可见较分散或明显密集的小细胞团，这种髓质干细胞巢细胞可直接演化为髓质细胞（图1-42），有时较多干细胞包绕髓质内皮质组织块，使之退化、均质化，甚至钙化（图1-43）。

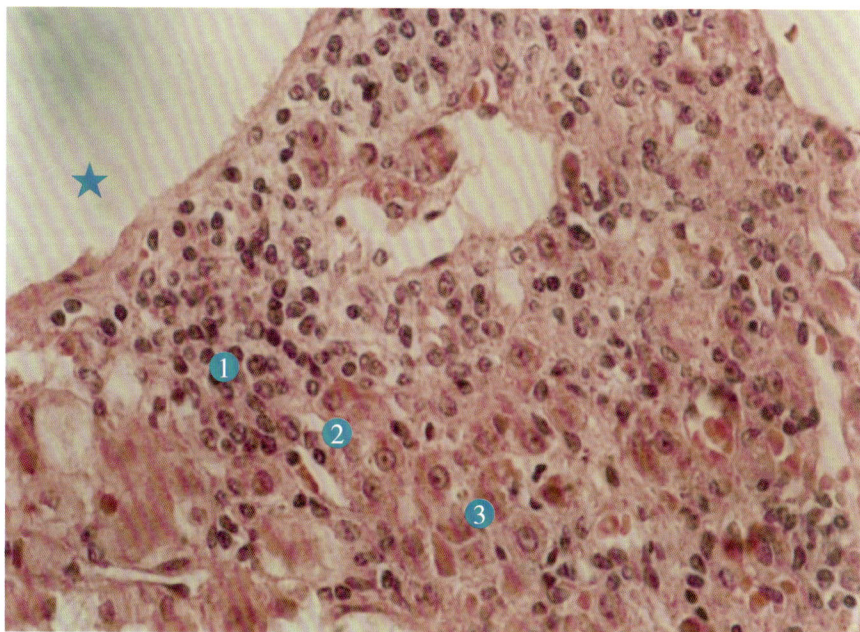

■ 图1-42　猴干细胞巢-髓质细胞演化系（1）
苏木素-伊红染色　×400
★示中央静脉。❶示髓质干细胞巢；❷示过渡性细胞；❸示髓质细胞。

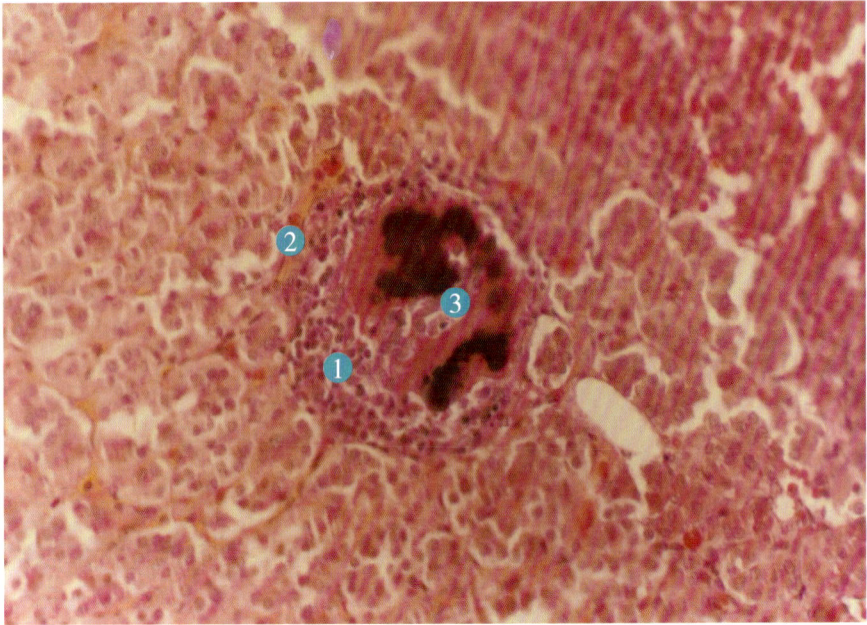

**■ 图1-43　猴干细胞巢-髓质细胞演化系（2）**

*苏木素-伊红染色　×200*

①示髓质干细胞巢；②示边界较明显；③示中心皮质组织块均
质化并钙化。

## （四）肾上腺小体演化

以上描述不同演化系所形成的髓质生成单位，通常都是一种开放系统，与周围环境不断进行物质、能量和信息交换，维持其存活与生长。但有时在猴肾上腺髓质的近皮质区，可见一些髓质单位，通常是演化较早期的小细胞团，外有明显包膜，生存与生长明显受限（图1-44、图1-45）。继而单位内细胞大部分死亡，但仍保留细胞残体的轮廓（图1-46、图1-47），进而死亡细胞团均质化（图1-48、图1-49），最后形成类似化学振荡的同心圆图案（图1-50、图1-51）。这些结构统称为肾上腺小体。肾上腺小体的形成是因为相应肾髓质单位处于不利环境，与环境失去正常的物质、能量和信息交换，基本成为一种封闭系统，最后导致细胞死亡。

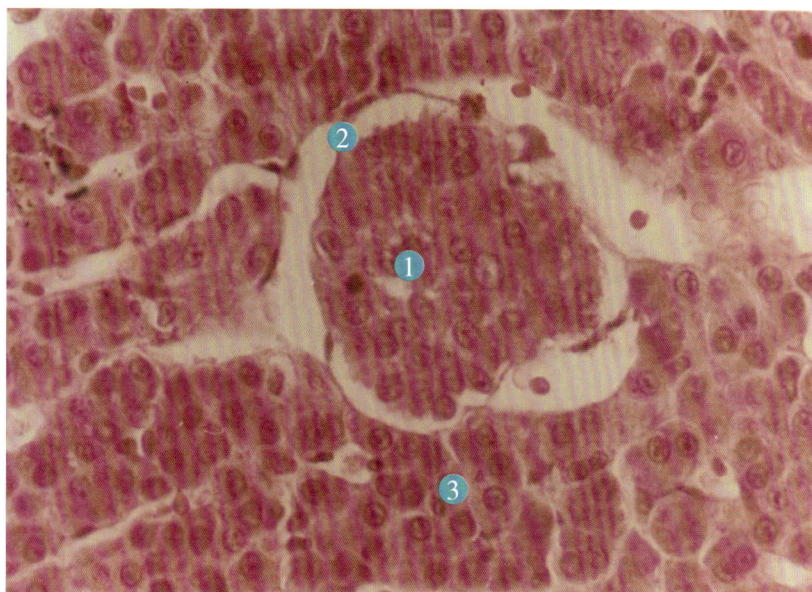

**■ 图1-44 猴肾上腺小体演化（1）**

苏木素-伊红染色 ×400

❶示被隔离封闭的髓质小细胞团；❷示包膜；❸示周围髓质。

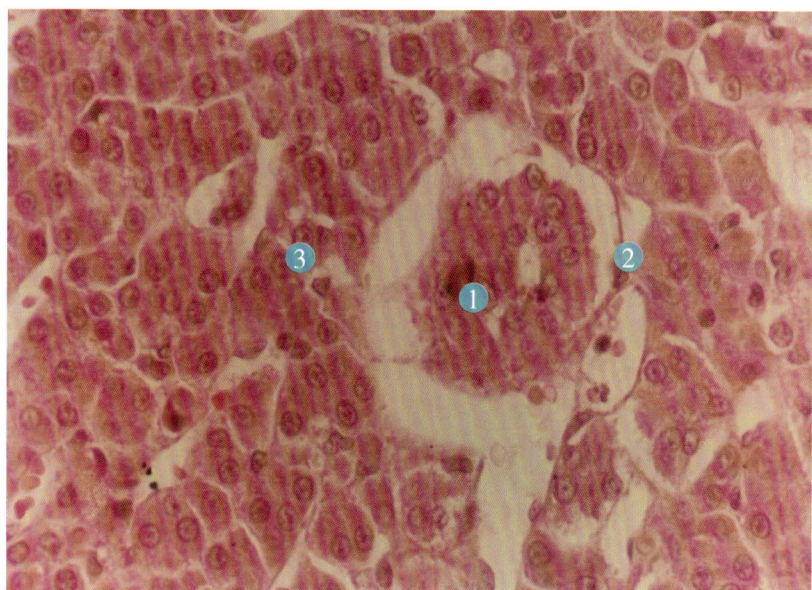

**■ 图1-45 猴肾上腺小体演化（2）**

苏木素-伊红染色 ×400

❶示被隔离封闭的髓质小细胞团，部分细胞已死亡；❷示包膜；❸示周围髓质。

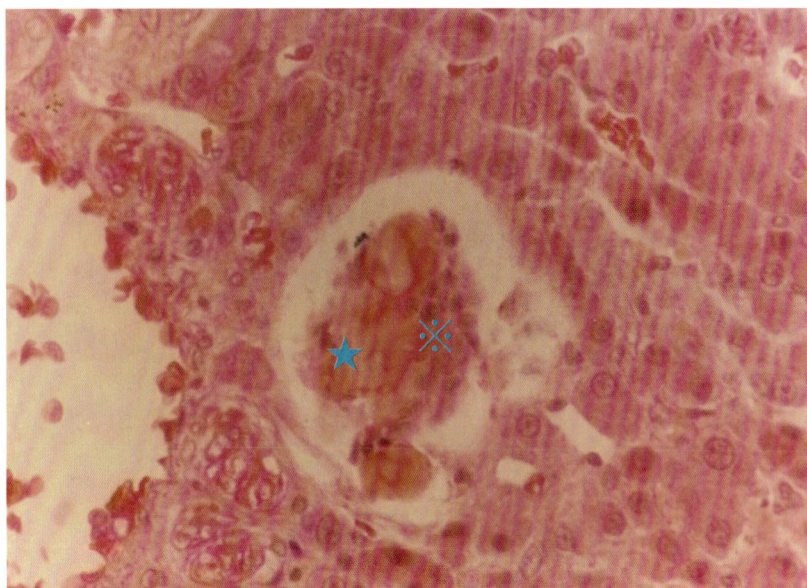

**■ 图1-46  猴肾上腺小体演化（3）**

苏木素–伊红染色   ×400

★示髓质小体内大部分细胞死亡。※示残留部分小细胞。

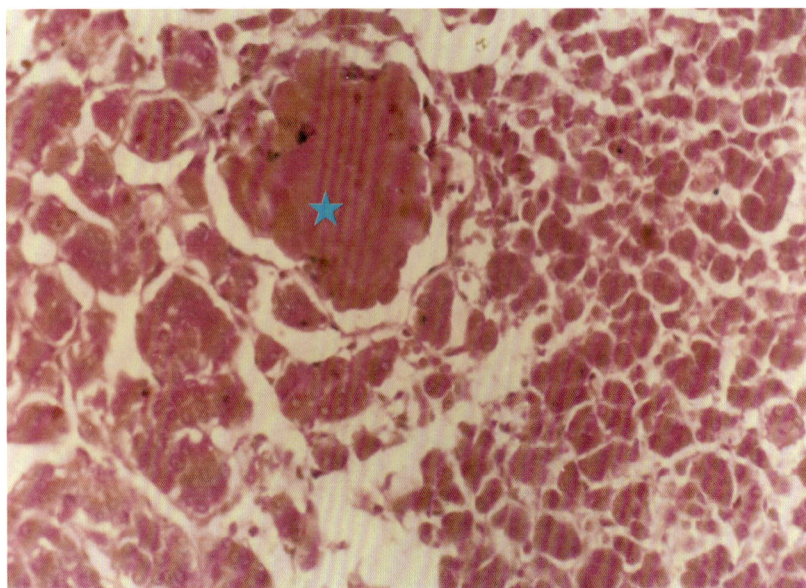

**■ 图1-47  猴肾上腺小体演化（4）**

苏木素–伊红染色   ×200

★示肾上腺小体内细胞几乎全部死亡，隐约保留葡萄串样细胞
残体轮廓。

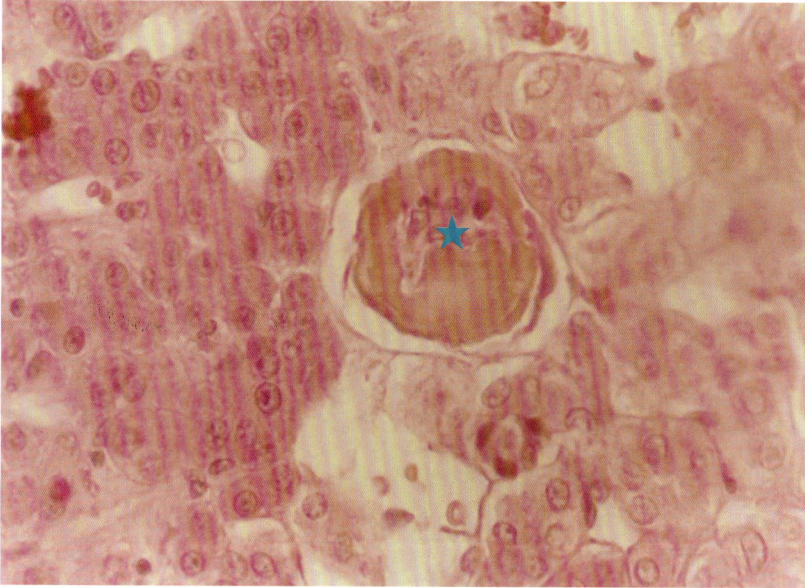

■ 图1-48 猴肾上腺小体演化（5）

苏木素-伊红染色 ×400

★示肾上腺小体内少有细胞残留，死亡细胞群均质化。

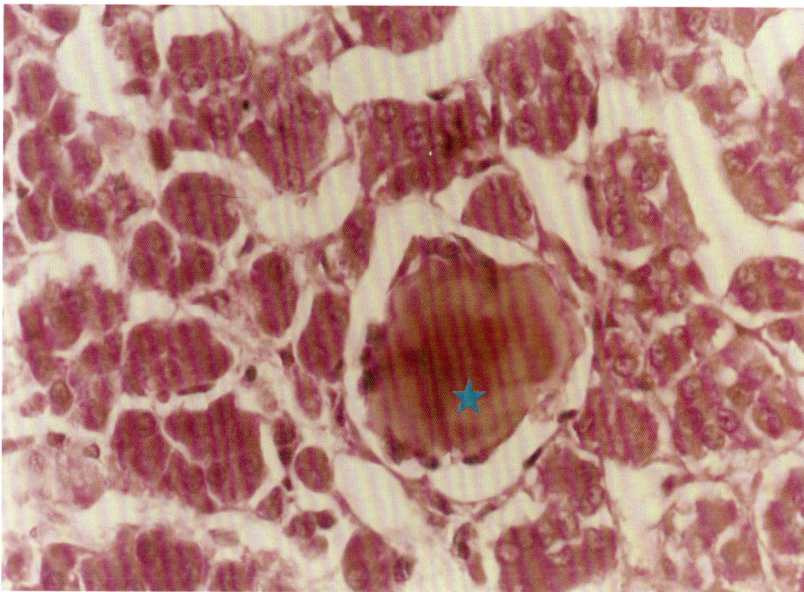

■ 图1-49 猴肾上腺小体演化（6）

苏木素-伊红染色 ×400

★示肾上腺小体内细胞几乎全部死亡并均质化。

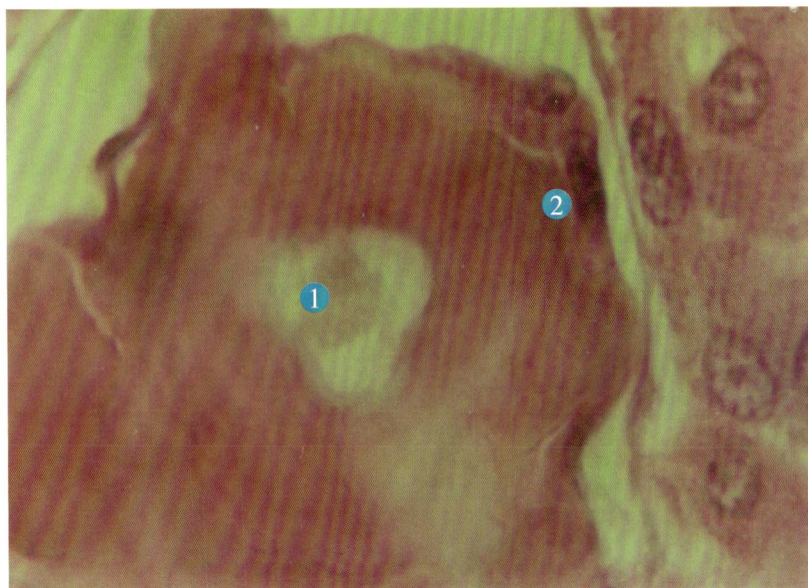

■ 图1-50　猴肾上腺小体演化（7）

苏木素-伊红染色　×1 000

❶示放大的空心肾上腺小体；❷示包膜细胞。

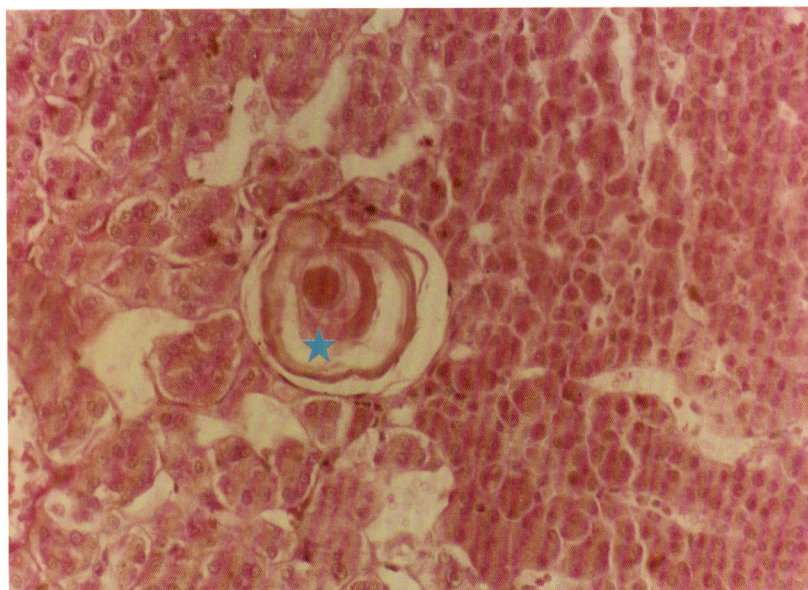

■ 图1-51　猴肾上腺小体演化（8）

苏木素-伊红染色　×200

★示髓质与皮质交界处呈同心圆结构的肾上腺小体。

## 第二节　狗肾上腺组织动力学

### 一、狗肾上腺皮质组织动力学

狗肾上腺被膜与皮质主要由被膜细胞-肾上腺细胞演化系形成。

#### （一）被膜细胞-皮质细胞演化系

**1. 被膜细胞-皮质细胞演化系**　狗肾上腺被膜依细胞演化状态可分为静止区和活跃区。静止区被膜呈类似纤维结缔组织特征（图1-52）；活跃区被膜可见被膜细胞核增大淡染，也可见明显从外向内的被膜细胞演化序，演化时程较长者可见较多中间过渡细胞类型（图1-53）；演化时程较短者，过渡细胞类型显现概率较低，常呈现简约演化序，但仍可见被膜细胞直接分裂象（图1-54～图1-56）。

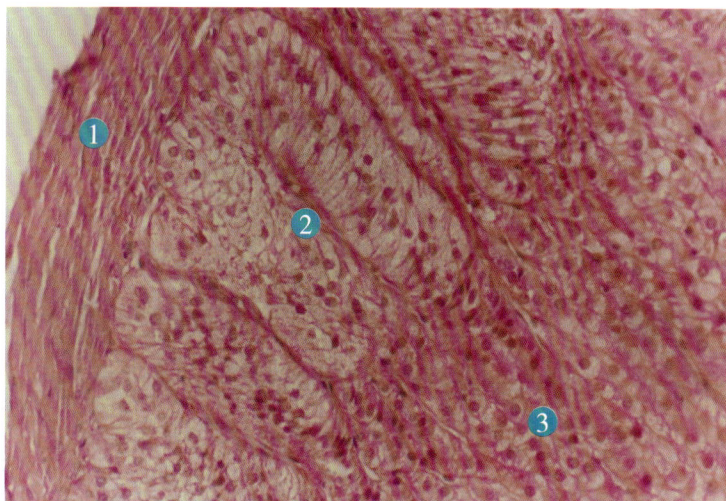

■ 图1-52　狗肾上腺被膜细胞-皮质细胞演化系（1）

苏木素-伊红染色　×200

❶示静止区被膜；❷示叠摞柱状皮质球状带；❸示条索状束状带。

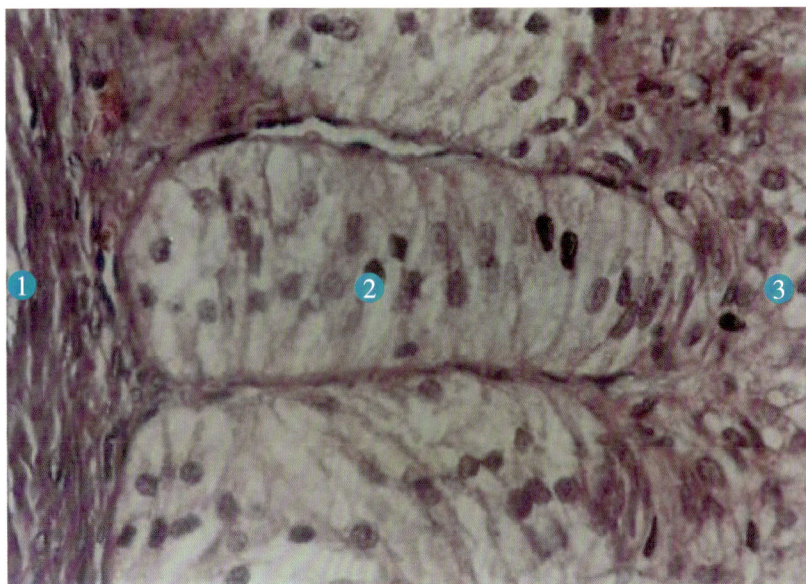

■ 图1-53　狗肾上腺被膜细胞-皮质细胞演化系（2）

苏木素-伊红染色　×400

❶示被膜活跃区，被膜细胞核增大淡染；❷示叠摞柱状皮质球状带；❸示束状带。

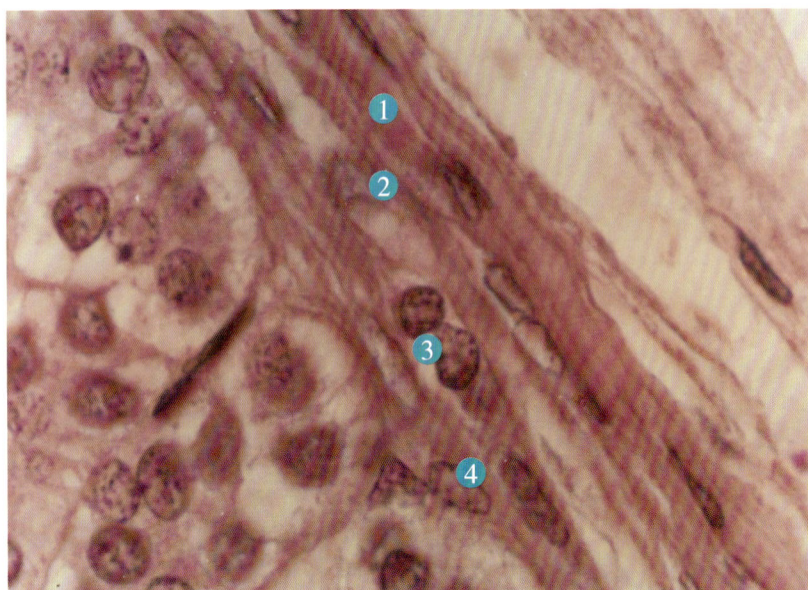

■ 图1-54　狗肾上腺被膜细胞-皮质细胞演化系（3）

苏木素-伊红染色　×1 000

❶示静息被膜细胞；❷示被膜细胞钝圆化；❸示被膜细胞直接分裂；❹示内层椭圆形核被膜细胞。

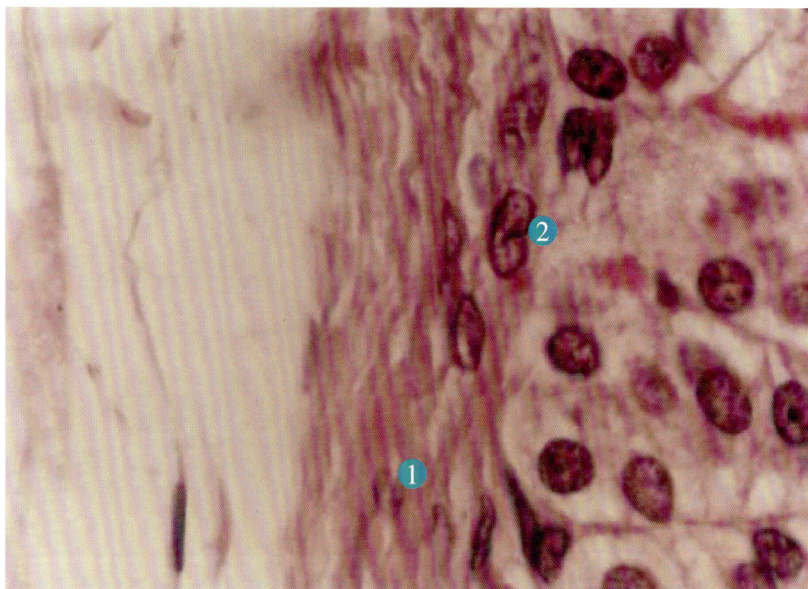

**■ 图1-55　狗肾上腺被膜细胞–皮质细胞演化系（4）**

苏木素–伊红染色　×1 000

❶示中层被膜细胞；❷示内层被膜细胞直接分裂。

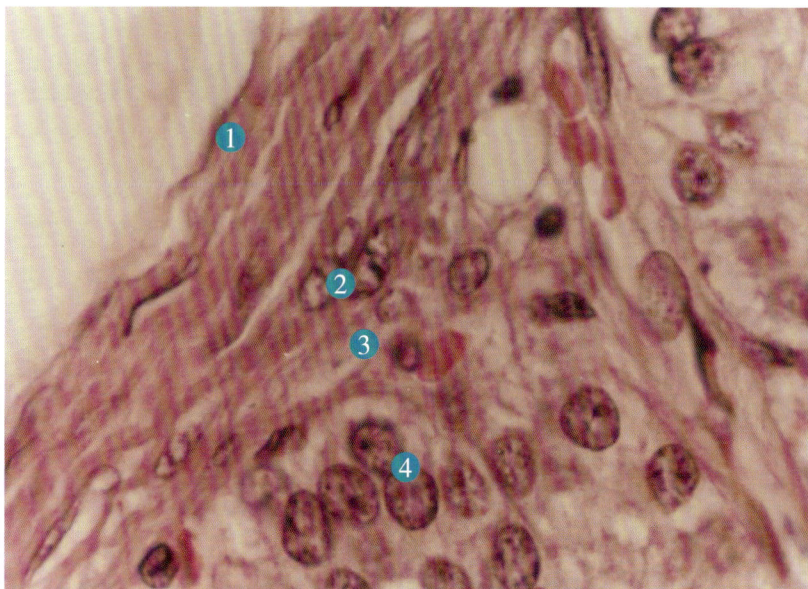

**■ 图1-56　狗肾上腺被膜细胞–皮质细胞演化系（5）**

苏木素–伊红染色　×1 000

❶示外层静息被膜细胞；❷示内层被膜细胞核增大、淡染，并
见直接分裂；❸示内层椭圆形核被膜细胞；❹示球状带皮质细胞。

**2. 被膜皮质结节** 狗肾上腺被膜内常夹有大小不等的肾上腺皮质腺细胞团（图1-57），这种腺组织向内生长扩展，可并入皮质，成为肾上腺实质的一部分（图1-58）；也可在被膜内形成大小不等的皮质结节（图1-59）；还可向外进一步生长扩展成为突出于肾上腺表面的巨大腺结节（图1-60、图1-61），中心可出现血管化，有利其继续生长，这与临床所见人的肾上腺结节性增生病变极为相似。

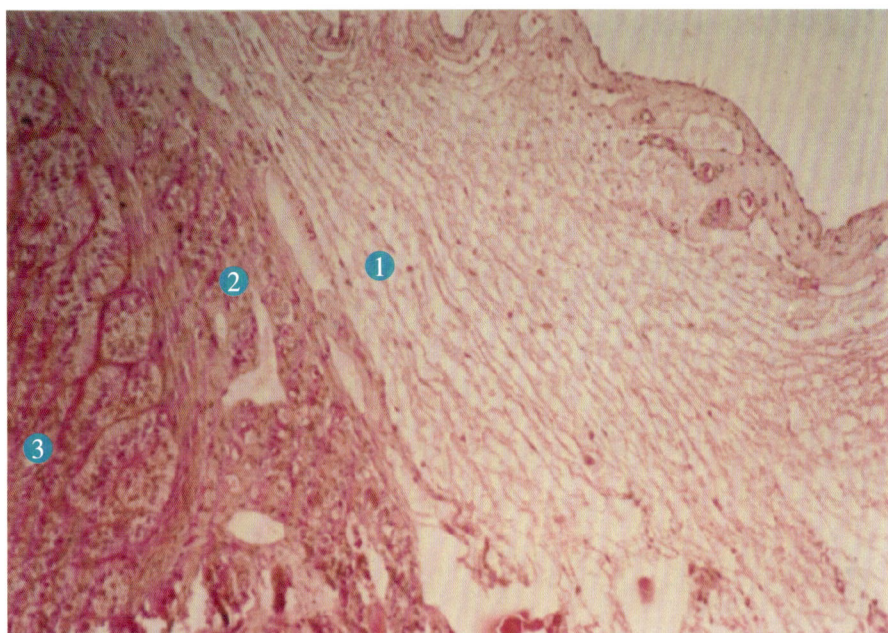

■ 图1-57 狗肾上腺被膜皮质结节（1）

苏木素-伊红染色 ×1 000

❶示被膜；❷示腺组织夹层；❸示皮质。

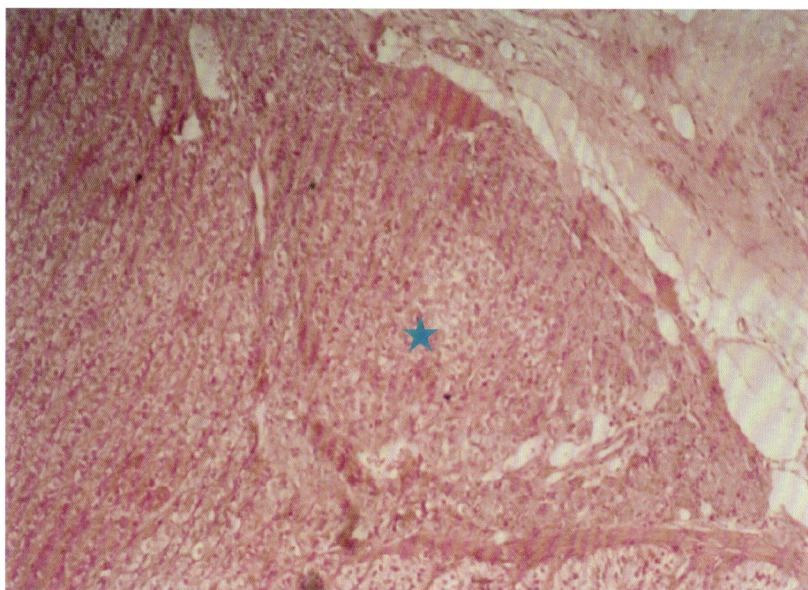

■ 图1-58　狗肾上腺被膜皮质结节（2）

苏木素-伊红染色　×100

★ 示被膜内腺组织块，向内发展逐渐皮质化。

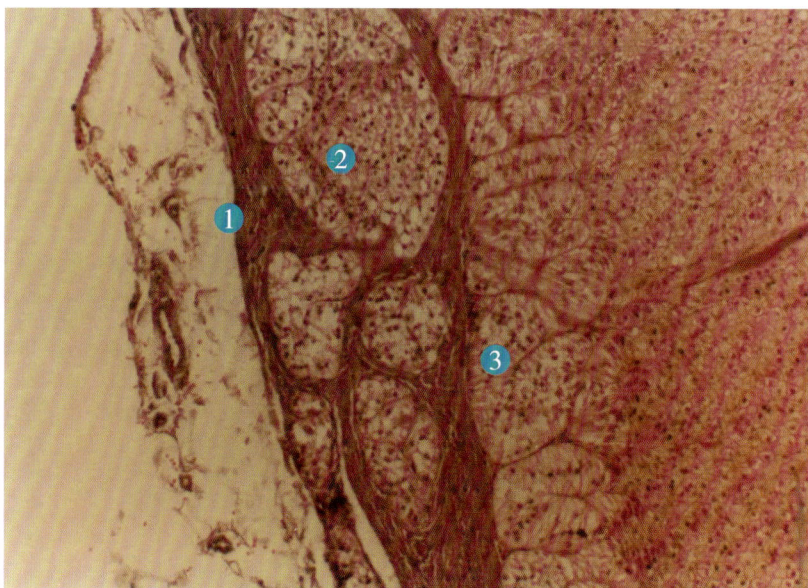

■ 图1-59　狗肾上腺被膜皮质结节（3）

苏木素-伊红染色　×100

❶示被膜；❷示被膜内腺组织团块；❸示皮质球状带。

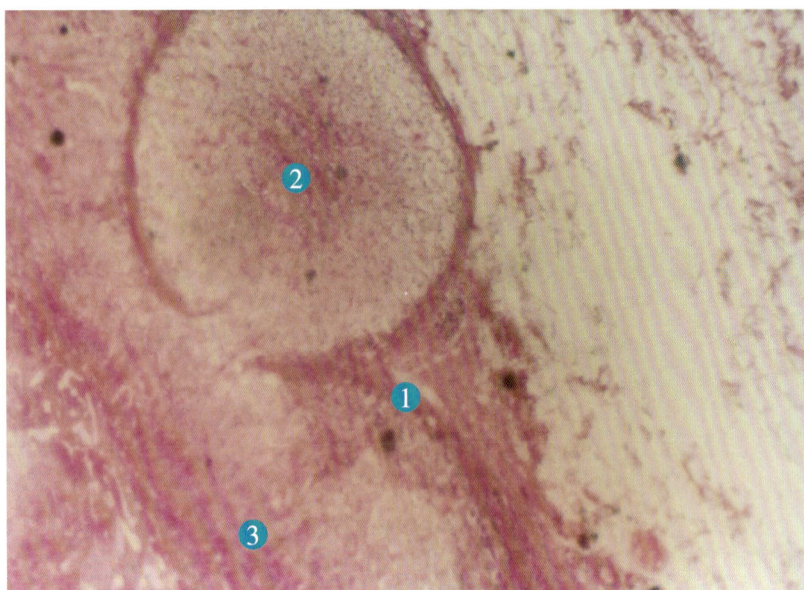

■ 图1-60　狗肾上腺被膜皮质结节（4）

苏木素-伊红染色　×50

❶示被膜；❷示外凸腺结节；❸示皮质。

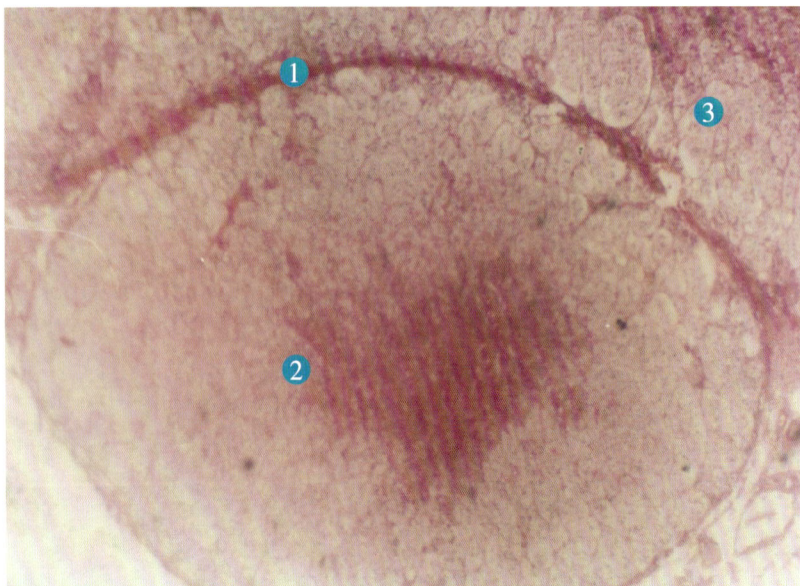

■ 图1-61　狗肾上腺被膜皮质结节（5）

苏木素-伊红染色　×50

❶示被膜；❷示被膜外椭圆形大的腺结节；❸示皮质浅层。

**3．皮质细胞演化**　狗的皮质球状带细胞排列成叠摞细胞柱，上端球状带细胞呈多边形，细胞核圆球状（图1-62），越向下端细胞与细胞核变长，横向叠摞成柱（图1-63），可见横隔式及纵隔式直接分裂象（图1-64、图1-65）。在球状带叠摞柱的中下段逐渐多见细胞濒危分裂象（图1-66、图1-67），可能与细胞紧密叠摞失去能动性有关。粗细不等的染色丝易断裂而颗粒化，导致细胞有丝分裂灾难而死亡。

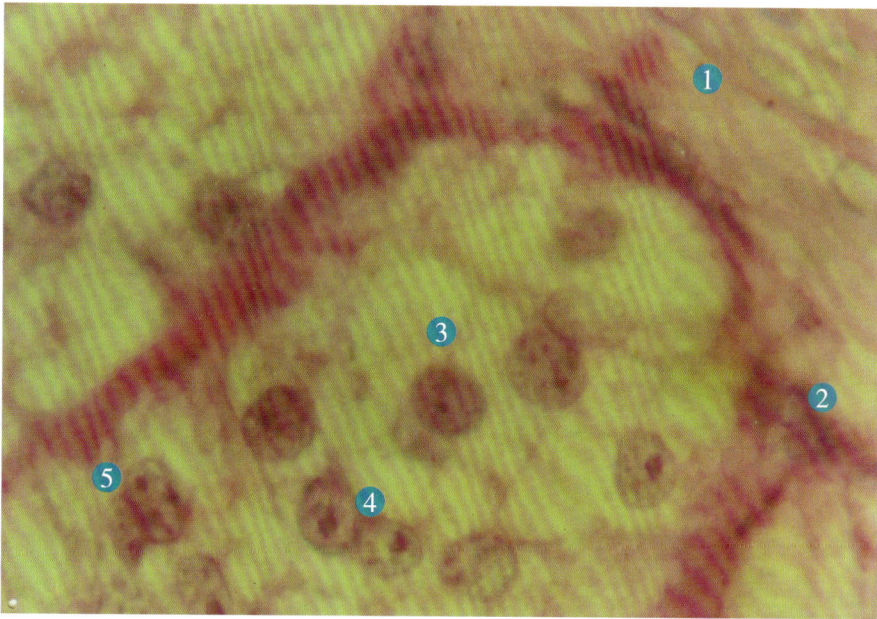

**■ 图1-62　狗肾上腺皮质细胞演化（1）**
**苏木素-伊红染色　×1 000**
❶示被膜；❷示被膜下细胞；❸示球状带上端多边形皮质细胞；❹示横隔式直接分裂象；❺示纵隔式直接分裂象。

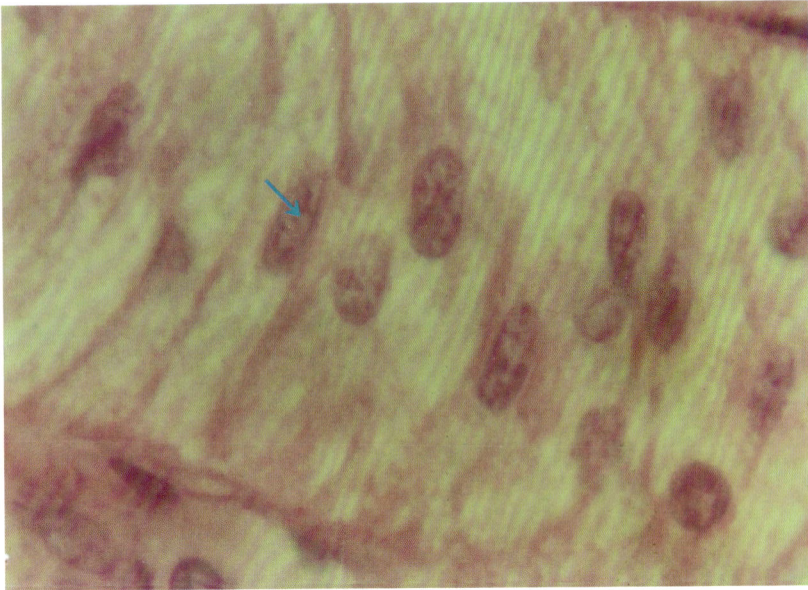

**■ 图1-63　狗肾上腺皮质细胞演化（2）**

苏木素–伊红染色　×1 000

图示皮质球状带中部细胞叠摞。　↘ 示早期横隔式直接分裂象。

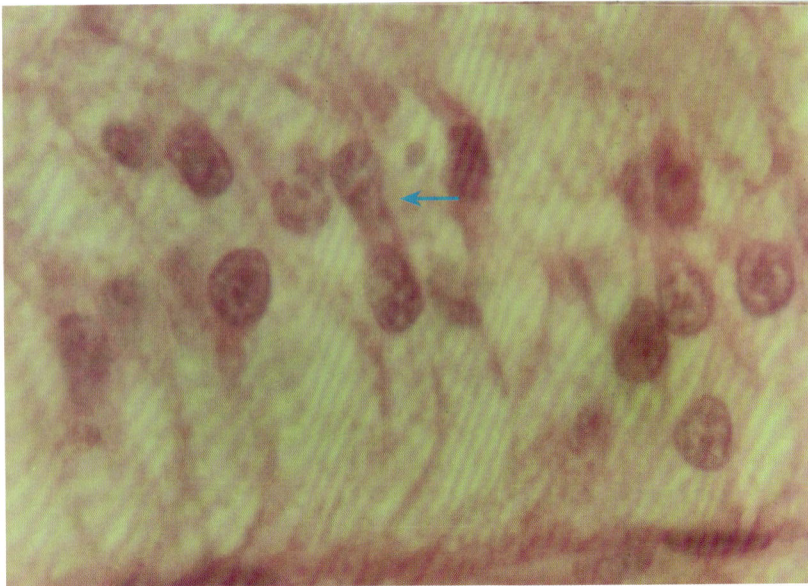

**■ 图1-64　狗肾上腺皮质细胞演化（3）**

苏木素–伊红染色　×1 000

← 示皮质球状带下段细胞晚期横缢型直接分裂象。

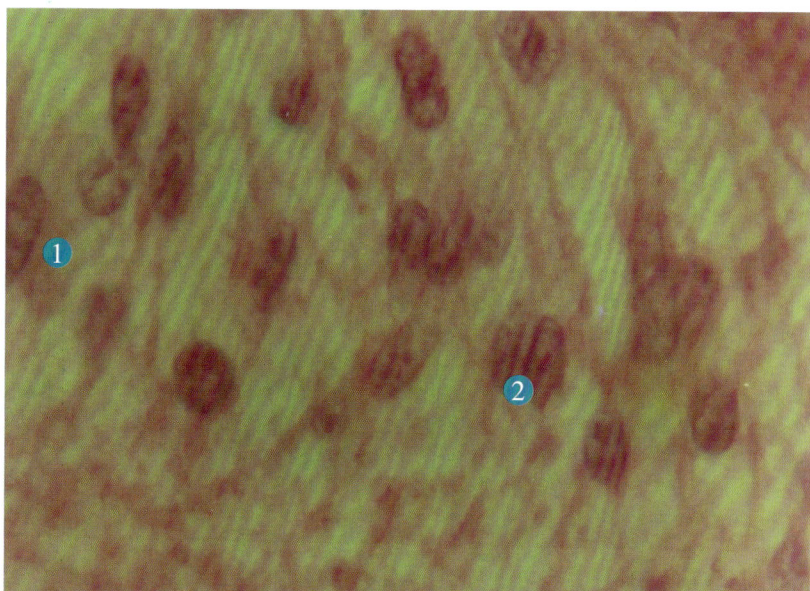

■ 图1-65　狗肾上腺皮质细胞演化（4）

苏木素-伊红染色　×1 000

❶示皮质球状带下段细胞横隔式直接分裂象；❷示皮质球状带下段细胞纵隔式直接分裂象。

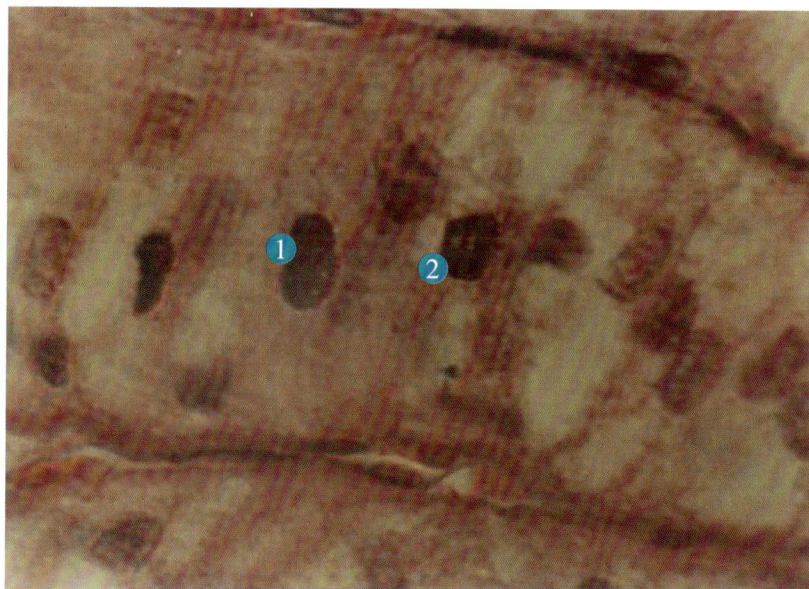

■ 图1-66　狗肾上腺皮质细胞演化（5）

苏木素-伊红染色　×1 000

❶和❷示皮质球状带下段细胞濒危分裂象。

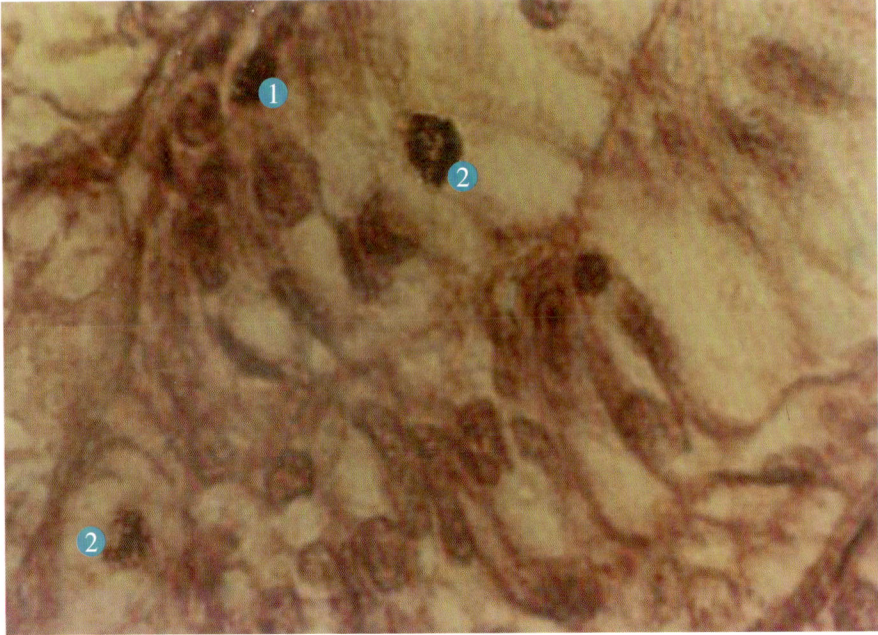

■ 图1-67　狗肾上腺皮质细胞演化（6）
苏木素-伊红染色　×1 000
❶示皮质球状带下段细胞濒危分裂象；❷示细胞有丝分裂灾难。

## （二）肾上腺皮质与髓质交界

狗的肾上腺皮质与髓质交界部分界线分明（图1-68），也可见皮质条索插入髓质（图1-69），及髓质细胞侵蚀皮质组织的现象（图1-70）。

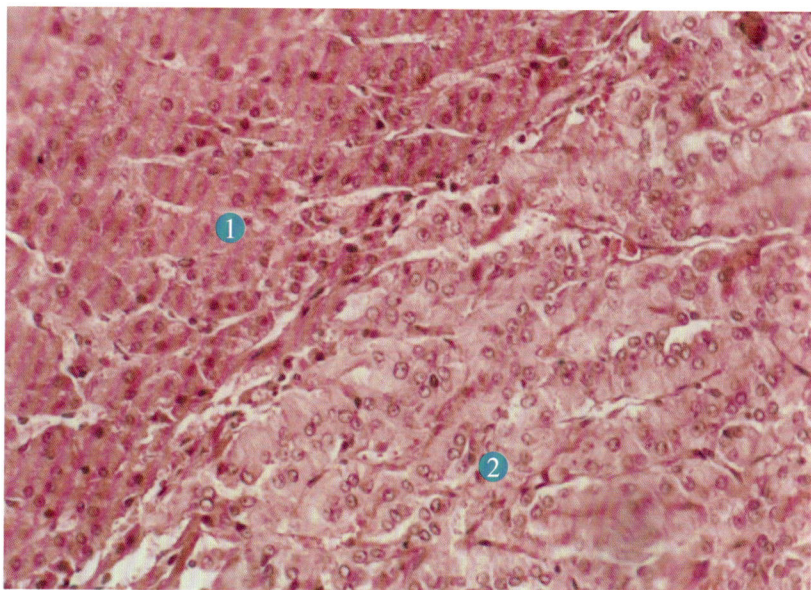

■ 图1-68　狗肾上腺皮质与髓质交界（1）

苏木素–伊红染色　×200

❶示深染的皮质网状带；❷示淡染的髓质，分界明显且较平直。

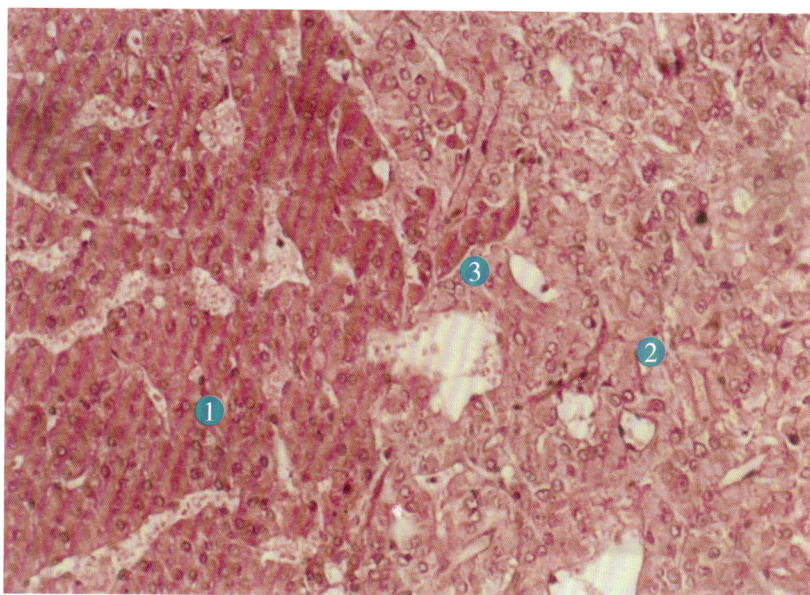

■ 图1-69　狗肾上腺皮质与髓质交界（2）

苏木素–伊红染色　×200

❶示皮质；❷示髓质；❸示延入髓质的皮质细胞条索。

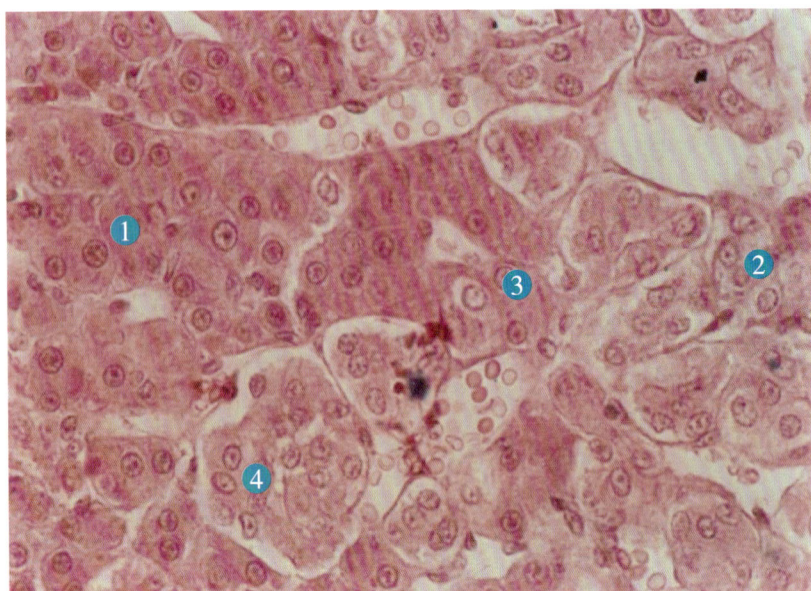

■ 图1-70　狗肾上腺皮质与髓质交界（3）

苏木素–伊红染色　×400

❶示皮质；❷示髓质；❸示伸入髓质的皮质；❹示侵入皮质的
髓质细胞团。

## 二、狗肾上腺髓质组织动力学

狗肾上腺髓质有多演化来源途径，髓质细胞形成后还将进行改建。

### （一）肾上腺髓质细胞演化

狗肾上腺髓质也分别来源于交感神经节细胞–髓质细胞演化系、神经
束细胞–髓质细胞演化系和髓质干细胞巢–髓质细胞演化系。

**1. 交感神经节细胞–髓质细胞演化系**　狗肾上腺髓质主要由交感神
经节–髓质细胞演化系形成。典型的交感神经节细胞，核大，多突起，胞
质嗜碱性，周围有少数卫星细胞（图1-71）。交感神经节细胞可分裂增殖
（图1-72）。交感神经节细胞通过细胞分裂形成多细胞团（图1-73）。交
感神经节细胞分裂增殖过程中失去突起，嗜碱性减弱（图1-74），可见早
期髓质细胞核横缢型直接分裂（图1-75），继而失去中心细胞成为基本的
髓质单位（图1-76）。原中心部位可留下色素沉着（图1-77）。衰退的髓
质单位可见核固缩与细胞溶解，整个单位衰亡（图1-78、图1-79）。

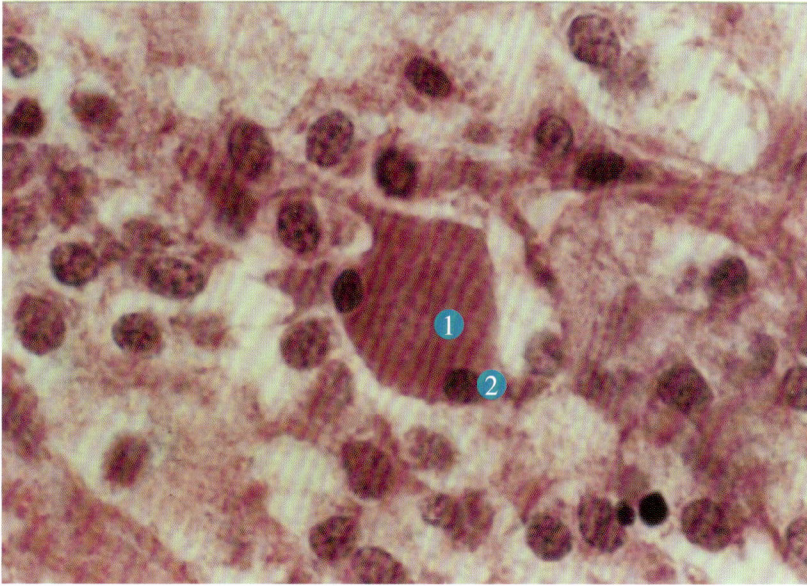

■ 图1-71 狗交感神经节细胞–髓质细胞演化系（1）

苏木素–伊红染色 ×1 000

❶示交感神经节细胞；❷示卫星细胞。

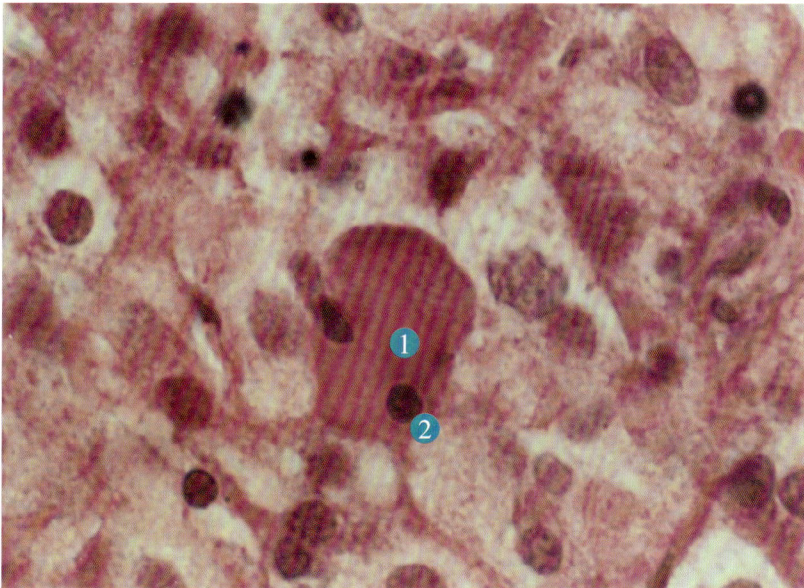

■ 图1-72 狗交感神经节细胞–髓质细胞演化系（2）

苏木素–伊红染色 ×1 000

❶示分裂的交感神经节细胞；❷示卫星细胞。

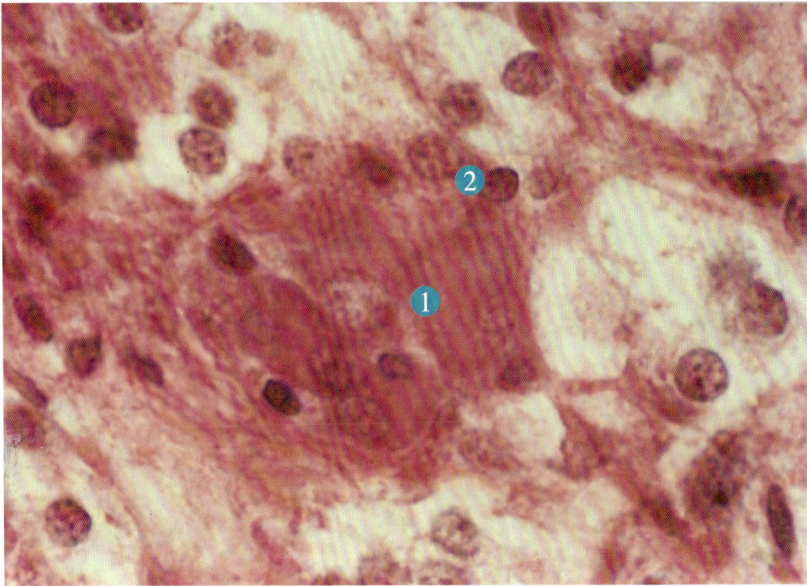

■ 图1-73 狗交感神经节细胞-髓质细胞演化系（3）

苏木素-伊红染色 ×1 000

❶示多个交感神经节细胞衍生细胞；❷示卫星细胞。

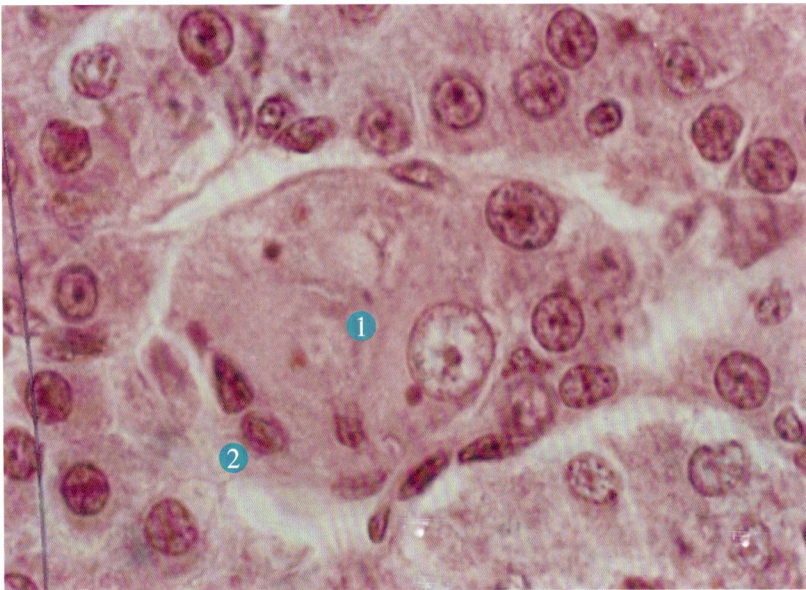

■ 图1-74 狗交感神经节细胞-髓质细胞演化系（4）

苏木素-伊红染色 ×1 000

❶示早期髓质生成单位；❷示卫星细胞。

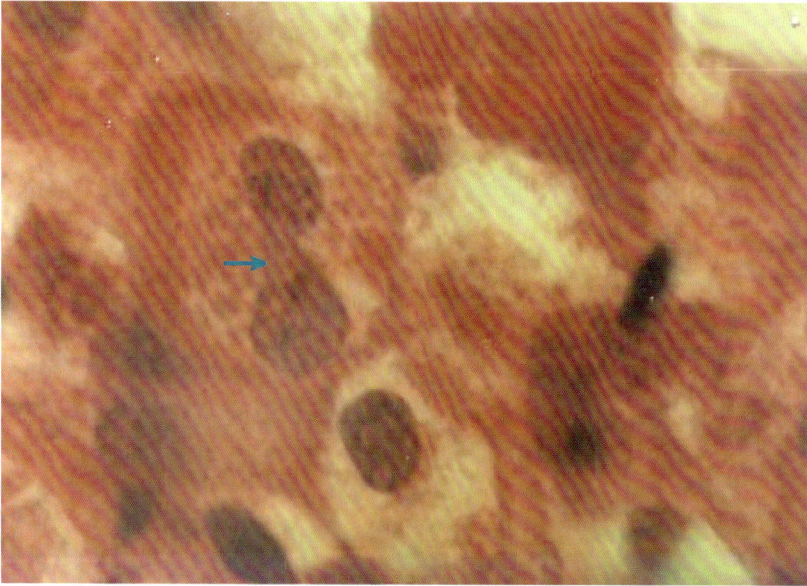

■ 图1-75　狗交感神经节细胞–髓质细胞演化系（5）

苏木素–伊红染色　×1 000

→ 示演化早期髓质细胞的横缢型核分裂。

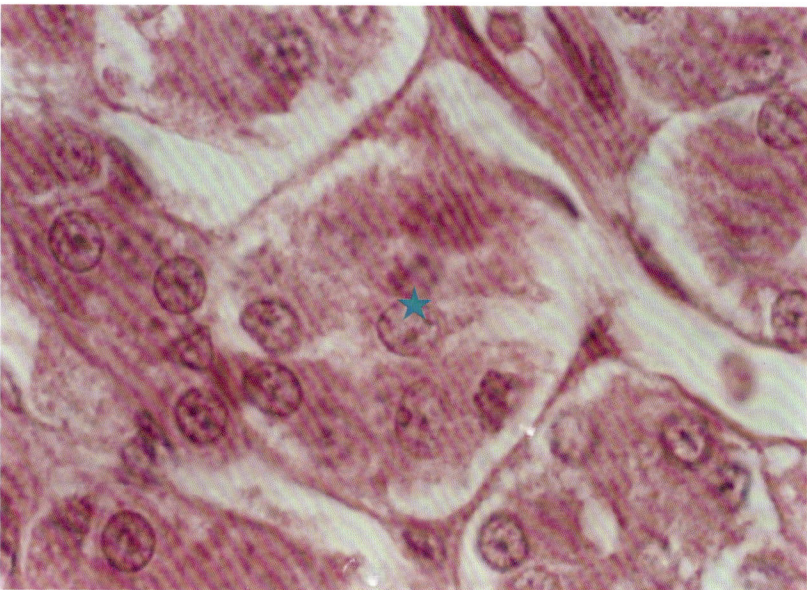

■ 图1-76　狗交感神经节细胞–髓质细胞演化系（6）

苏木素–伊红染色　×1 000

★ 示晚期髓质生成单位。

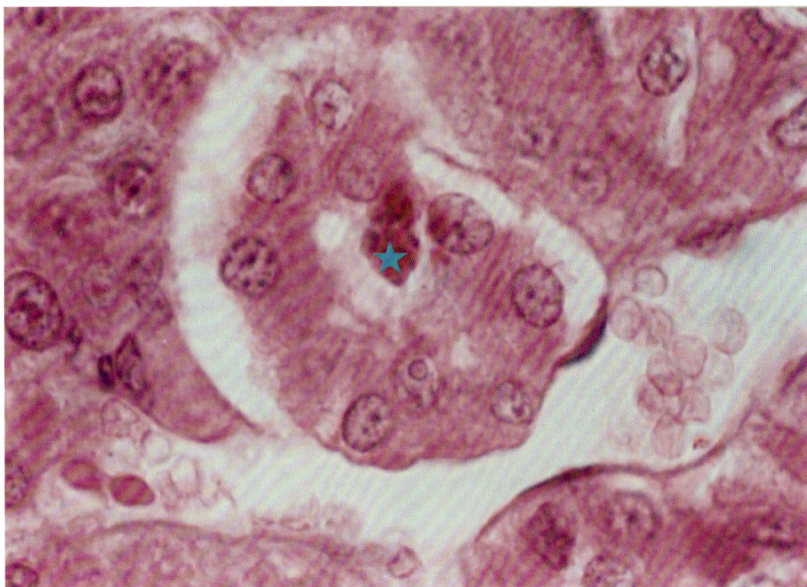

**图1-77　狗交感神经节细胞-髓质细胞演化系（7）**

苏木素-伊红染色　×1 000

★示晚期髓质生成单位，其中心色素沉着。

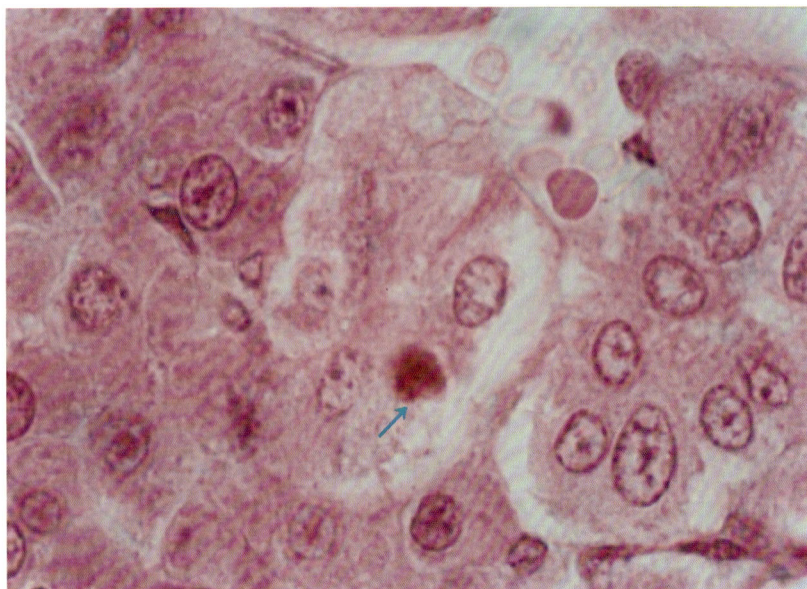

**图1-78　狗交感神经节细胞-髓质细胞演化系（8）**

苏木素-伊红染色　×1 000

↗示晚期退化的髓质生成单位细胞核固缩。

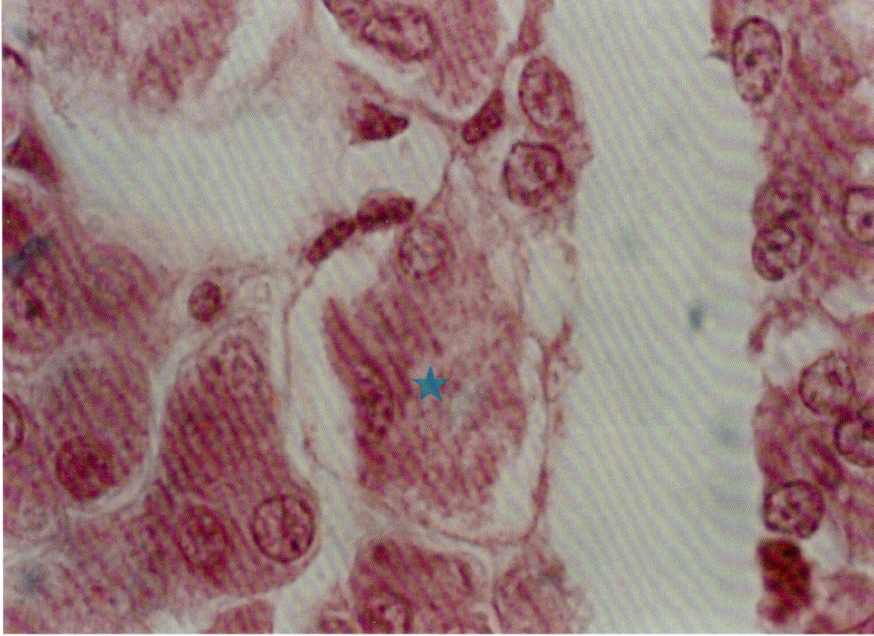

**■ 图1-79 狗交感神经节细胞–髓质细胞演化系（9）**

*苏木素–伊红染色 ×1 000*

★ 示晚期趋于衰亡的退化髓质生成单位。

**2. 神经束细胞–髓质细胞演化系** 狗肾上腺髓质的神经支配也来自穿被膜和皮质的神经束（图1-80），神经束细胞也呈流线型（图1-81）。神经束末端细胞变圆，演化形成髓质细胞（图1-82）。

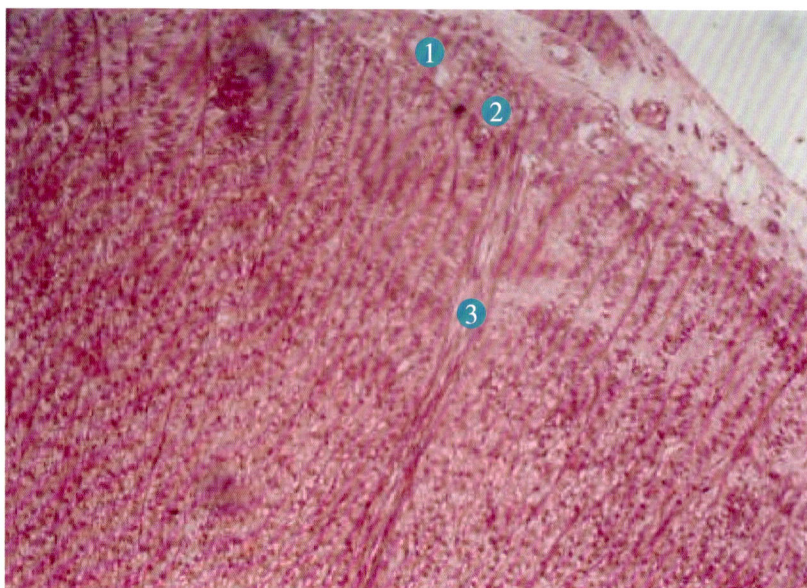

■ 图1-80　狗神经束细胞-髓质细胞演化系（1）

苏木素-伊红染色　×100

❶示被膜；❷示穿被膜神经束；❸示穿越皮质的交感神经束。

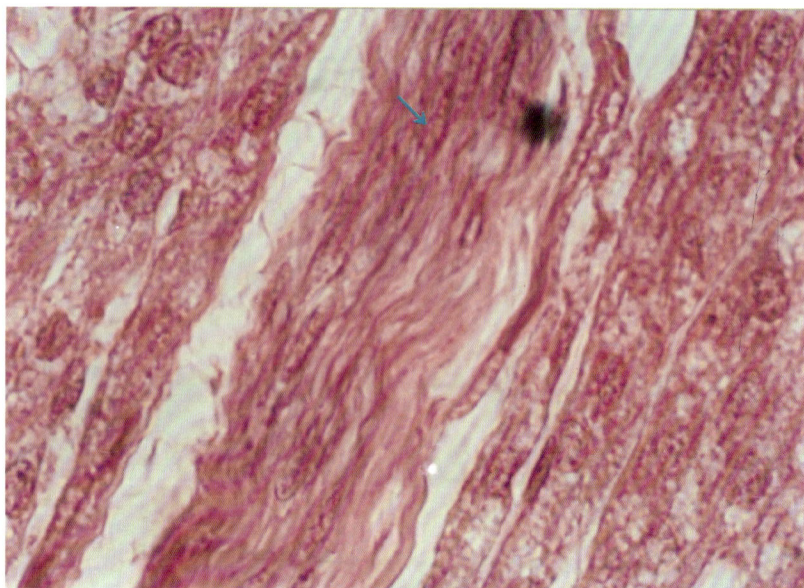

■ 图1-81　狗神经束细胞-髓质细胞演化系（2）

苏木素-伊红染色　×1 000

示穿越皮质的交感神经束，束细胞多呈流线型。

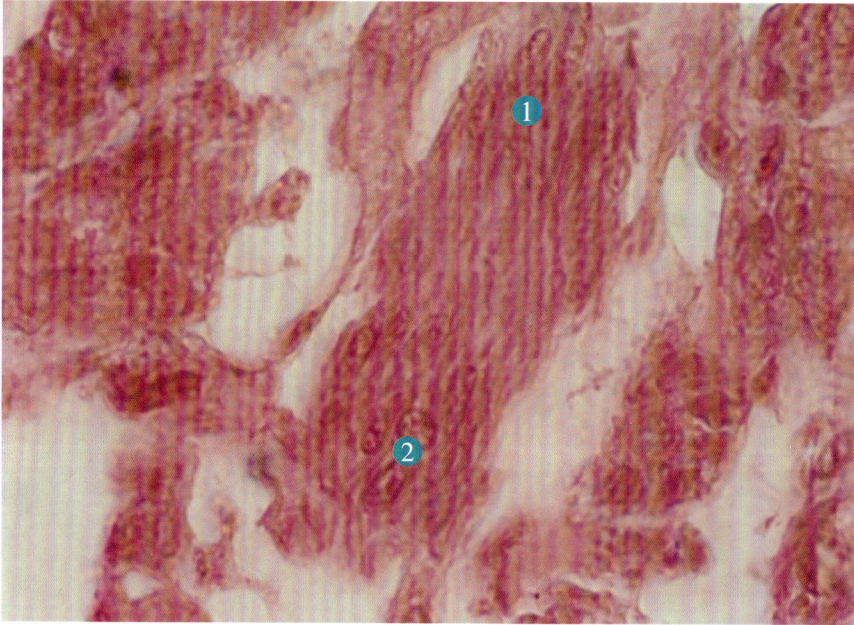

■ 图1-82　狗神经束细胞–髓质细胞演化系（3）

苏木素–伊红染色　×1 000

❶示交感神经途中束细胞多呈流线型；❷示神经束末端束细胞变成圆形。

**3. 髓质干细胞巢–髓质细胞演化系**　狗肾上腺髓质也可见干细胞巢的小干细胞演化形成髓质细胞（图1-83）。

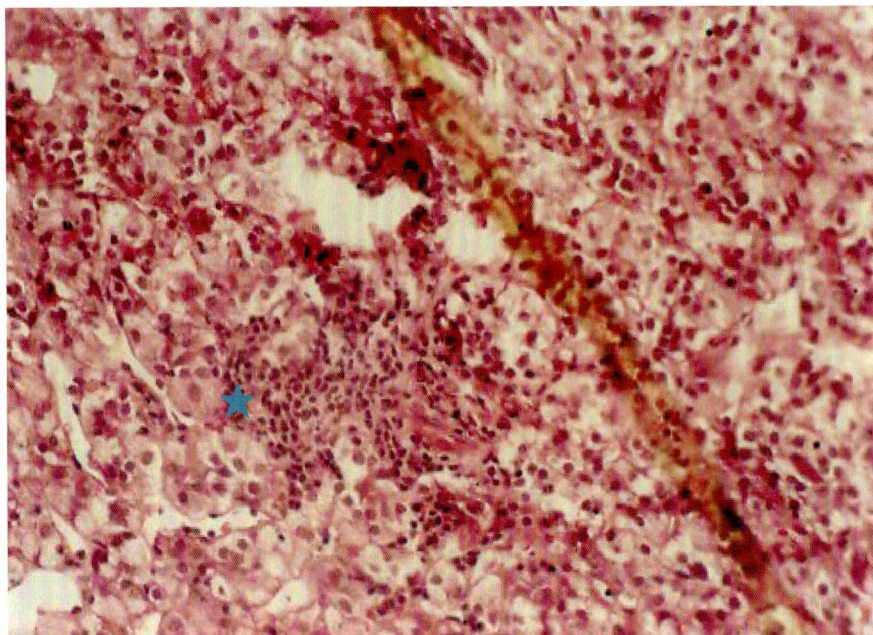

■ 图1-83　狗干细胞巢–髓质细胞演化系
苏木素–伊红染色　×100
★ 示髓质干细胞巢。

## （二）肾上腺髓质的改建

不同途径演化成熟的髓质细胞多以实心细胞团（髓质单位）形式存在，但随着髓质单位的继续增大，中心细胞出现营养剥夺性衰退（图1-84），导致中心性细胞溶解而空洞化（图1-85）。进而邻近血管内皮细胞迁入，使空腔内壁逐步内皮化（图1-86、图1-87）。这是一种演化后的结构改造，使一些动物髓质呈现髓质细胞条索与窦样血管相间的结构模式。

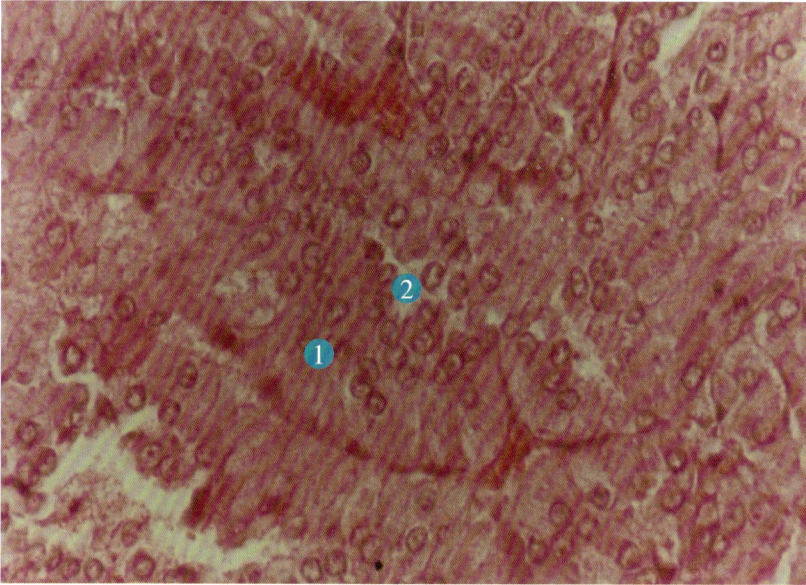

■ 图1-84　狗肾上腺髓质单位改建（1）

苏木素–伊红染色　×400

❶示髓质单位；❷示中心细胞溶解。

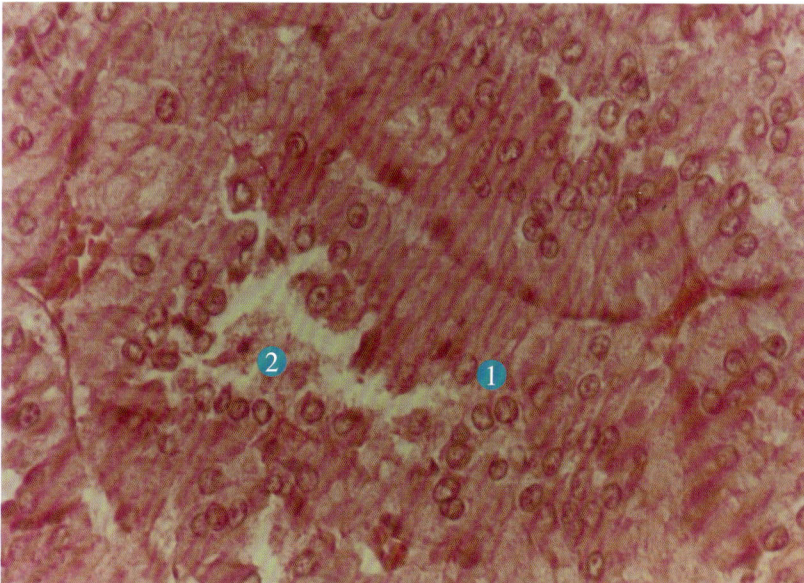

■ 图1-85　狗肾上腺髓质单位改建（2）

苏木素–伊红染色　×400

❶示髓质单位；❷示中心溶蚀区扩大。

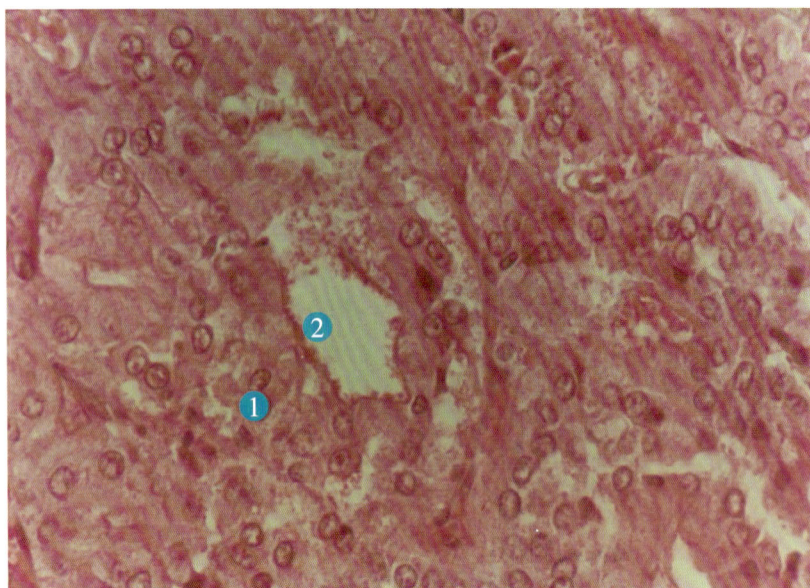

■ 图1-86 狗肾上腺髓质单位改建（3）

苏木素-伊红染色 ×400

❶示髓质单位；❷示中心溶蚀，内腔面规则化。

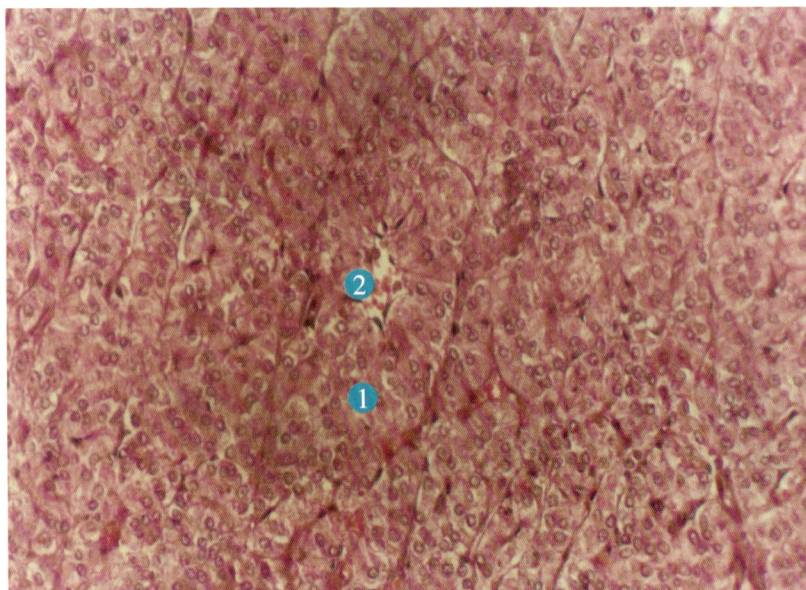

■ 图1-87 狗肾上腺髓质单位改建（4）

苏木素-伊红染色 ×100

❶示髓质单位；❷示中心溶蚀，内腔面内皮化。

## （三）髓质静脉陷阱

在狗髓质改建过程中，肾上腺髓质也可通过内皮分割使大小不等的髓质组织块陷落进入静脉腔内（图1-88、图1-89）。静脉腔内的髓质组织块逐渐被离散、溶解（图1-90～图1-92）。狗肾上腺许多小静脉腔内有类似皮质腺组织团块（图1-93），这些腺组织细胞可被冲散、退化、溶解（图1-94、图1-95）。有时皮质中一些皮质小叶整块被挤压下移，下端突露于静脉内（图1-96、图1-97）。血管腔内的腺组织也可不同程度地附着于血管壁，有的可粘连到血管壁上（图1-98）。狗肾上腺中央静脉壁可见血管支持结构内侧有呈层状排列上皮样的髓质组织，此层髓质组织与血管外髓质组织相延续，其内表面可有内皮覆盖。失去内皮覆盖者可见腺细胞溶解、退化或脱落到血管腔内（图1-99、图1-100）。

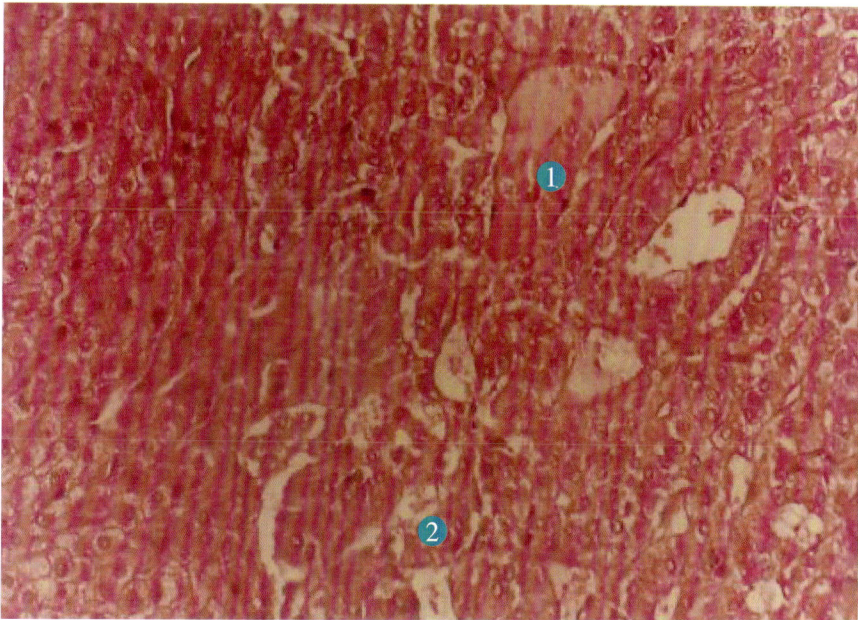

■ **图1-88　狗肾上腺髓质静脉陷阱（1）**
**苏木素-伊红染色　×200**
❶和❷示陷入和即将陷入静脉腔内的髓质组织块。

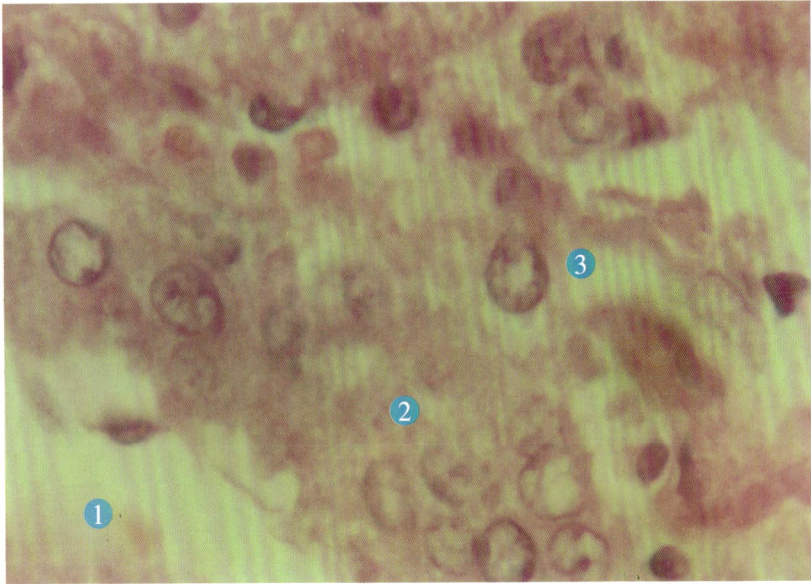

■ 图1-89　狗肾上腺髓质静脉陷阱（2）

苏木素-伊红染色　×1 000

❶示静脉腔；❷示即将陷入静脉腔内的髓质组织块；❸示不完全的分割面。

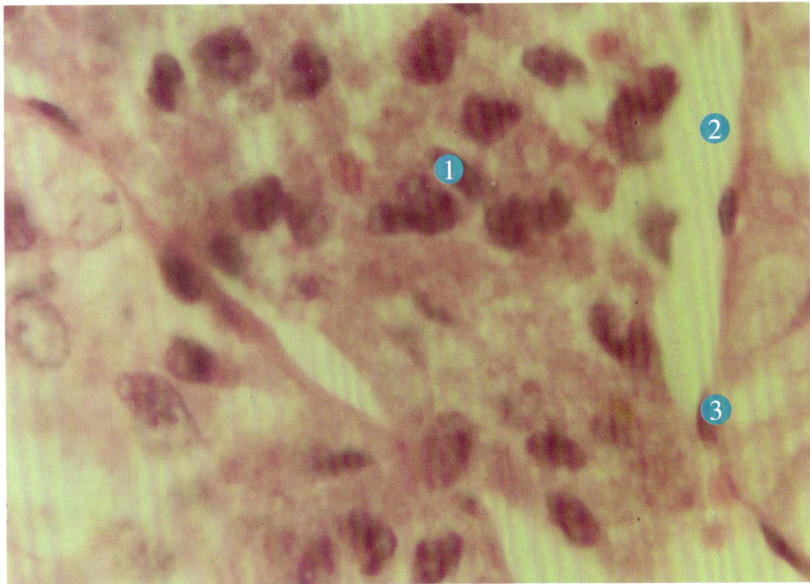

■ 图1-90　狗肾上腺髓质静脉陷阱（3）

苏木素-伊红染色　×1 000

❶示陷入静脉腔内的髓质组织块；❷示血管腔；❸示血管内皮。

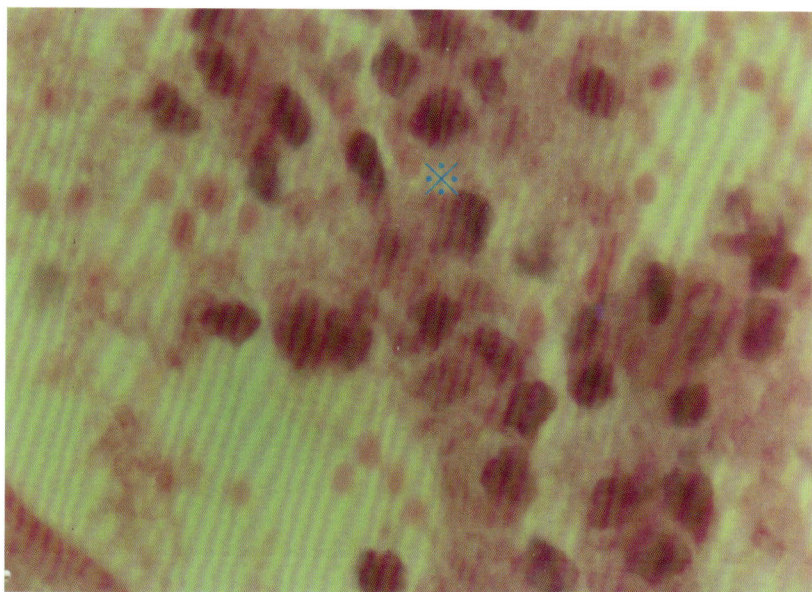

■ 图1-91　狗肾上腺髓质静脉陷阱（4）

苏木素-伊红染色　×1 000

※示血管腔内腺组织被冲散，多数细胞核固缩。

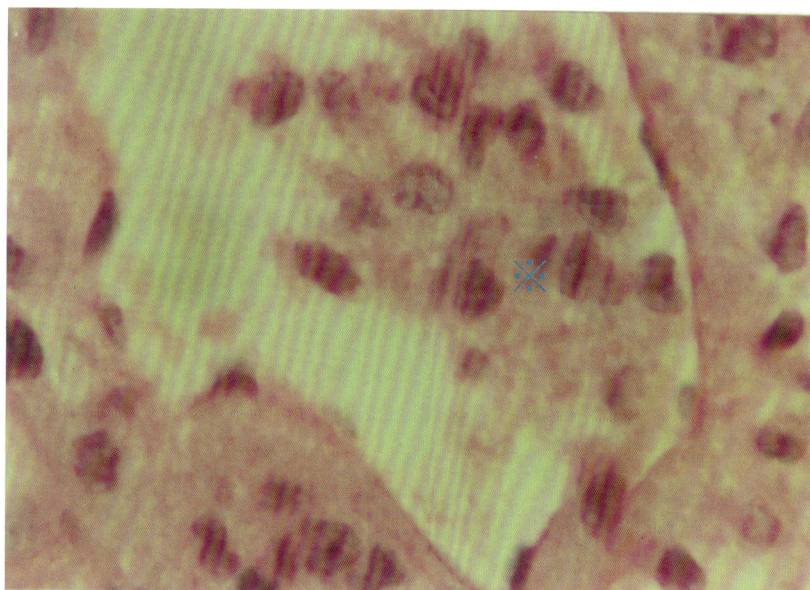

■ 图1-92　狗肾上腺髓质静脉陷阱（5）

苏木素-伊红染色　×1 000

※示血管腔内腺细胞进一步溶解、退化。

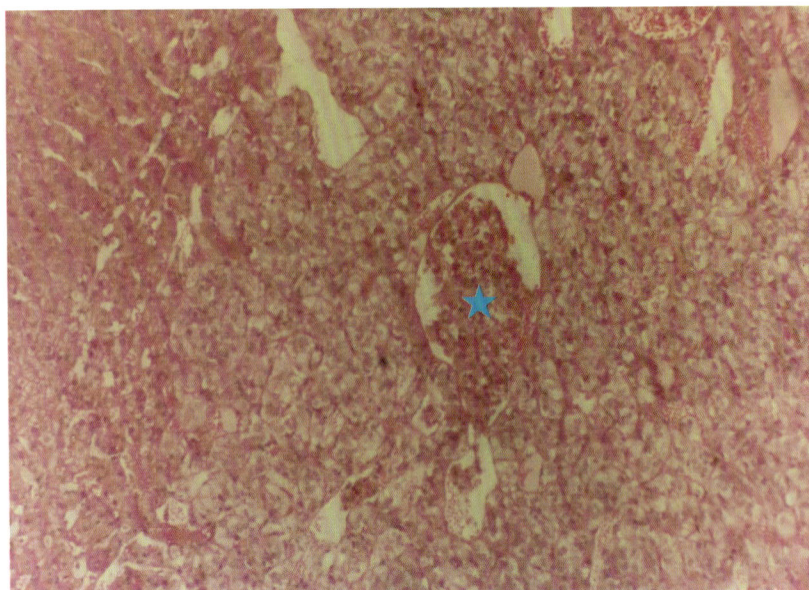

■ 图1-93 狗肾上腺髓质静脉陷阱（6）

*苏木素-伊红染色 ×100*

★示髓质静脉腔内皮质组织块。

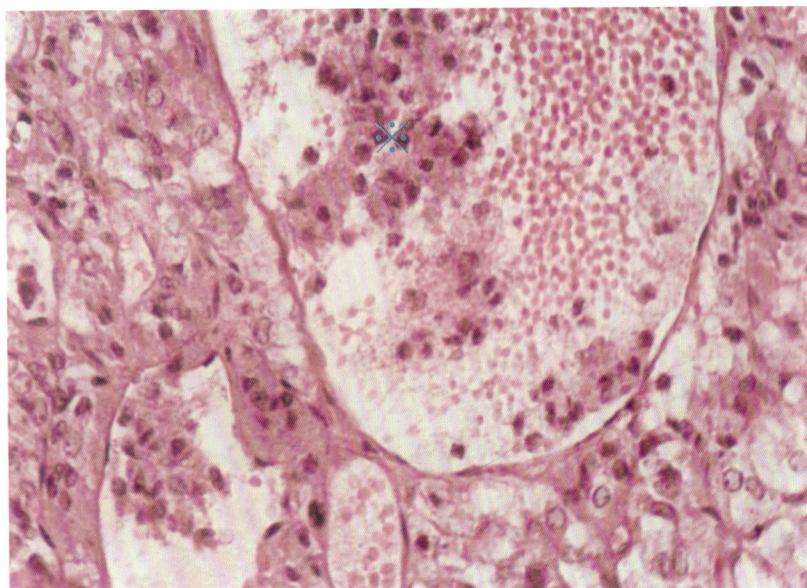

■ 图1-94 狗肾上腺髓质静脉陷阱（7）

*苏木素-伊红染色 ×400*

※示血管腔内皮质组织片破碎、溶解。

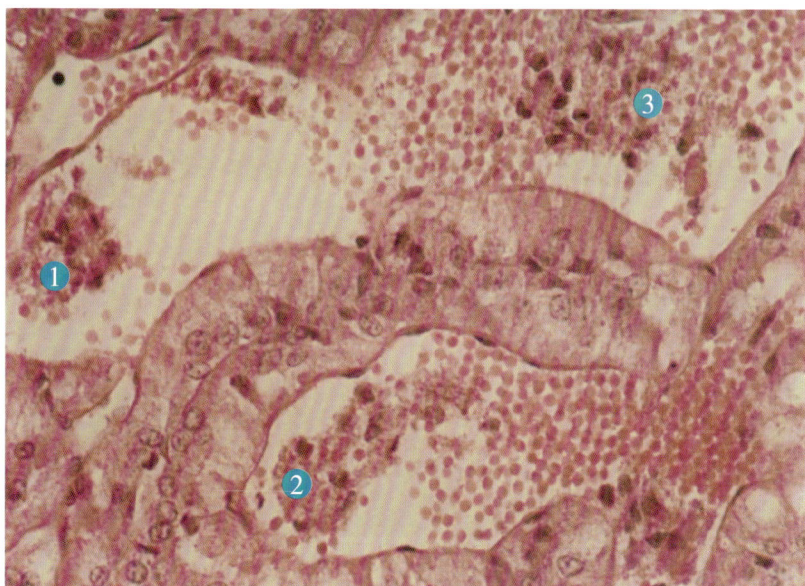

**■ 图1-95　狗肾上腺髓质静脉陷阱（8）**

苏木素-伊红染色　×400

**❶**示血窦腔内松解的皮质组织碎片；**❷**示组织碎片离散；**❸**示进一步离散的腺细胞。

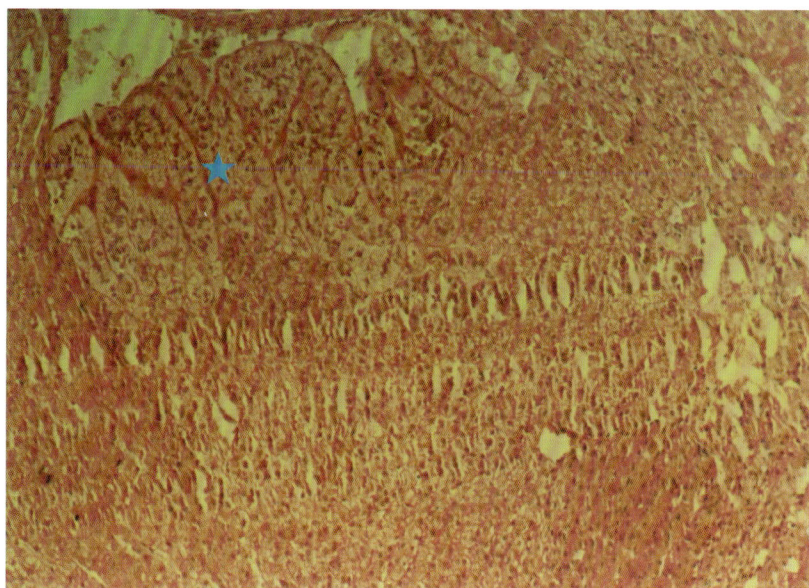

**■ 图1-96　狗肾上腺髓质静脉陷阱（9）**

苏木素-伊红染色　×100

**★**示被向下推挤的一个皮质小叶上段。

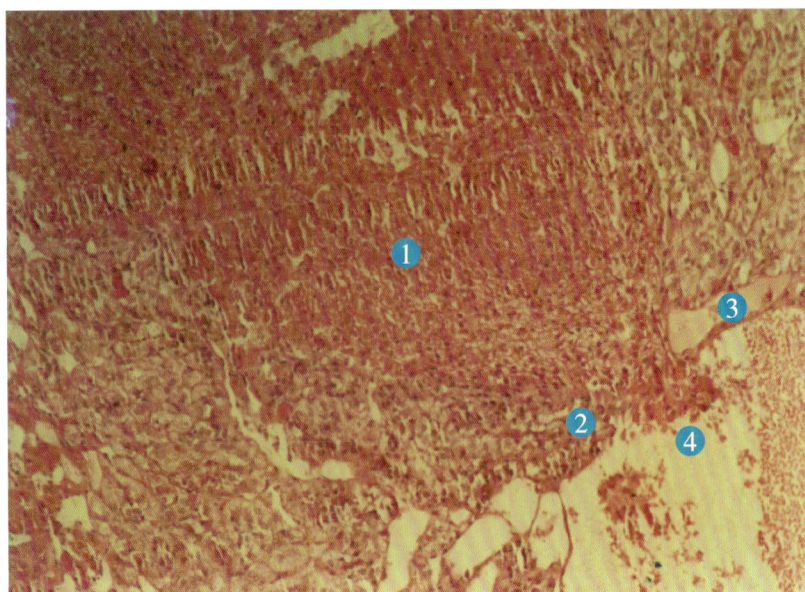

**■ 图1-97　狗肾上腺髓质静脉陷阱（10）**

苏木素-伊红染色　×100

①示被向下推挤的皮质小叶下段；②示末端突露于中央静脉腔；③示静脉壁；④示中央静脉腔。

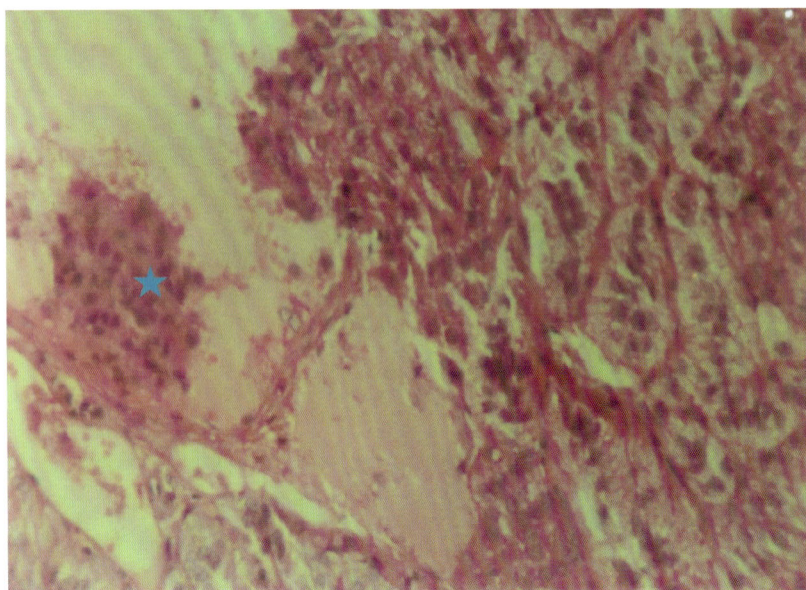

**■ 图1-98　狗肾上腺髓质静脉陷阱（11）**

苏木素-伊红染色　×200

★示较牢固地粘连于血管内壁的皮质组织。

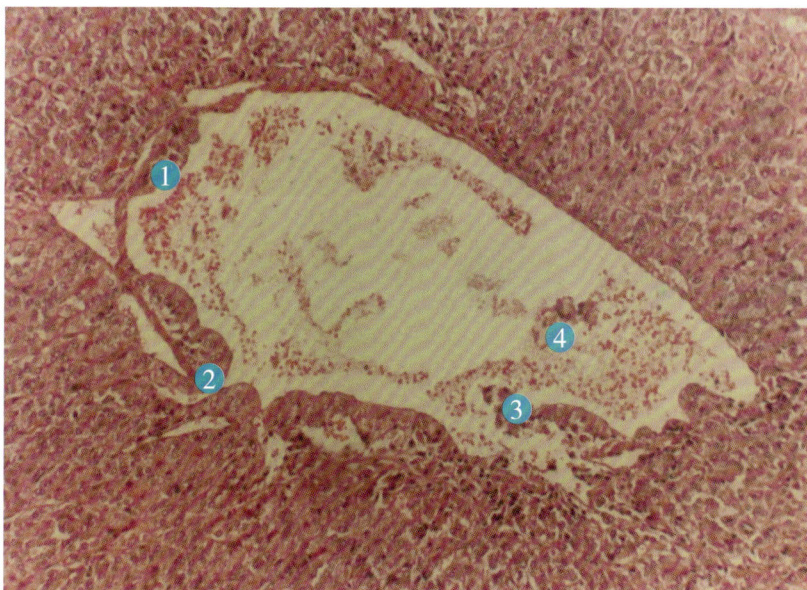

**■ 图1-99　狗肾上腺髓质血管腺样上皮（1）**

苏木素-伊红染色　×100

**1**示较大静脉壁内髓质组织层；**2**示在血管汇入处，可见血管外髓质组织与血管壁内腺组织相延续；**3**示部分腺组织已不完全剥脱；**4**示完全脱落到血管腔内的上皮。

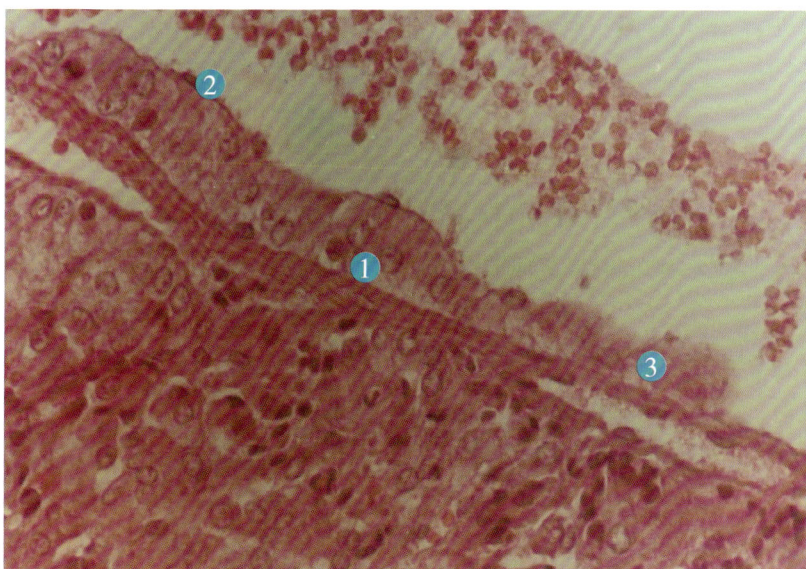

**■ 图1-100　狗肾上腺髓质血管腺样上皮（2）**

苏木素-伊红染色　×400

**1**示静脉壁内腺上皮；**2**示表面有内皮覆盖部分；**3**示失去内皮覆盖的腺上皮，细胞溶解、退化。

# 第三节　大白鼠肾上腺组织动力学

## 一、大白鼠肾上腺皮质组织动力学

### （一）被膜-皮质细胞演化系

**1. 常规标本观察**　大白鼠肾上腺被膜较薄，但从类似纤维细胞的外层被膜细胞浓染梭形核，到内层细胞淡染短粗核，仍可辨识出被膜细胞演化序。内层被膜细胞核淡染椭圆形，经透明细胞演化形成球状带皮质细胞（图1-101、图1-102）。大白鼠肾上腺皮质束状带泡沫细胞并不明显，至网状带泡沫细胞才明显增多，更多见核固缩、核碎裂等细胞衰亡征象，但网状带底层仍可见较多透明细胞（图1-103、图1-104）。透明细胞是大白鼠肾上腺皮质的特征，广泛见于被膜下层、球状带、束状带与网状带。一些被膜下透明细胞显然来自被膜细胞，属于被膜细胞-皮质细胞演化系，其他的透明细胞并不排除来自血源性细胞的可能性，可能属于血源细胞-皮质细胞演化系。

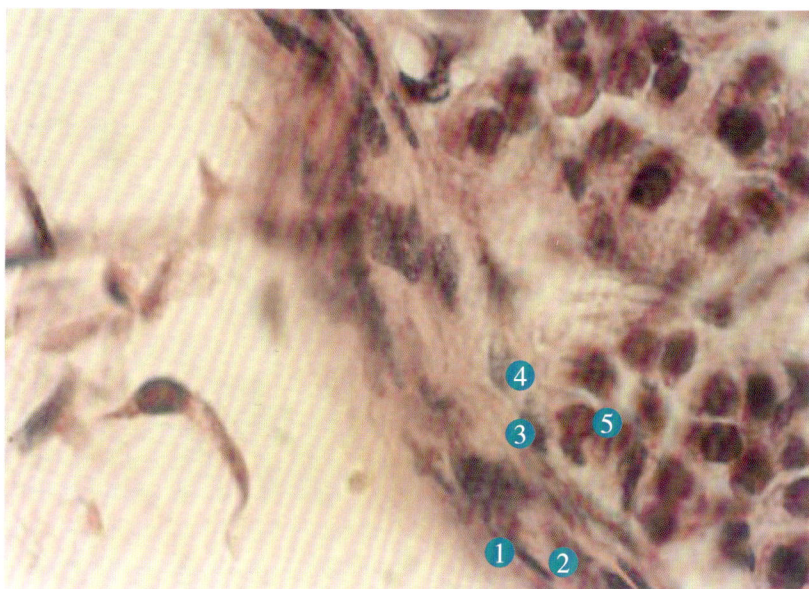

■ 图1-101　大白鼠被膜-皮质细胞演化系（1）

苏木素-伊红染色　×1 000

❶示外层被膜细胞；❷示中层被膜细胞；❸示内层被膜细胞；
❹示内膜下透明细胞；❺示皮质球状带。

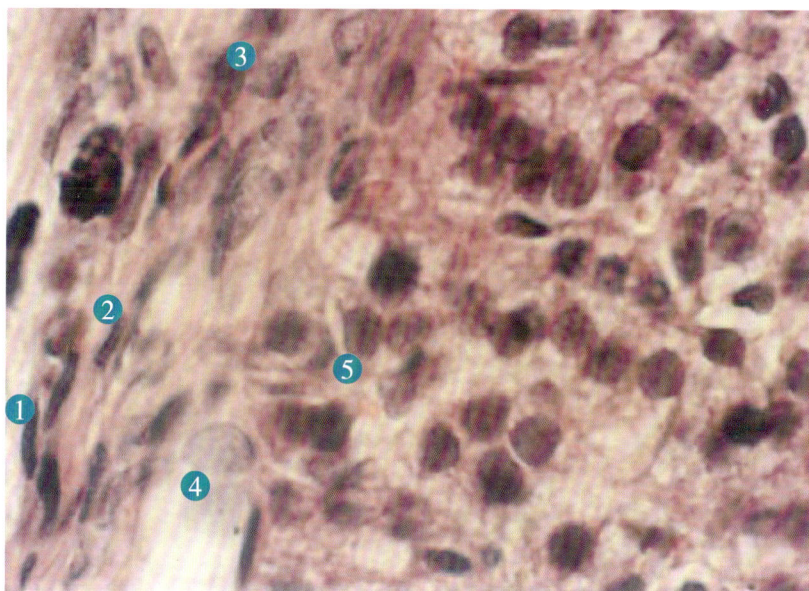

■ 图1-102　大白鼠被膜-皮质细胞演化系（2）

苏木素-伊红染色　×1 000

❶示外层被膜细胞；❷示中层被膜细胞；❸示内层被膜细胞；
❹示内膜下透明细胞；❺示皮质球状带。

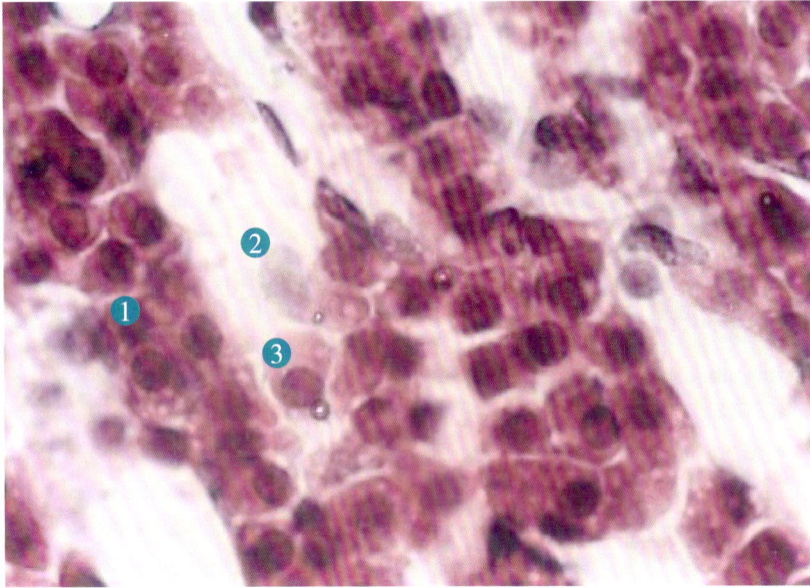

■ 图1-103  大白鼠被膜-皮质细胞演化系（3）

苏木素-伊红染色  ×1 000

❶示束状带细胞；❷示透明细胞；❸示过渡性细胞。

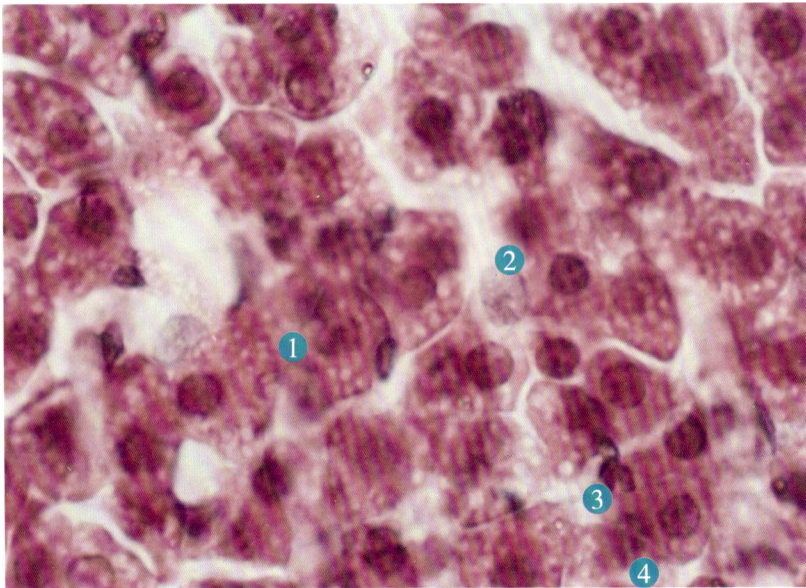

■ 图1-104  大白鼠被膜-皮质细胞演化系（4）

苏木素-伊红染色  ×1 000

❶示网状带细胞；❷示透明细胞；❸示核固缩；❹示核碎裂。

**2. 组织化学与分子生物学的证据** 有关研究细胞增殖、细胞凋亡和细胞衰老的一些组织化学和分子生物学技术方法也可用作组织动力学研究，如检测细胞增生的增殖细胞核抗原（proliferating cell nuclear antigen，PCNA）免疫组织化学方法、检测细胞衰老应用衰老相关 β-半乳糖苷酶（senescence associated β-galactosidase，SA-β-Gal）组织化学染色技术和检测细胞凋亡的TUNEL技术（TDT-mediated dUTP nick end labeling）。研究发现，大白鼠肾上腺被膜、皮质球状带与束状带均有细胞核显示PCNA阳性，细胞核呈棕黄色，表明这些区带都有细胞增生（图1-105、图1-106），网状带少有PCNA阳性反应细胞（图1-107）。被膜下与球状带有较多SA-β-Gal 阳性反应细胞，细胞质内逐渐积累越来越多的蓝绿色颗粒（图1-108）。网状带也显示更多SA-β-Gal阳性细胞，说明网状带是皮质的细胞衰亡区（图1-109）。被膜与球状带有较多的TUNEL阳性细胞，细胞核呈棕黑色（图1-110），表明大白鼠被膜-皮质细胞演化早期，微环境急剧改变造成大量细胞减员，许多细胞未能演化进入下一阶段。综合来看，大白鼠肾上腺皮质球状带在组织动力学意义上属于高增生、高凋亡与高衰老的更新区，束状带属于持续增生、低凋亡、低衰老的成熟区，网状带属于低增生、高衰老的衰亡区。但这只是一般规律，而不同动物、不同个体，甚至同一个体的不同部位被膜和皮质的细胞演化进程并不同步，故即使同一标本的不同部位或不同标本的组织化学染色和分子生物学检测结果多有差异。

总体上，组织化学与分子生物学技术方法的观察结果与前述普通标本的一般观察结果相一致，证明根据普通标本的观察得出组织演化动力学的结论是现实可靠的。

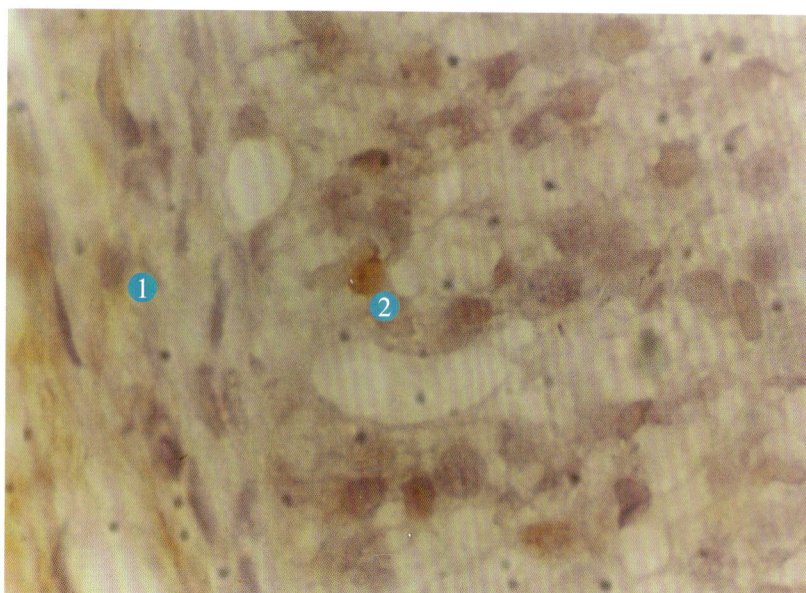

■ **图1-105　大白鼠被膜与皮质细胞增生**

PCNA　×1 000

❶示PCNA阳性被膜细胞核；❷示PCNA阳性球状带细胞核，呈棕黄色。

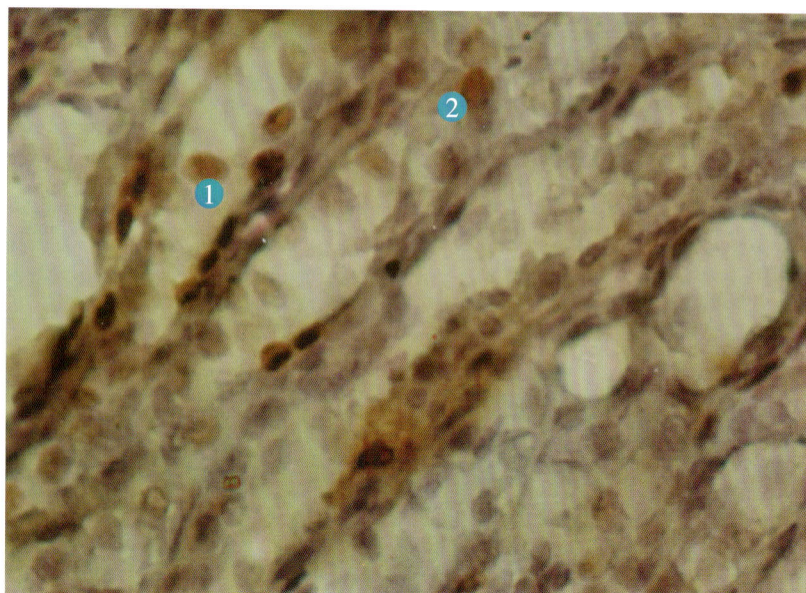

■ **图1-106　大白鼠肾上腺皮质束状带细胞增生**

PCNA　×400

❶和❷示大白鼠肾上腺皮质束状带亦可见一些细胞核呈PCNA明显阳性反应的细胞。

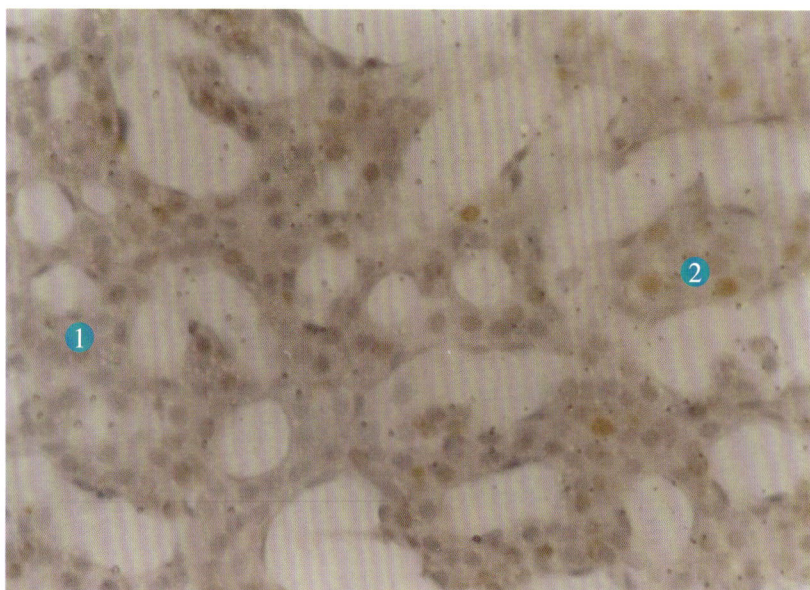

■ 图1-107　大白鼠肾上腺皮质网状带细胞增生

PCNA　×200

❶示网状带很少有PCNA阳性反应细胞；❷示髓质有更多的PCNA
明显阳性反应的细胞。

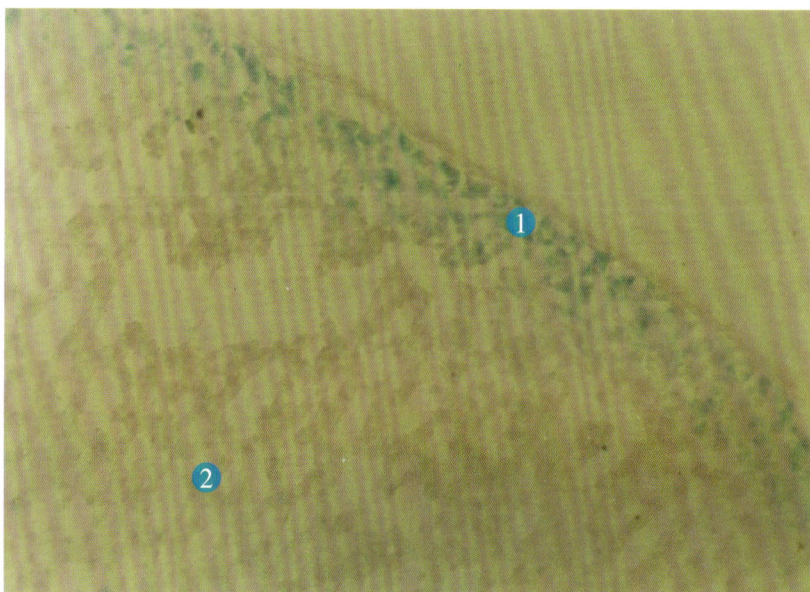

■ 图1-108　大白鼠肾上腺皮质细胞衰老

SA-β-Gal　×100

❶示球状带细胞内多有明显蓝绿色颗粒，为SA-β-Gal阳性反应
细胞；❷示束状带浅层细胞胞质内阳性反应颗粒较少。

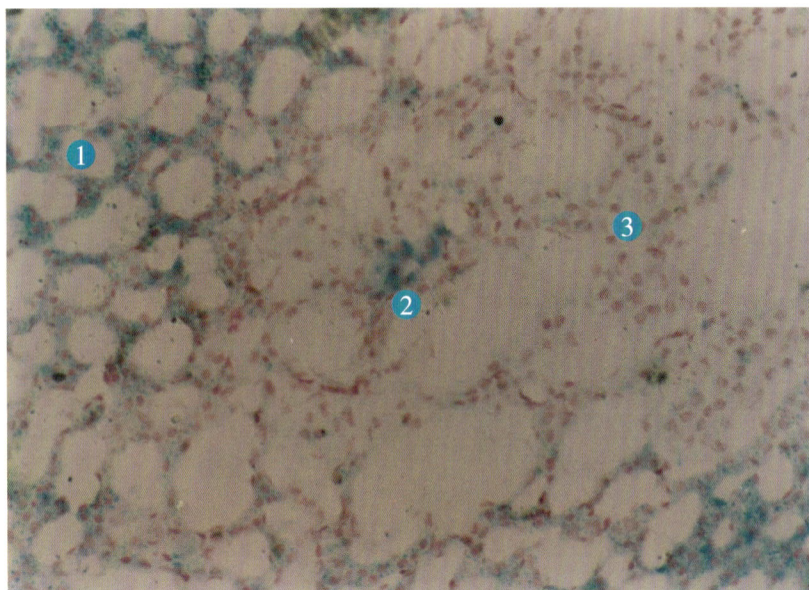

■ **图1-109　大白鼠肾上腺皮质细胞与髓质细胞衰老**

SA-β-Gal　×200

❶示网状带细胞呈明显的SA-β-Gal阳性反应；❷示髓质内皮质细胞岛SA-β-Gal阳性反应；❸示髓质细胞很少SA-β-Gal阳性反应。

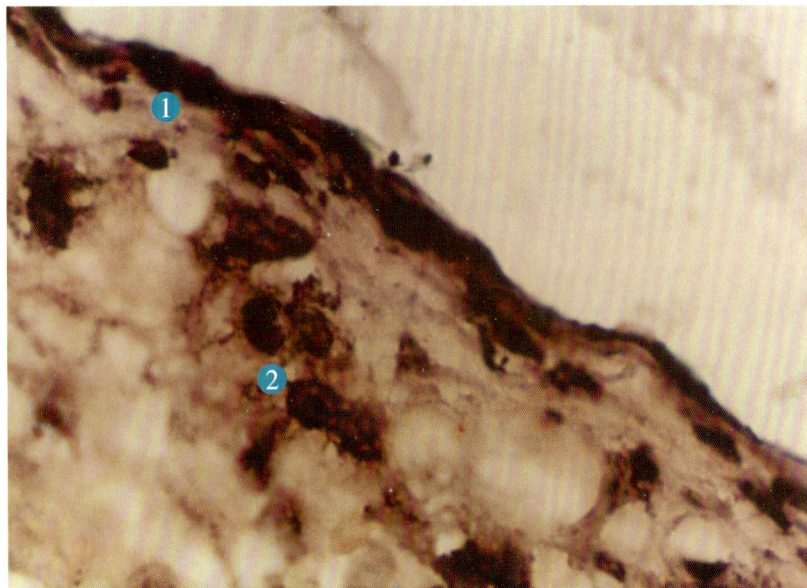

■ **图1-110　大白鼠肾上腺被膜细胞与皮质细胞凋亡**

TUNEL　×1 000

❶和❷示被膜与球状带较多细胞核呈棕黑色，是凋亡细胞核，束状带浅层很少细胞凋亡。

### （二）肾上腺皮质与髓质交界

大白鼠肾上腺有时可见少数髓质组织迷走于皮质组织之中（图1-111）。常见直接邻接髓质的皮质网状带细胞被侵蚀、被剥夺而衰亡（图1-112、图1-113），有时可见源自髓质的透明细胞上溯到皮质深部（图1-114）；也见大小不等的皮质组织碎片被裹挟进入髓质后被分割包围，受侵蚀而退化解体（图1-115、图1-116）。

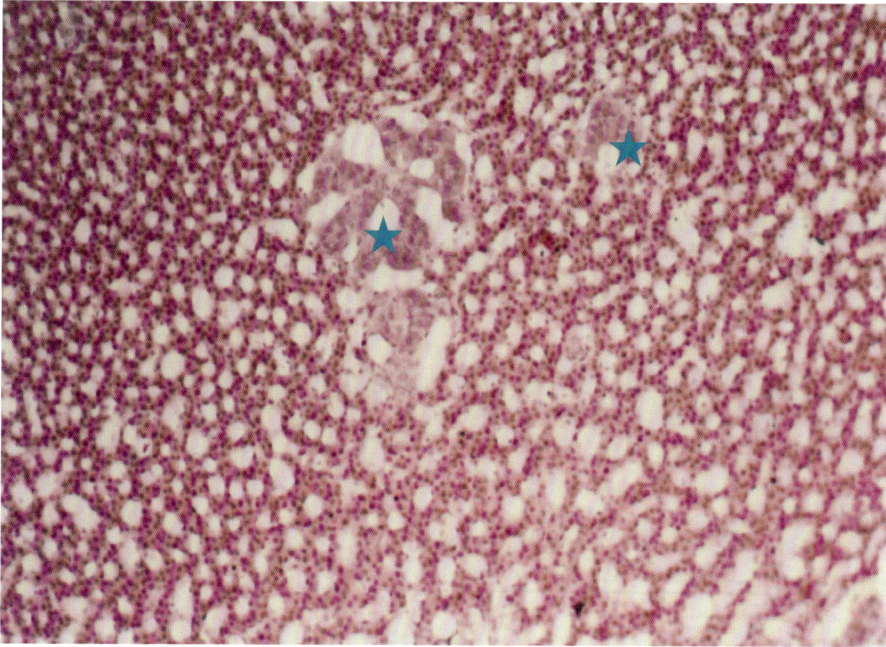

■ **图1-111 大白鼠肾上腺皮质与髓质交界（1）**

*苏木素-伊红染色 ×100*

★示皮质中迷走的髓质组织。

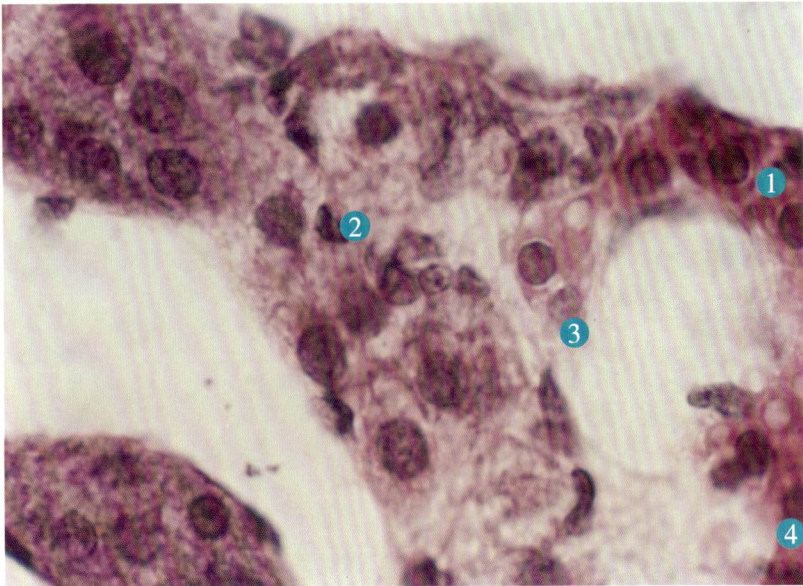

**■ 图1-112　大鼠肾上腺皮质与髓质交界（2）**

苏木素–伊红染色　×1 000

❶示皮质；❷示髓质；❸示髓质细胞侵蚀剥夺邻接的皮质细胞；❹示被侵蚀的皮质细胞变性退化。

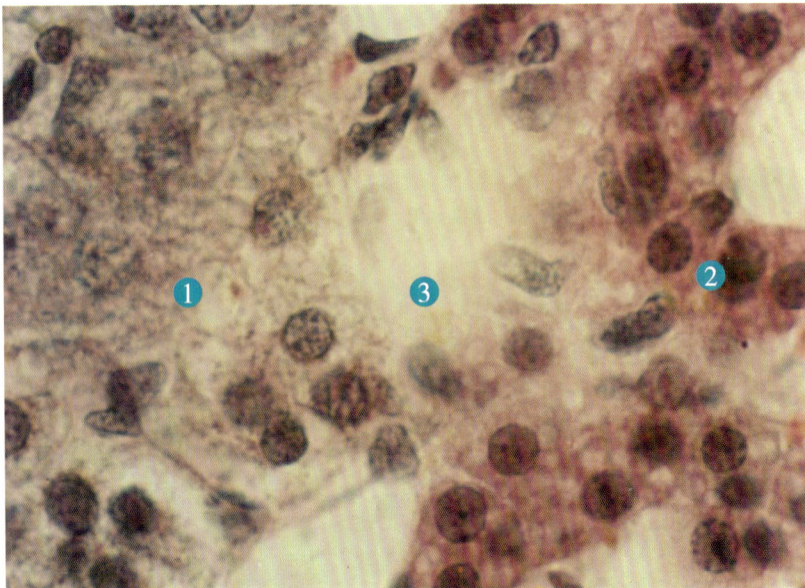

**■ 图1-113　大白鼠肾上腺皮质与髓质交界（3）**

苏木素–伊红染色　×1 000

❶示髓质；❷示皮质；❸示透明小区透明细胞分别演化形成髓质和皮质细胞。

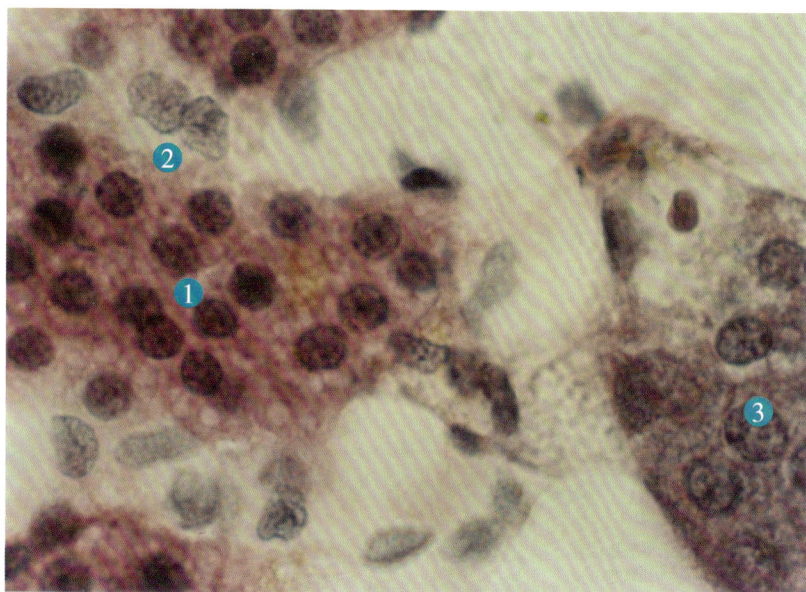

■ 图1-114　大白鼠肾上腺皮质与髓质交界（4）

苏木素–伊红染色　×1 000

❶示皮质网状带；❷示直接分裂的透明细胞；❸示髓质。

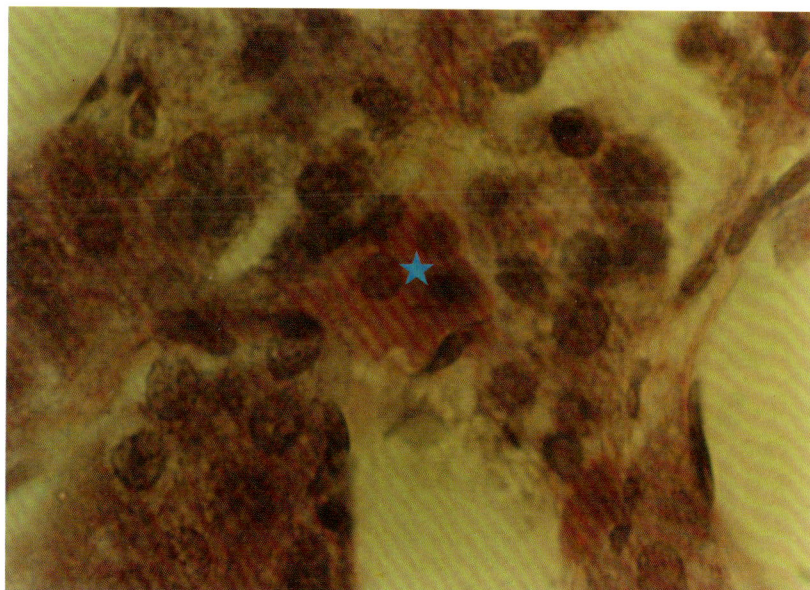

■ 图1-115　大白鼠肾上腺皮质与髓质交界（5）

苏木素–伊红染色　×1 000

★示被裹挟到髓质内远离皮质的皮质细胞。

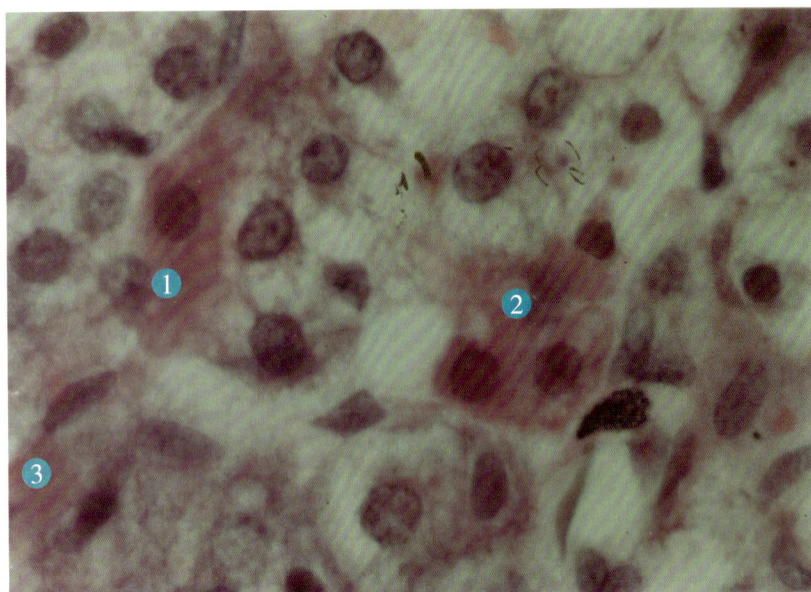

■ 图1-116　大白鼠肾上腺皮质与髓质交界（6）

苏木素-伊红染色　×1 000

①～③示远离皮质与髓质交界被裹挟于髓质内的逐渐解体的皮质细胞。

## 二、大白鼠肾上腺髓质组织动力学

大白鼠肾上腺髓质细胞主要由交感神经节细胞-髓质细胞演化系、神经束细胞-髓质细胞演化系和干细胞巢-髓质细胞演化系演化而来。大白鼠肾上腺髓质也见肾上腺小体与静脉陷阱现象。

### （一）交感神经节细胞-髓质细胞演化系

大白鼠肾上腺髓质内也见交感神经节细胞，大泡状核，胞质嗜碱性，周围可见其卫星细胞及其脱颖产生的髓质细胞（图1-117），交感神经节细胞直接分裂成双节细胞（图1-118）。继续分裂形成同源髓质细胞群，即髓质单位（图1-119、图1-120），髓质单位继续增大，中心细胞仅留残迹（图1-121、图1-122）。

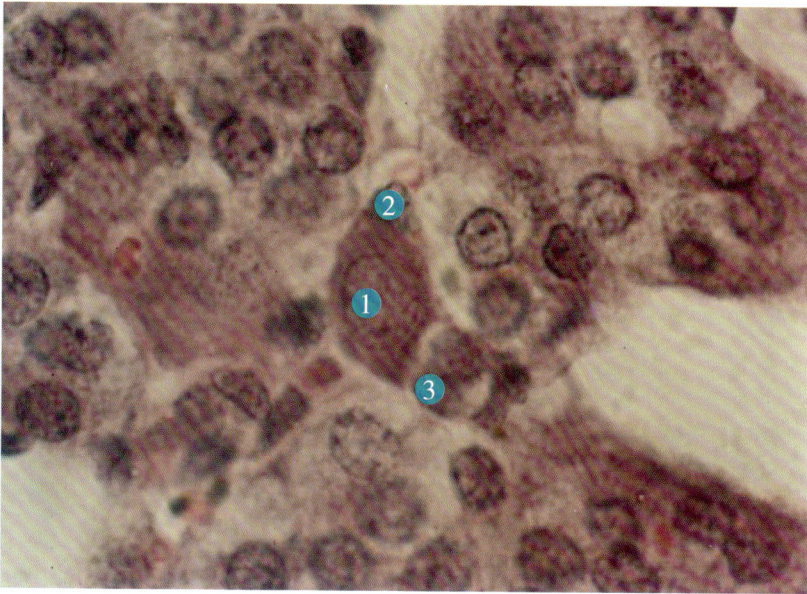

■ **图1-117 大白鼠交感神经节细胞-髓质细胞演化系（1）**

苏木素-伊红染色 ×1 000

❶示交感神经节细胞；❷示卫星细胞；❸示脱颖的髓质细胞。

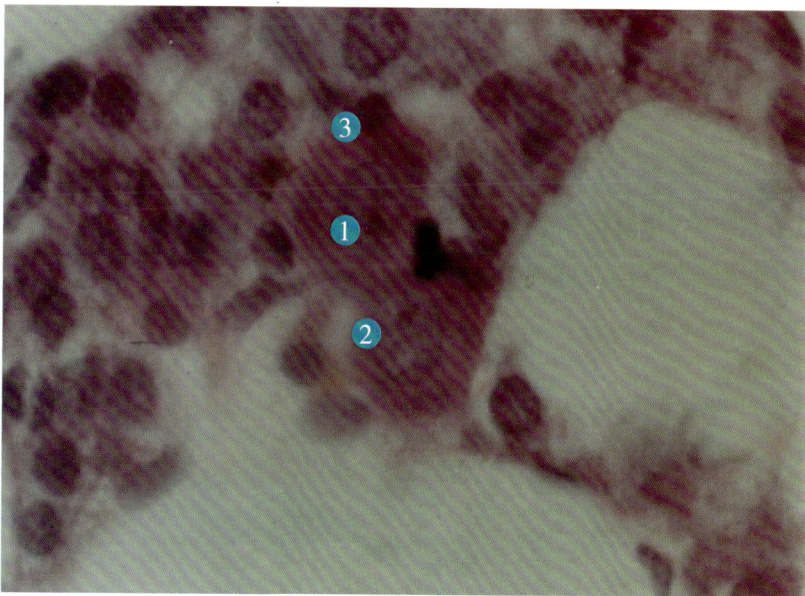

■ **图1-118 大白鼠交感神经节细胞-髓质细胞演化系（2）**

苏木素-伊红染色 ×1 000

❶和❷示双交感神经节细胞；❸示卫星细胞。

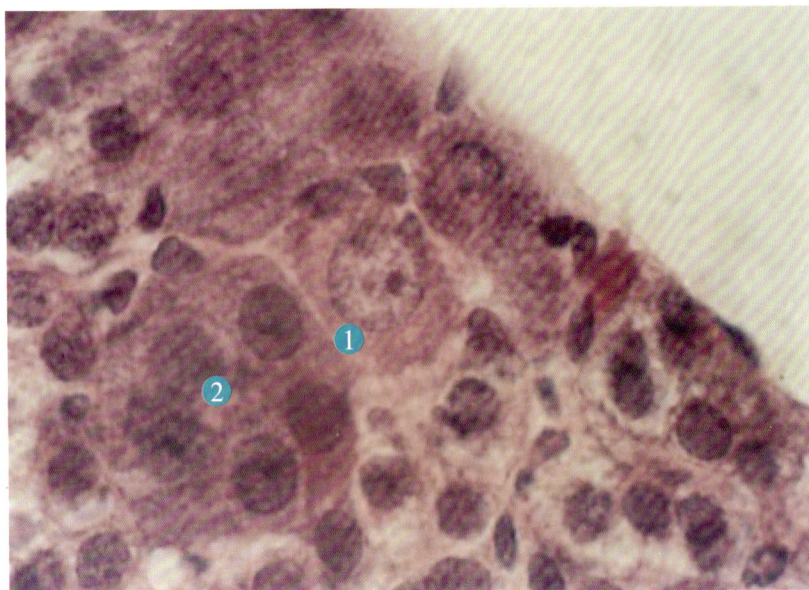

■ 图1-119　大白鼠交感神经节细胞-髓质细胞演化系（3）

苏木素-伊红染色　×1 000

❶示演化中的交感神经节细胞；❷示早期髓质生成单位。

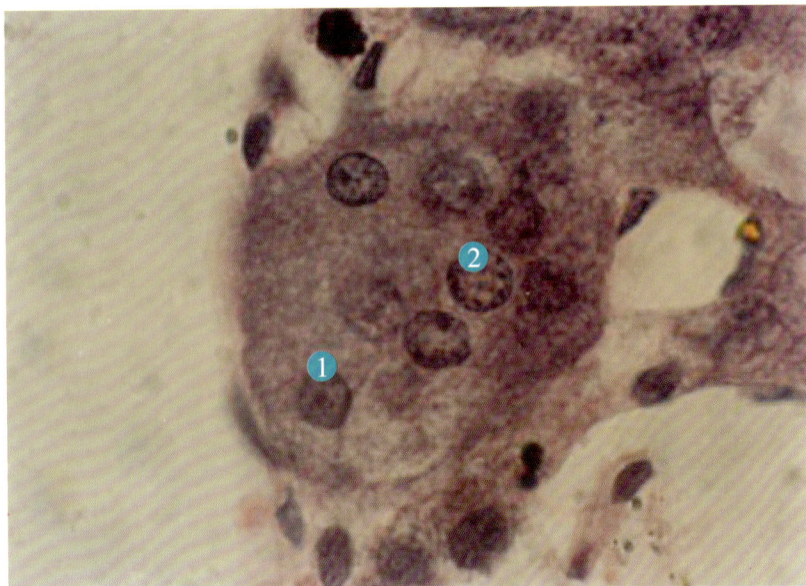

■ 图1-120　大白鼠交感神经节细胞-髓质细胞演化系（4）

苏木素-伊红染色　×1 000

图示演化中的髓质生成单位。❶示较幼稚的髓质细胞；❷示较成熟的髓质细胞。

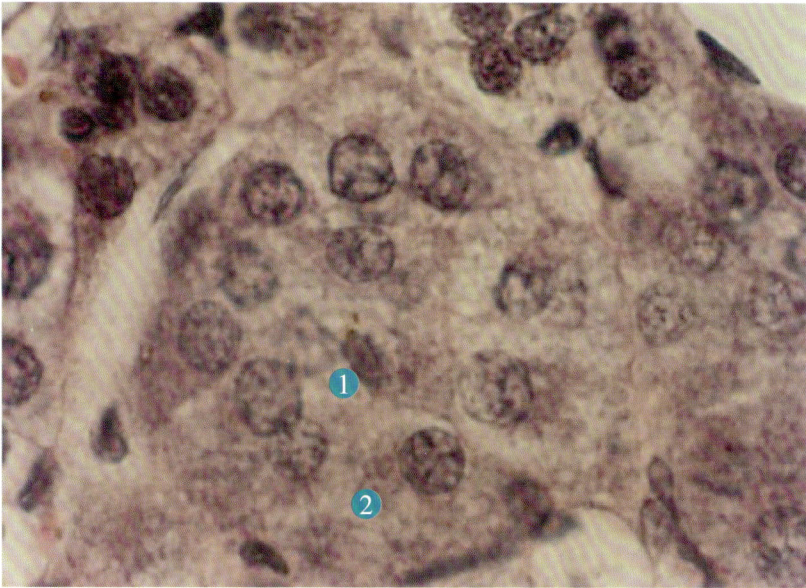

**■ 图1-121 大白鼠交感神经节细胞-髓质细胞演化系（5）**
苏木素-伊红染色 ×1 000
❶示中心细胞演化残迹；❷示髓质单位。

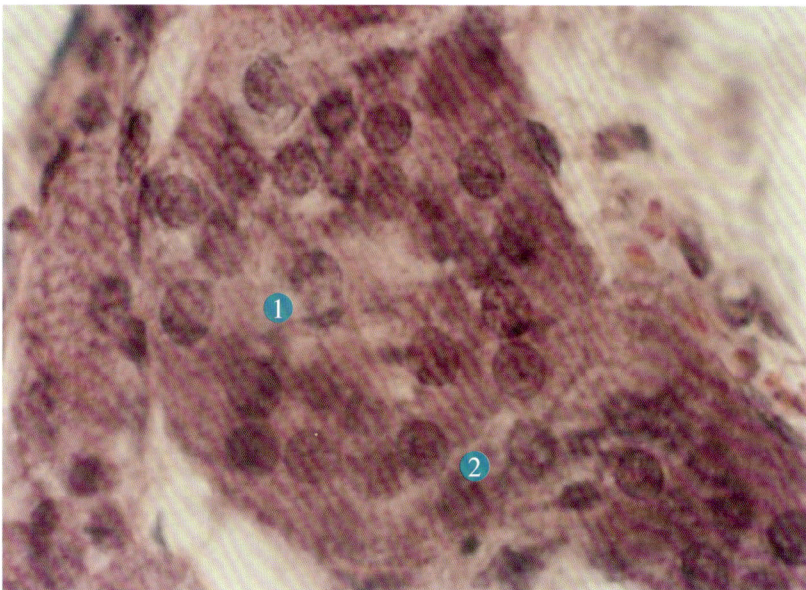

**■ 图1-122 大白鼠交感神经节细胞-髓质细胞演化系（6）**
苏木素-伊红染色 ×1 000
❶示中心细胞演化残迹；❷示髓质单位边界扩展。

## （二）神经束细胞-髓质细胞演化系

大白鼠肾上腺髓质内也见小神经束及其相关的神经源干细胞群逐步演化形成髓质细胞（图1-123）。

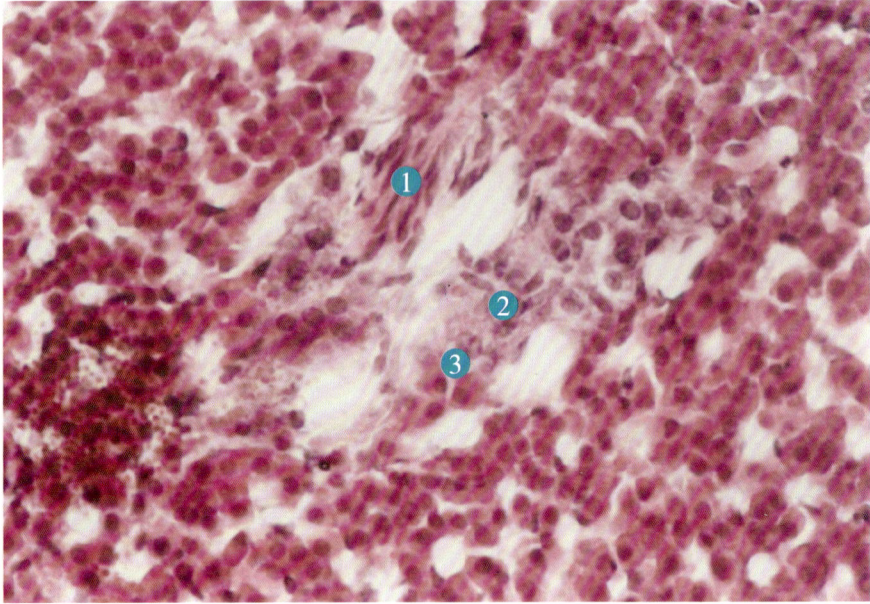

**■ 图1-123　大白鼠神经束细胞-髓质细胞演化系**

苏木素-伊红染色　×400

❶示小神经束；❷示干细胞群；❸示髓质细胞。

## （三）干细胞巢-髓质细胞演化系

血源性干细胞巢演化形成髓质细胞，其特点是细胞演化较为同步（图1-124、图1-125）。

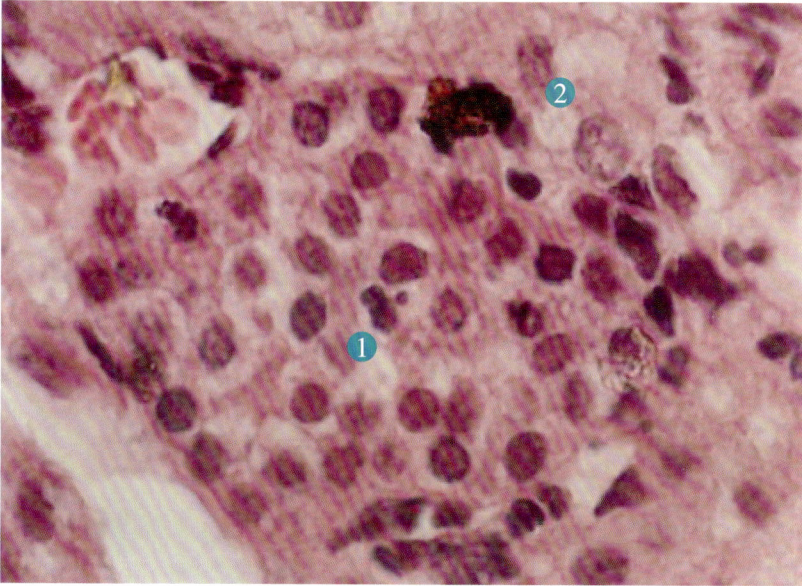

■ 图1-124 大白鼠干细胞巢-髓质细胞演化系（1）

苏木素-伊红染色 ×1 000

❶示干细胞巢；❷示髓质细胞。

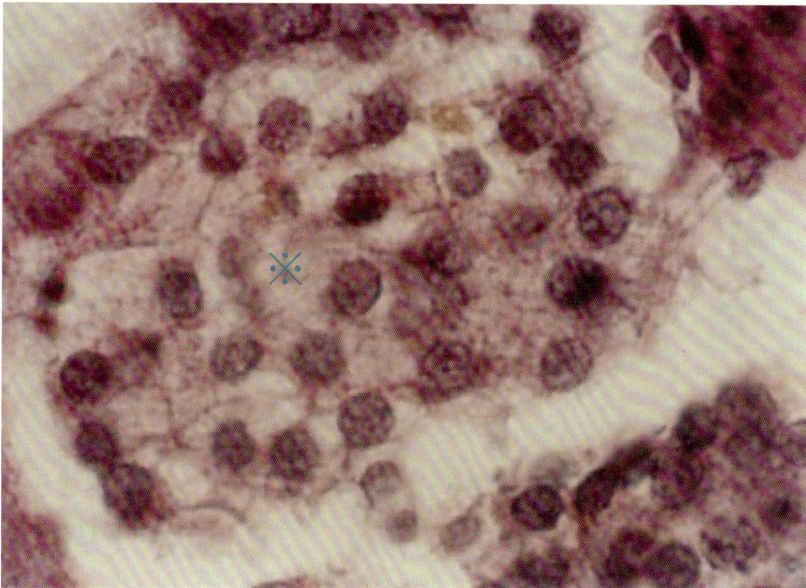

■ 图1-125 大白鼠干细胞巢-髓质细胞演化系（2）

苏木素-伊红染色 ×1 000

※示干细胞巢演化形成的较同步髓质细胞群。

## （四）肾上腺小体与静脉陷阱

大白鼠肾上腺髓质内偶也发现肾上腺小体形成（图1-126、图1-127）和皮质组织块落入静脉血管陷阱的现象（图1-128）。

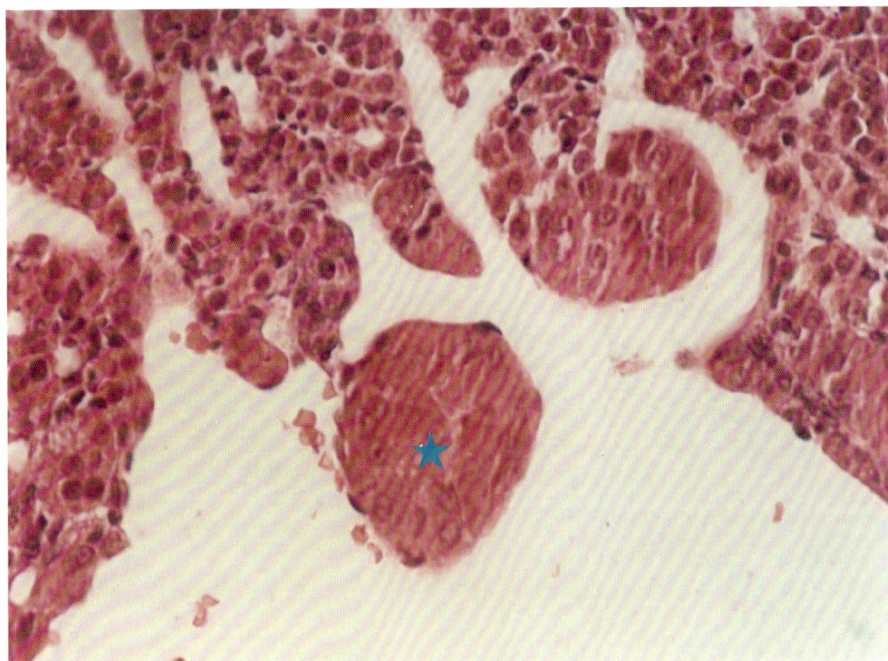

■ 图1-126　大白鼠肾上腺小体（1）

苏木素-伊红染色　×400

★示一个髓质内拟似早期的肾上腺小体。

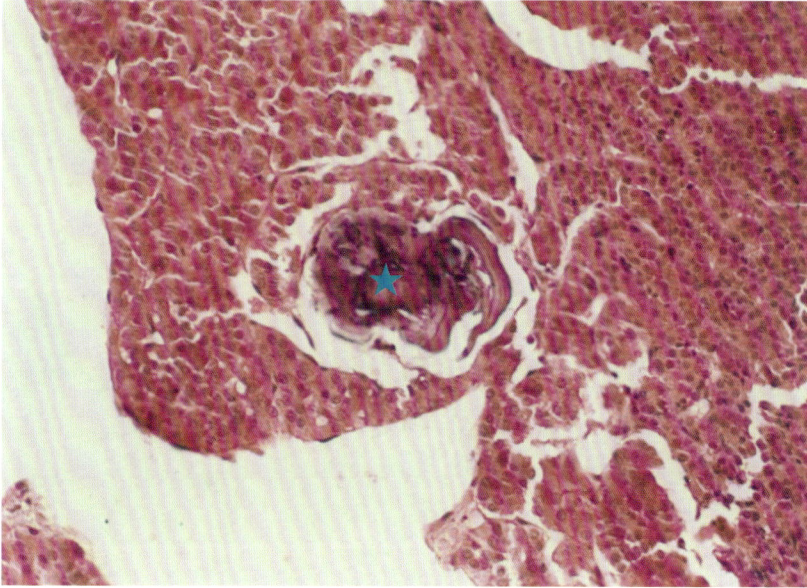

■ 图1-127　大白鼠肾上腺小体（2）

苏木素-伊红染色　×100

★示一个髓质内晚期略呈同心层状的肾上腺小体。

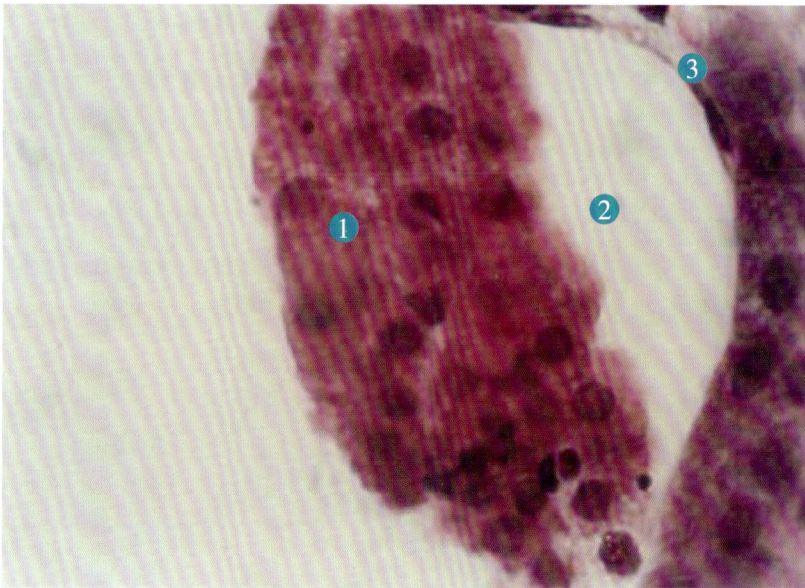

■ 图1-128　大白鼠肾上腺静脉陷阱

苏木素-伊红染色　×1 000

❶示落入血管腔内的皮质组织块；❷示血管腔；❸示血管壁。

# 第四节　人肾上腺组织动力学

人肾上腺的显微解剖显示肾上腺表面包有被膜，肾上腺实质包括周围的皮质和中央的髓质两部分。

## 一、人肾上腺皮质组织动力学

### （一）肾上腺皮质细胞系

肾上腺皮质通常依细胞排列方式明显分为固定不变的球状带、束状带和网状带（图1-129）。早在1940年Bennett即已提出肾上腺皮质组织动态演化观点。他用实验研究表明，移植球状带细胞能够再生出整个皮质，表明球状带是肾上腺皮质的生发区。人肾上腺皮质球状带常见细胞较小，明显泡沫化，聚集成球状细胞团，每个细胞团是一个同源细胞克隆，实际是一个皮质生成单位。球状带下端直接延续为束状带，二者并无明确分界（图1-130）。因为越向深部越拥挤，故束状带细胞排列成单行或双行细胞条索。束状带细胞增大，细胞泡沫化更明显，常见直接分裂象（图1-131）。束状带与网状带之间也无明确分界。过渡区细胞胞质逐渐呈嗜酸性，泡沫细胞减少（图1-132）。网状带，嗜酸性细胞增加，仍可见直接分裂象，但细胞核固缩、核渍污增多，因细胞死亡使细胞条索变短而不规则（图1-133）。根据递次相似的原则和模糊聚类分析可以判定所有皮质细胞同属皮质细胞系，皮质球状带、束状带和网状带各代表细胞系连续演化过程的特定阶段，球状带为幼稚区，束状带为成熟区，网状带为衰亡区。

皮质细胞系演化是在以肾上腺髓质为中心的肾上腺组织场诱导下皮质细胞增殖、皮质细胞表型特征演变和位置下移同时进行的。明显受动物种属、性别、年龄和生理状态的影响。三者在不同组合条件下形成肾上腺皮质结构模式的多样性。功能活跃区球状带细胞即泡沫化，细胞排列也类似于束状带细胞，形成所谓明球状带，说明人肾上腺组织场效应强，皮质细胞表型特征演化速率快于细胞下移速度（图1-134）；而有的人肾上腺皮质球状带则见小而暗的球状细胞团（图1-135），反映细胞特征演化进程落后于细胞增殖与向心性推移速度。与图1-133所示的网状带相比，在低功能区的网状带细胞普遍嗜酸性更强，细胞核固缩、核脱色，细胞碎裂等细胞衰亡现象更普遍，意味着这里细胞更新速率缓慢，导致总体细胞老龄化（图1-136）。

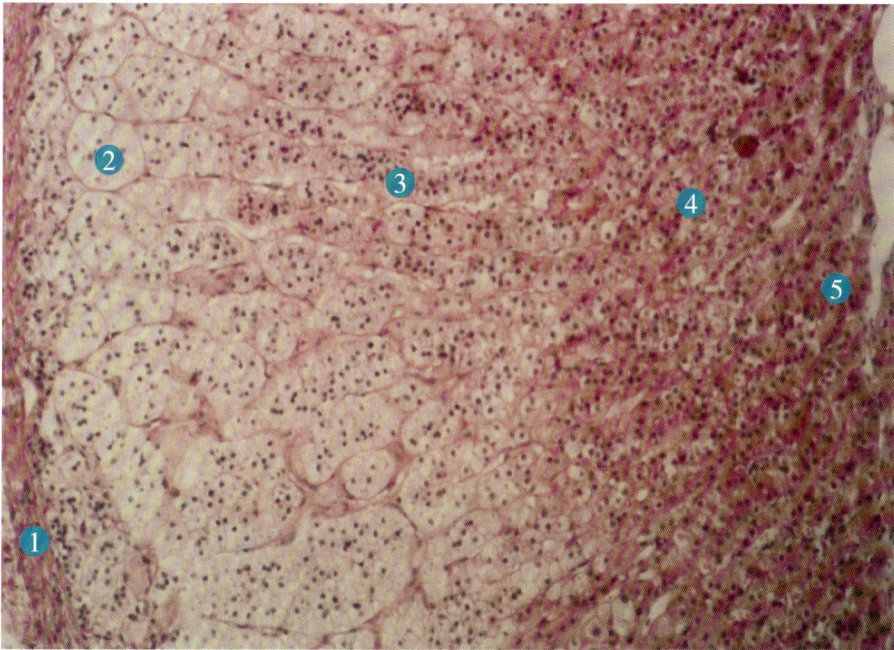

■ **图1-129　人肾上腺显微解剖**
苏木素-伊红染色　×100
❶示被膜；❷示球状带；❸示束状带；❹示网状带；❺示髓质。

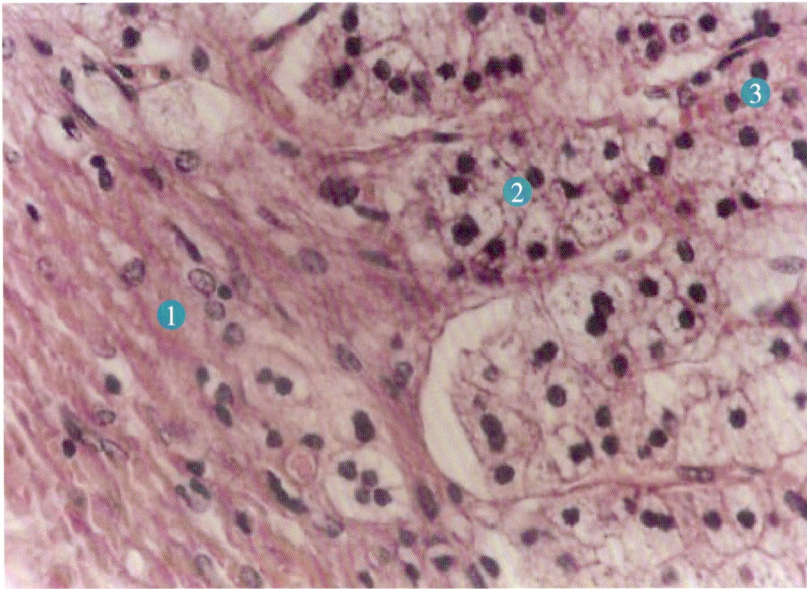

**■ 图1-130　人肾上腺皮质细胞系（1）**

*苏木素-伊红染色　×400*

❶示被膜；❷示球状带细胞明显泡沫化；❸示直接延续为束状带。

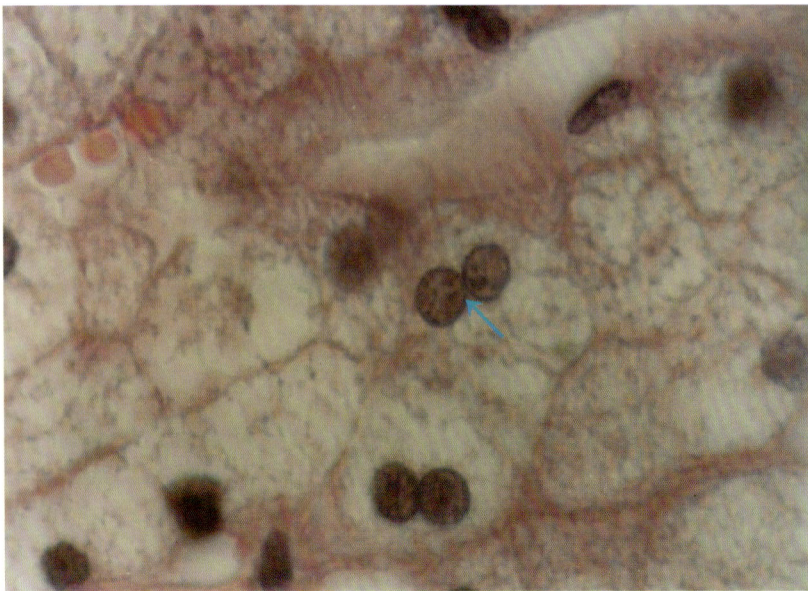

**■ 图1-131　人肾上腺皮质细胞系（2）**

*苏木素-伊红染色　×1 000*

图示束状带浅部由泡沫样细胞条索组成。↖示直接分裂象。

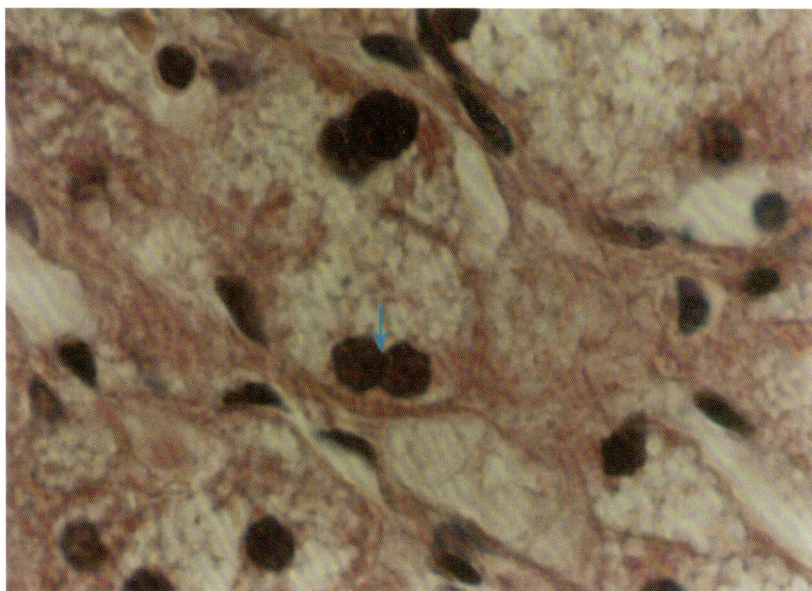

**■ 图1-132　人肾上腺皮质细胞系（3）**

苏木素-伊红染色　×1 000

图示束状带深部的泡沫样细胞条索之间的间质成分增多，细胞质嗜酸化。示直接分裂象。

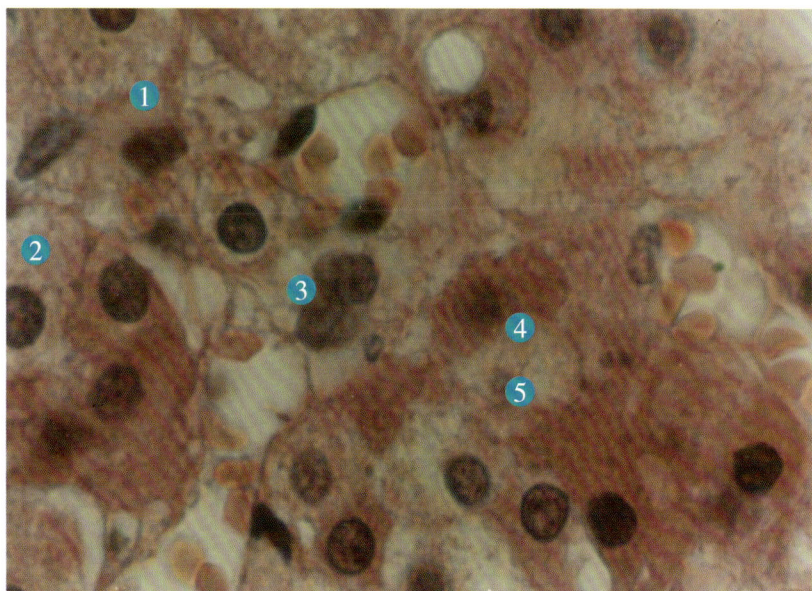

**■ 图1-133　人肾上腺皮质细胞系（4）**

苏木素-伊红染色　×1 000

图示网状带末端。❶示泡沫样细胞减少；❷示嗜酸性细胞增多；❸示仍可见直接分裂象；❹示核渍污；❺示核褪色。

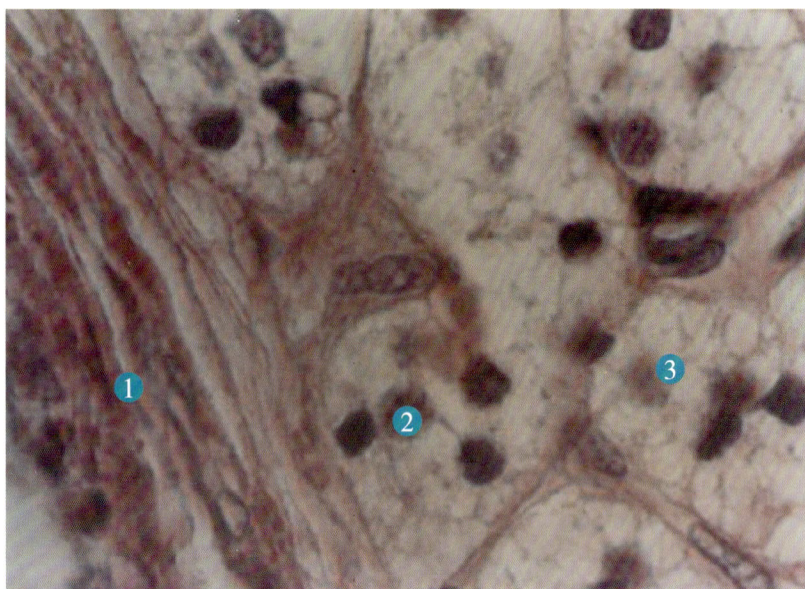

■ 图1-134　人肾上腺皮质细胞系（5）

苏木素-伊红染色　×1 000

❶示被膜；❷示球状带；❸示球状带与束状带移行部。

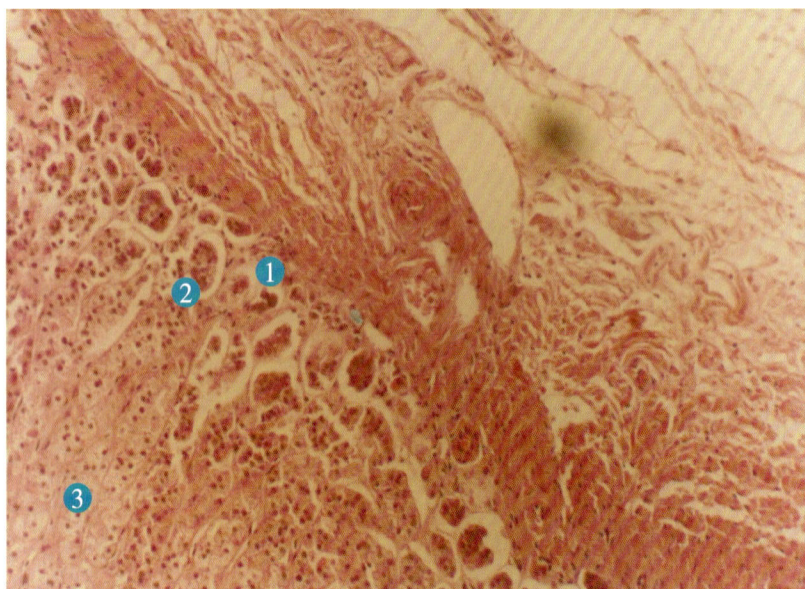

■ 图1-135　人肾上腺皮质细胞系（6）

苏木素-伊红染色　×100

❶示厚被膜；❷示球状带薄，多为深染的小细胞团；❸示束状带为条索状泡沫样细胞。

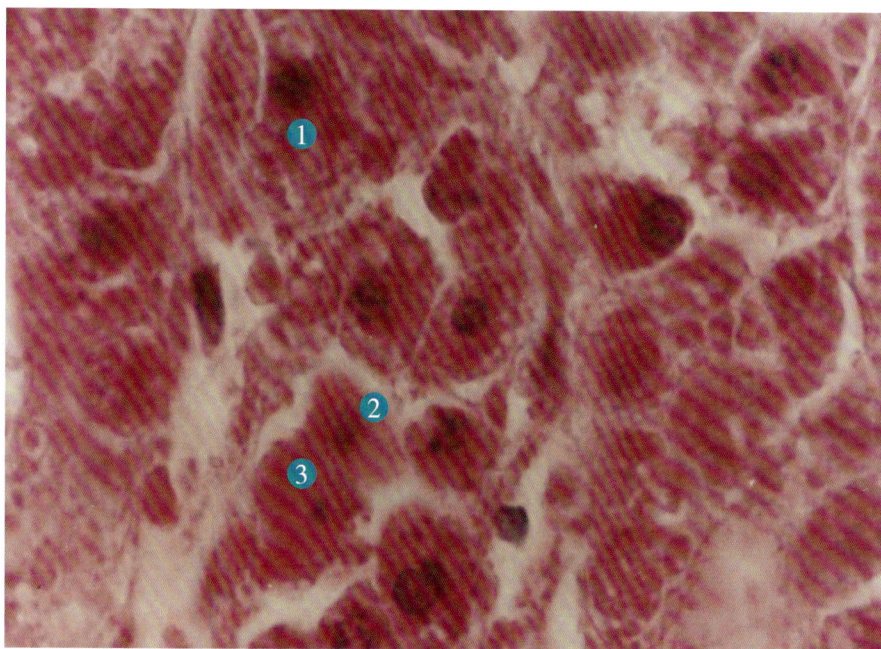

■ 图1-136　人肾上腺皮质细胞系（7）

苏木素-伊红染色　×1 000

❶示细胞核固缩；❷和❸示核褪色。

## （二）被膜细胞-皮质细胞演化系

笔者的研究表明，肾上腺被膜细胞本身就是肾上腺皮质的前体细胞，被膜是皮质细胞系的干细胞库。被膜的干细胞依次演化形成皮质球状带、束状带和网状带。

1. **被膜细胞演化序**　人肾上腺表面包有厚薄不等的被膜。肾上腺被膜并非只是起保护作用的传统意义上的普通纤维结缔组织。被膜的细胞称为被膜细胞，具有分化形成皮质细胞的潜力。无论厚被膜或薄被膜都有相对静止区和活跃区，活跃区人肾上腺被膜细胞在肾上腺组织场诱导下向内演化形成球状带细胞，同时进行细胞增殖并向下推移。外缘被膜细胞仍具有一般纤维细胞的特点，细胞与其细胞核均呈细长梭形，核深染。而后从外向内被膜细胞核逐渐增大，变短，核逐渐淡染，横径增粗而钝圆化，组成激活的被膜细胞演化序。被膜细胞从外向内也经历着包括细胞表型特征演变、细胞增生和细胞向下推移的复杂演化过程。厚被膜的被膜细胞演化序的演化梯级较多，多经非透明细胞途径演化为暗的皮质球状带细胞（图1-137）；薄被膜内经透明细胞途径的演化进程较迅速，被膜细胞演化序的过渡梯级较少（图1-138）。

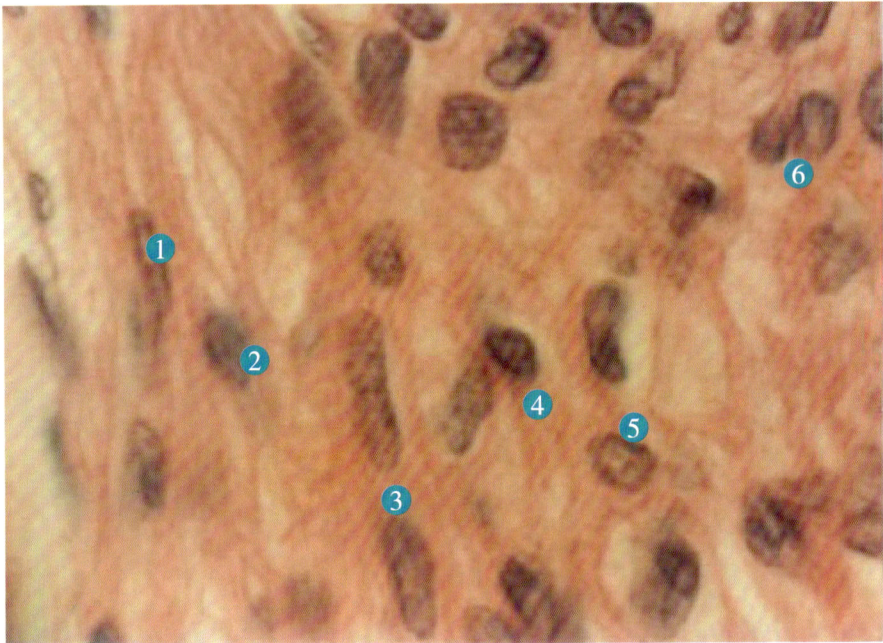

**■ 图1-137　人肾上腺厚被膜细胞演化序**
苏木素-伊红染色　×1 000
❶～❻示人肾上腺被膜细胞核由长梭形逐渐变为椭圆形，细胞质渐趋透明的演化序。

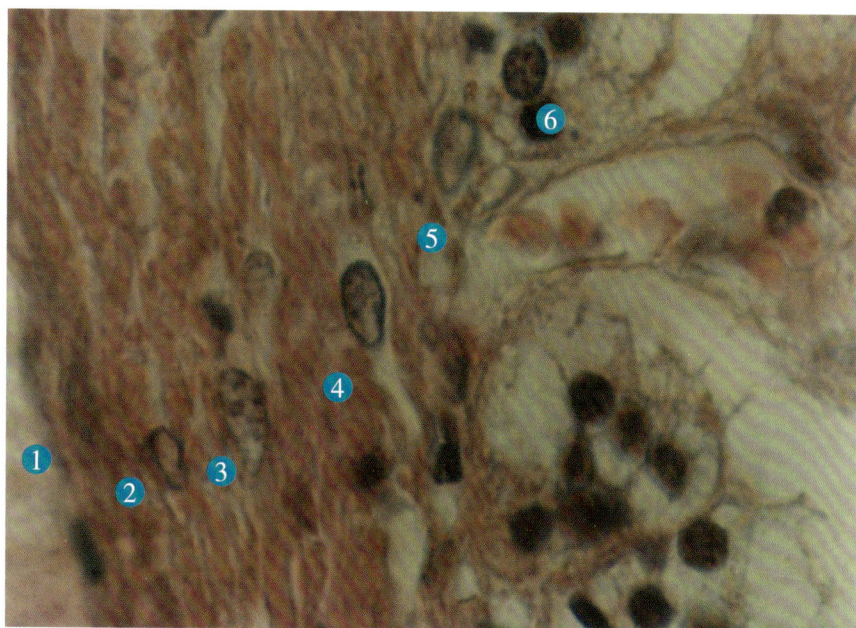

■ 图1–138　人肾上腺薄被膜细胞演化序

苏木素–伊红染色　×1 000

❶~❻示从外向内被膜细胞逐渐演化为球状带细胞的纵向排列的被膜细胞–皮质细胞演化序。

2. **被膜细胞–皮质细胞演化系**　被膜细胞表型特征演化的同时伴随以不同方式直接分裂（图1–139），随着细胞增大、透明化，逐渐形成大小不等的透明细胞团（图1–140、图1–141）。从单个激活的被膜细胞经由小到大的增生细胞团，直到演化为皮质生成单位，这是一个连续的渐变过程，其间有许多过渡阶段（图1–142、图1–143）。被膜内缘透明化被膜细胞移入被膜下，继续直接分裂、增殖（图1–144），故被膜与皮质球状带之间并无确切的边界。可见，被膜细胞和皮质细胞属于同一细胞系，即被膜细胞–皮质细胞演化系。此细胞演化系受肾上腺组织场诱导，逐步依次演化形成被膜细胞演化序和皮质球状带、束状带和网状带。

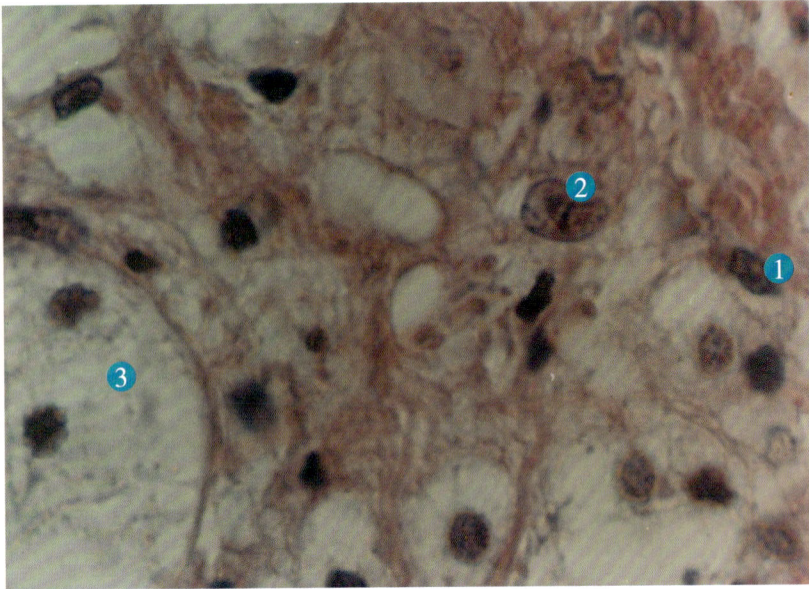

■ 图1-139　人肾上腺被膜细胞-皮质细胞演化系（1）

苏木素-伊红染色　×1 000

❶示演化中的被膜细胞；❷示侧裂式直接分裂的被膜细胞；❸示明细胞皮质生成单位。

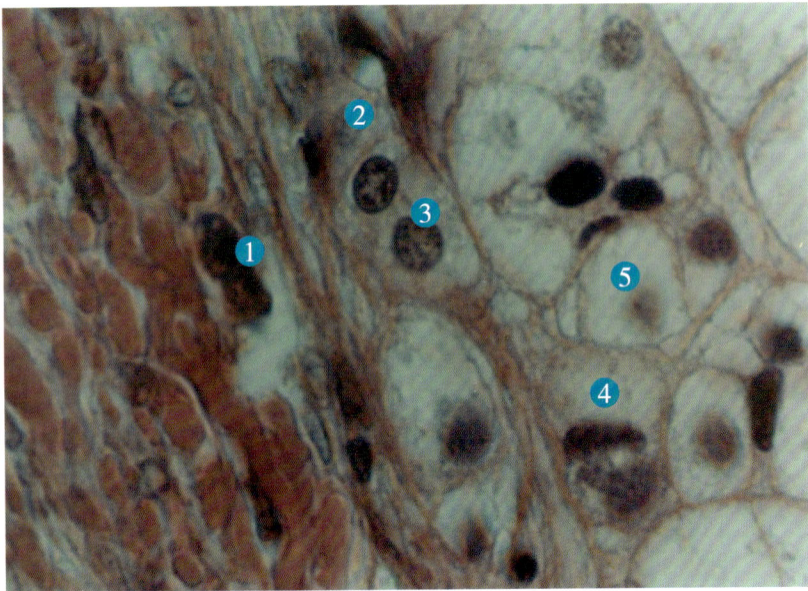

■ 图1-140　人肾上腺被膜细胞-皮质细胞演化系（2）

苏木素-伊红染色　×1 000

❶示直接分裂的被膜内层细胞；❷示单个轻度嗜酸化被膜下细胞；❸示两细胞的皮质生成单位；❹示演化顿挫的早期皮质生成单位；❺示明细胞皮质生成单位。

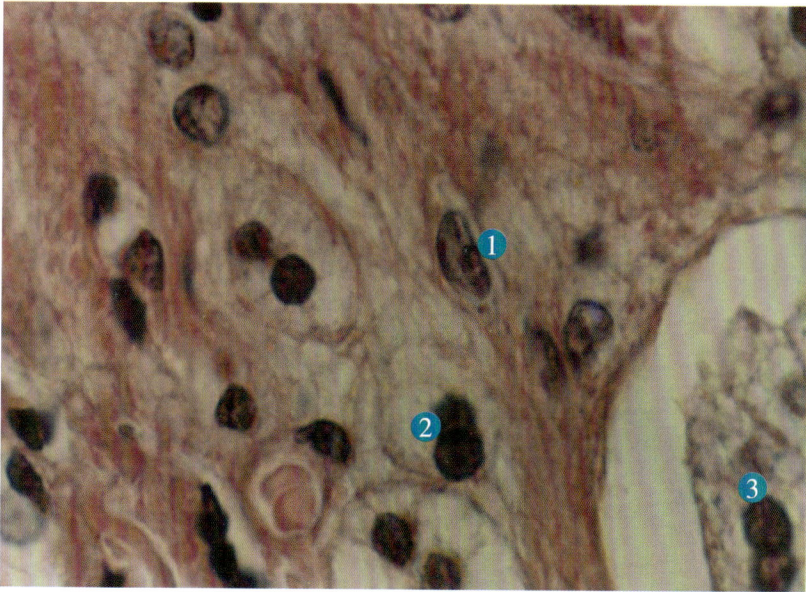

**■ 图1-141　人肾上腺被膜细胞-皮质细胞演化系（3）**

苏木素-伊红染色　×1 000

❶示被激活的单个被膜细胞；❷示被膜下细胞直接分裂象；❸示泡沫细胞皮质生成单位。

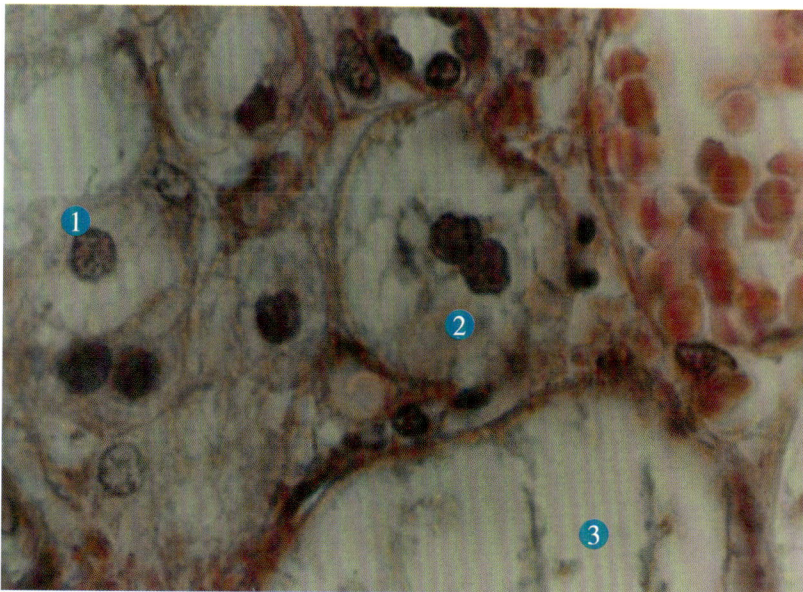

**■ 图1-142　人肾上腺被膜细胞-皮质细胞演化系（4）**

苏木素-伊红染色　×1 000

❶示被膜下细胞透明化；❷示透明被膜下细胞直接分裂象；❸示球状带表层多水样透明细胞团。

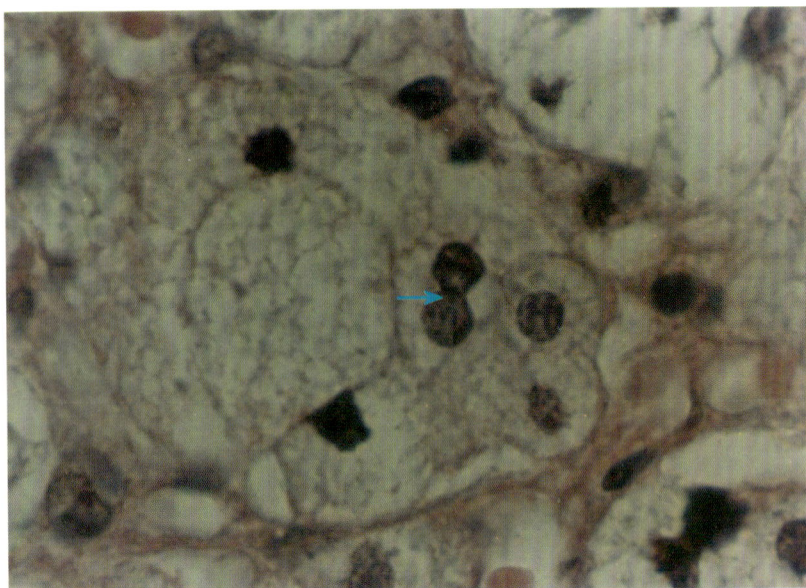

■ 图1-143　人肾上腺被膜细胞–皮质细胞演化系（5）
苏木素–伊红染色　×1 000
→ 示球状带深部泡沫样细胞团及横缢型直接核分裂象。

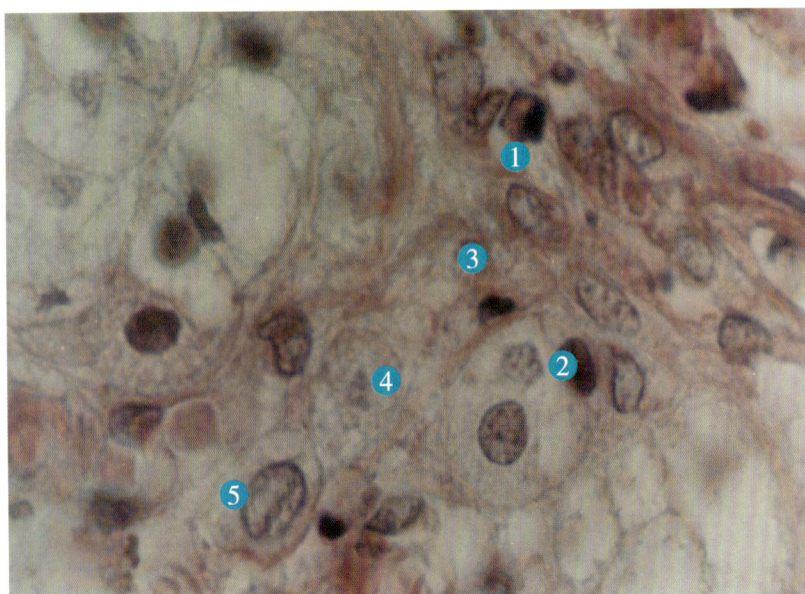

■ 图1-144　人肾上腺被膜细胞–皮质细胞演化系（6）
苏木素–伊红染色　×1 000
❶示被膜下细胞群；❷示移入球状带并继续演化的透明细胞团；
❸示被膜下演化顿挫的细胞核固缩；❹示核褪色；❺示球状带细胞纵裂
式直接分裂。

**3. 人肾上腺皮质与髓质交界** 人肾上腺皮质与髓质交界缺少所谓的结缔组织分隔（图1-145），并可见皮质裹挟于髓质细胞之间（图1-146）。

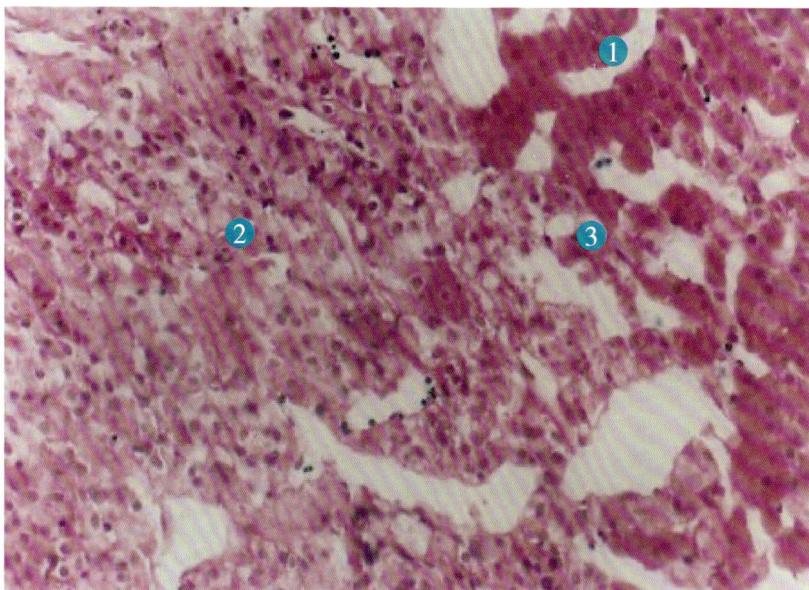

■ **图1-145 人肾上腺皮质-髓质交界（1）**
苏木素-伊红染色 ×200
❶示皮质网状带；❷示髓质；❸示皮质与髓质交界犬牙交错。

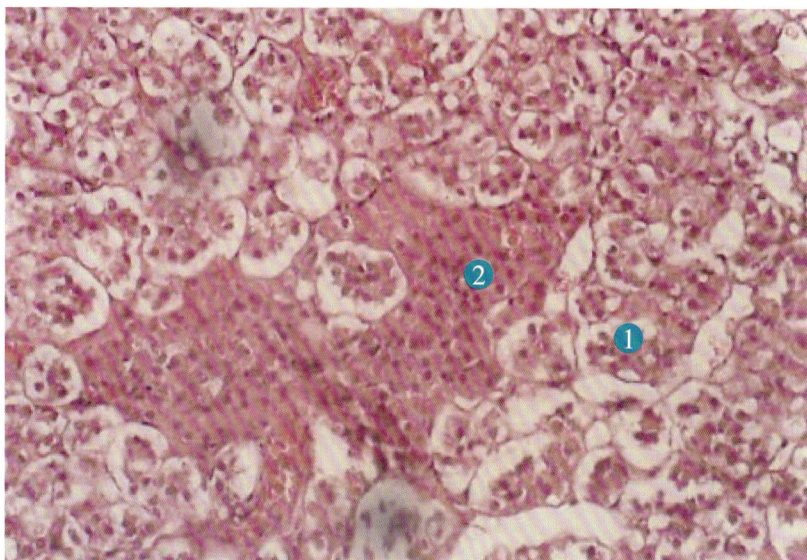

■ **图1-146 人肾上腺皮质-髓质交界（2）**
苏木素-伊红染色 ×200
❶示髓质；❷示髓质内皮质组织团块。

## 二、人肾上腺髓质组织动力学

肾上腺髓质也是一个动力学系统。人肾上腺髓质主要通过交感神经节细胞-髓质细胞演化系、神经束细胞-髓质细胞演化系和干细胞巢-髓质细胞演化系实现结构更新。中央静脉与人肾上腺实质构建也有密切关系。

### （一）交感神经节细胞-髓质细胞演化系

人整个肾上腺髓质布满大小不等的髓质细胞团，可称为髓质单位（图1-147）。这显然多为交感神经节细胞-髓质细胞演化系演化的直接结果。人肾上腺髓质内可见单个的交感神经节细胞及其卫星细胞（图1-148），交感神经节细胞可经不对称性分裂及对称性分裂形成两细胞交感神经节细胞团，其卫星细胞亦随之增生演化（图1-149、图1-150），而后者进一步分裂分化逐步形成多细胞的髓质细胞团，并逐步失去神经细胞特征，成为中心细胞，并继续分裂增殖，成为早期髓质单位（图1-151、图1-152），成熟期的髓质单位一般较大，其组成细胞演化并不同步，有的尚较幼稚，有的已出现衰老征象（图1-153），晚期髓质单位出现较多细胞核固缩、核碎裂、核脱色、细胞解体等现象，显示髓质单位将衰退消亡（图1-154、图1-155）。

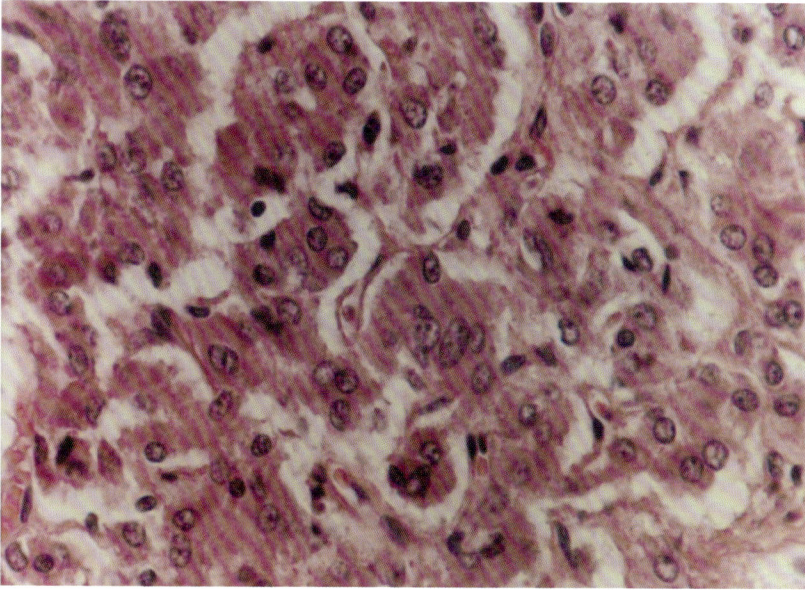

■ 图1-147　人肾上腺髓质单位

苏木素-伊红染色　×400

图示髓质布满大小不等、形状不一的髓质单位。

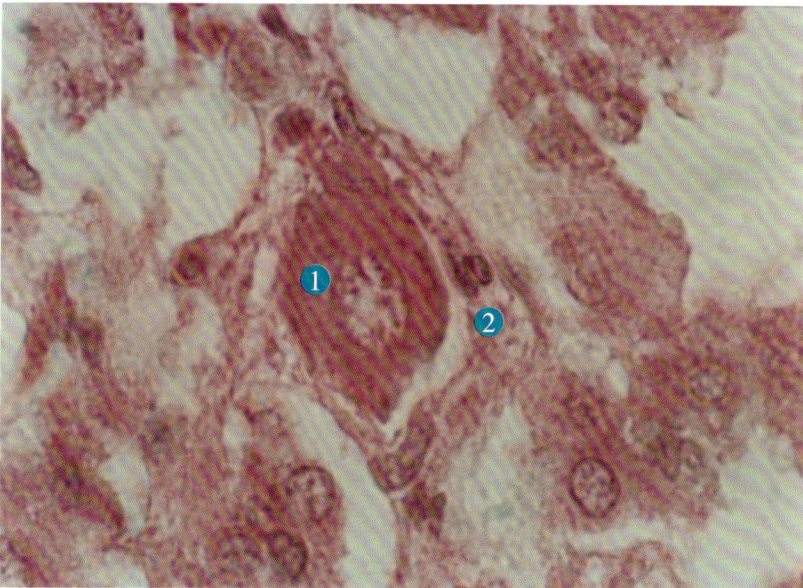

■ 图1-148　人交感神经节细胞-髓质细胞演化系（1）

苏木素-伊红染色　×1 000

❶示一个交感神经节细胞，核大，染色浅，胞质嗜碱性；❷示周围扁平的卫星细胞。

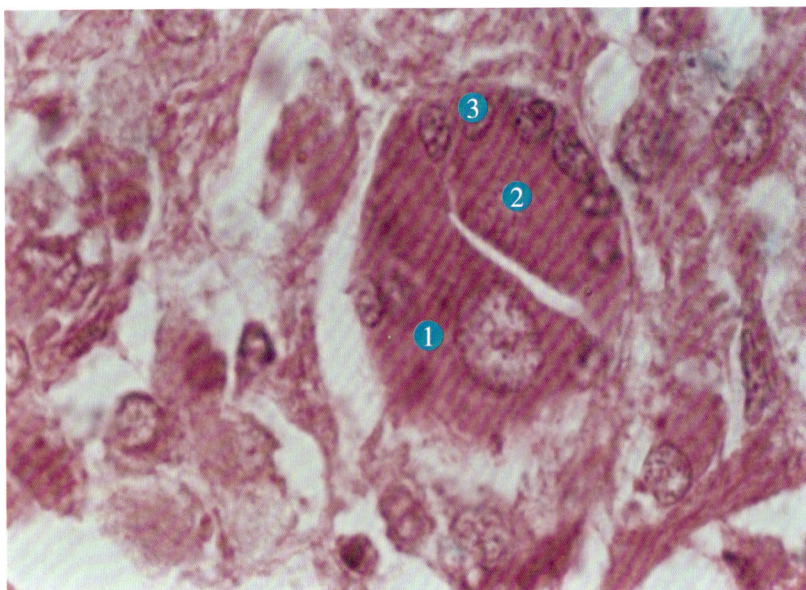

■ 图1-149　人交感神经节细胞-髓质细胞演化系（2）
苏木素-伊红染色　×1 000

❶和❷示髓质内演化分裂中的两个交感神经节细胞；❸示周围的卫星细胞。

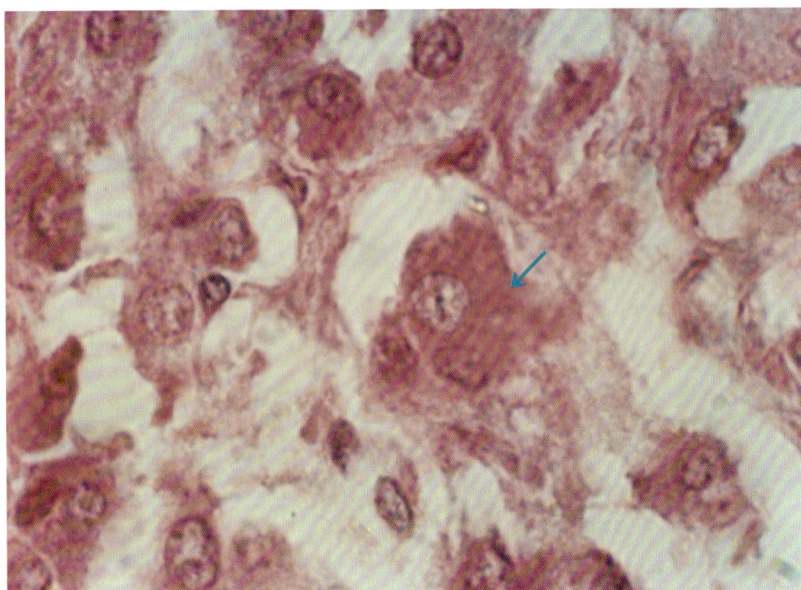

■ 图1-150　人交感神经节细胞-髓质细胞演化系（3）
苏木素-伊红染色　×1 000

示演化的交感神经节细胞仍保留较多神经细胞特征。

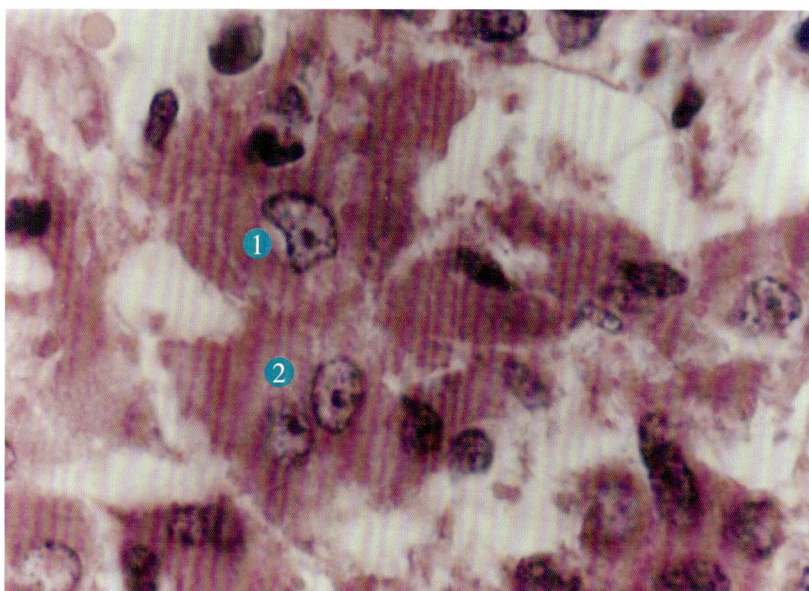

**■ 图1-151　人交感神经节细胞-髓质细胞演化系（4）**

苏木素-伊红染色　×1 000

❶示早期髓质单位中心细胞；❷示中心细胞分裂。

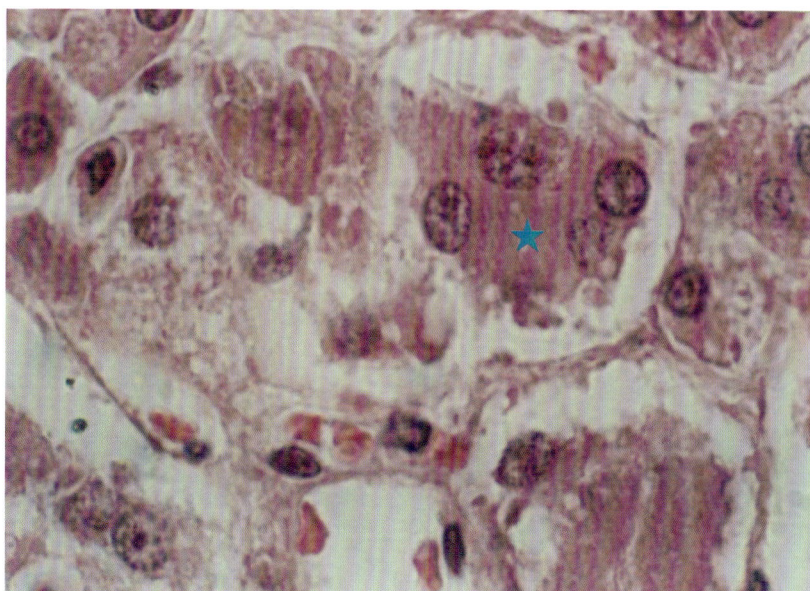

**■ 图1-152　人交感神经节细胞-髓质细胞演化系（5）**

苏木素-伊红染色　×1 000

★示较早期小的髓质单位，其组成细胞核大，细胞质嗜碱性。

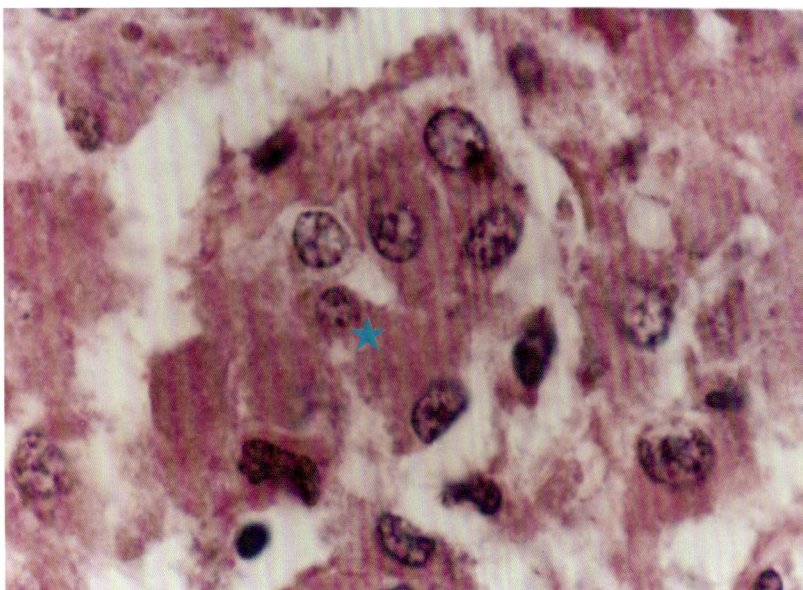

■ 图1-153　人交感神经节细胞-髓质细胞演化系（6）

苏木素-伊红染色　×1 000

★示演化较大而成熟的髓质单位，其组成细胞演化并不同步。

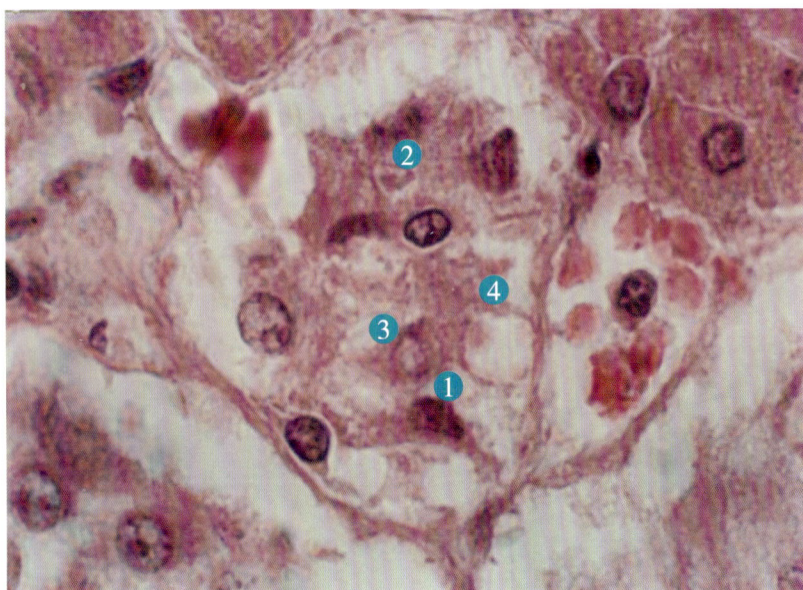

■ 图1-154　人交感神经节细胞-髓质细胞演化系（7）

苏木素-伊红染色　×1 000

图示一个演化晚期髓质单位多见细胞衰退现象。❶示细胞核固缩；❷示核碎裂；❸示核褪色；❹示细胞质溶解。

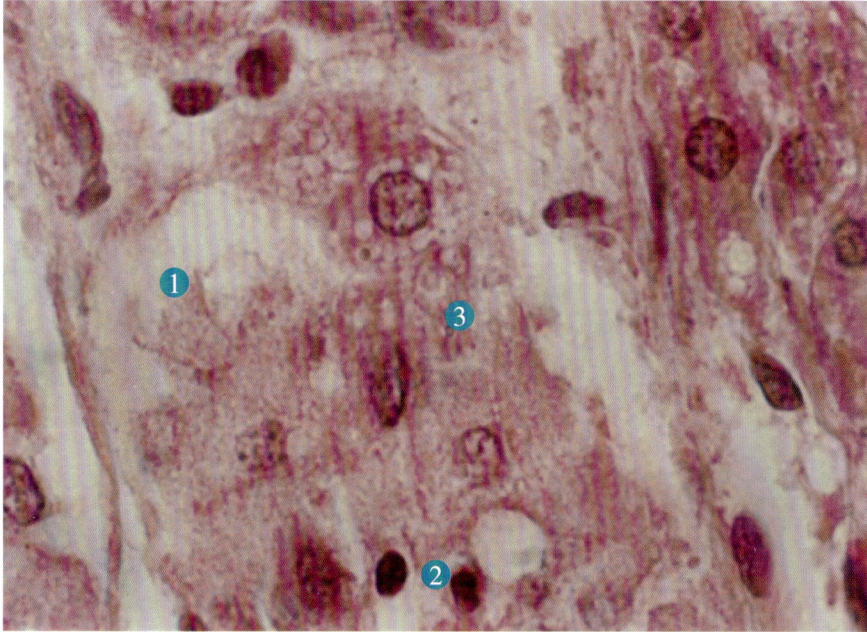

■ 图1-155　人交感神经节细胞-髓质细胞演化系（8）

苏木素-伊红染色　×1 000

图示晚期进一步衰退的髓质单位。❶示胞质溶解；❷示核固缩；❸示核褪色。

## （二）神经束细胞-髓质细胞演化系

支配肾上腺髓质的神经束途经皮质可形成密集的干细胞鞘，向周围辐射状演化生成皮质细胞（图1-156）。肾上腺髓质内交感神经束细胞多呈流线型排列，统称神经束细胞，这是多种分化潜力的干细胞（图1-157），神经束末端可形成小而浓染的干细胞群，进而演化成为髓质细胞（图1-158），也可经交感神经节细胞再演化形成髓质细胞（图1-159）。

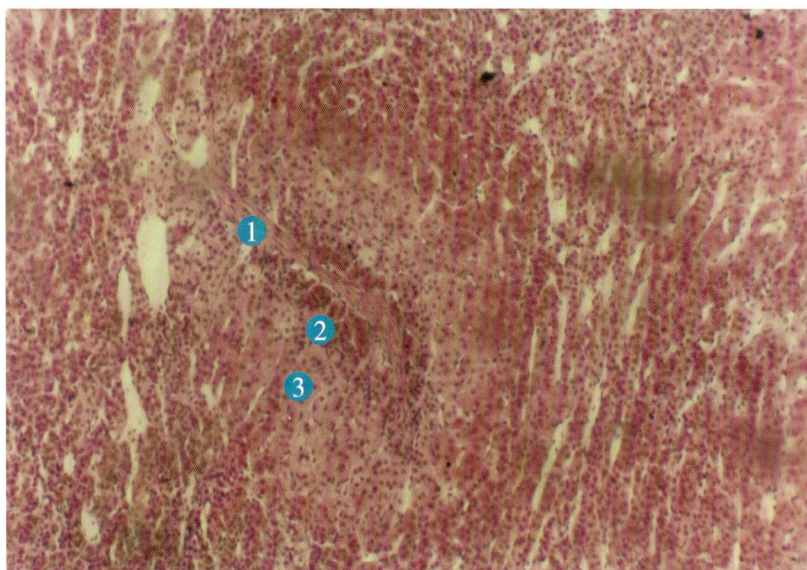

■ 图1-156 人肾上腺神经束细胞-皮质细胞演化

苏木素-伊红染色 ×100

❶示穿越皮质的交感神经束（纵切面）；❷示神经束周围干细胞鞘；❸示皮质细胞条索样向外演化生长。

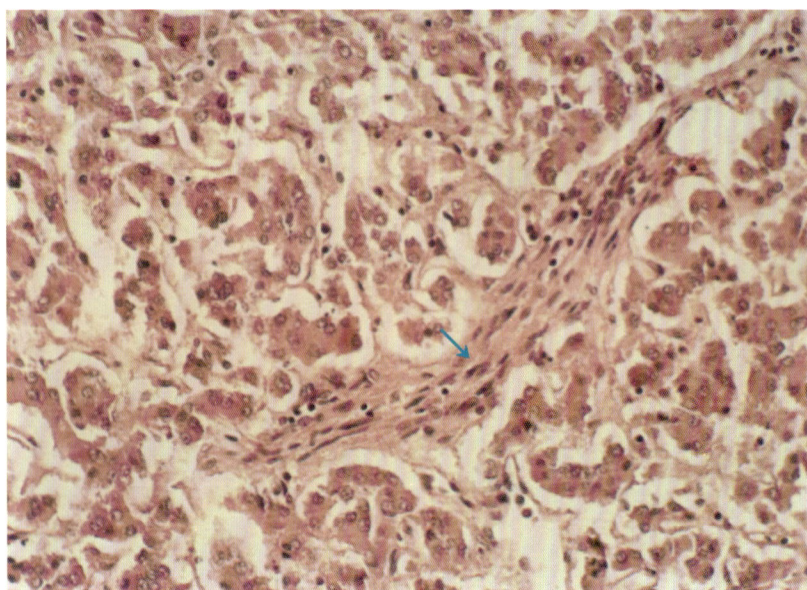

■ 图1-157 人肾上腺髓质神经束

苏木素-伊红染色 ×200

示穿越髓质的交感神经束，其中细胞多呈流线型排列。

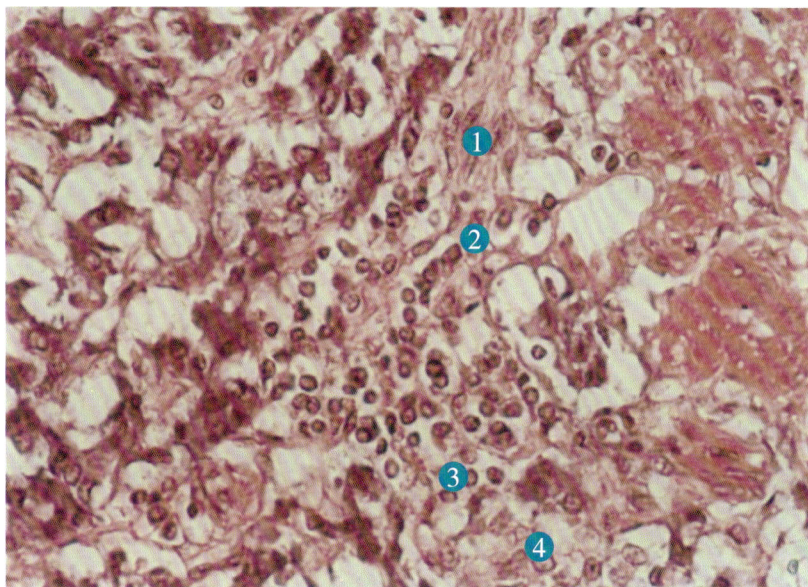

■ 图1-158　人肾上腺神经束细胞-髓质细胞演化系（1）

苏木素-伊红染色　×400

❶示神经束细胞；❷示髓质干细胞群；❸示过渡性细胞；❹示髓质细胞。

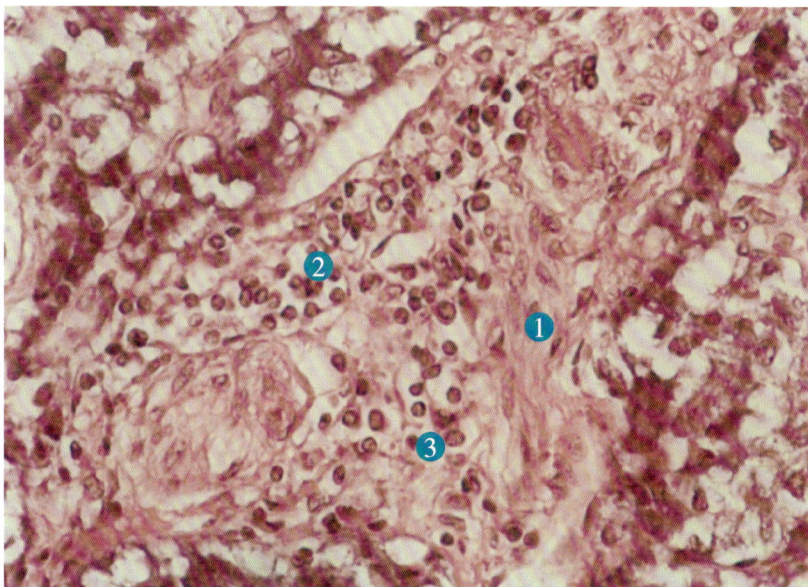

■ 图1-159　人肾上腺神经束细胞-髓质细胞演化系（2）

苏木素-伊红染色　×400

❶示神经束细胞；❷示神经终末的干细胞群；❸示向髓质细胞演化的过渡性细胞。

### （三）干细胞巢–髓质细胞演化系

人肾上腺髓质内可见邻近血管（图1-160），或不邻血管的干细胞巢（图1-161），向外经过渡性细胞演化形成髓质细胞。有的干细胞巢外周可有被膜包绕（图1-162）。干细胞巢演化的特征是由内向外演化，形成不同梯次的髓质细胞（图1-163）。

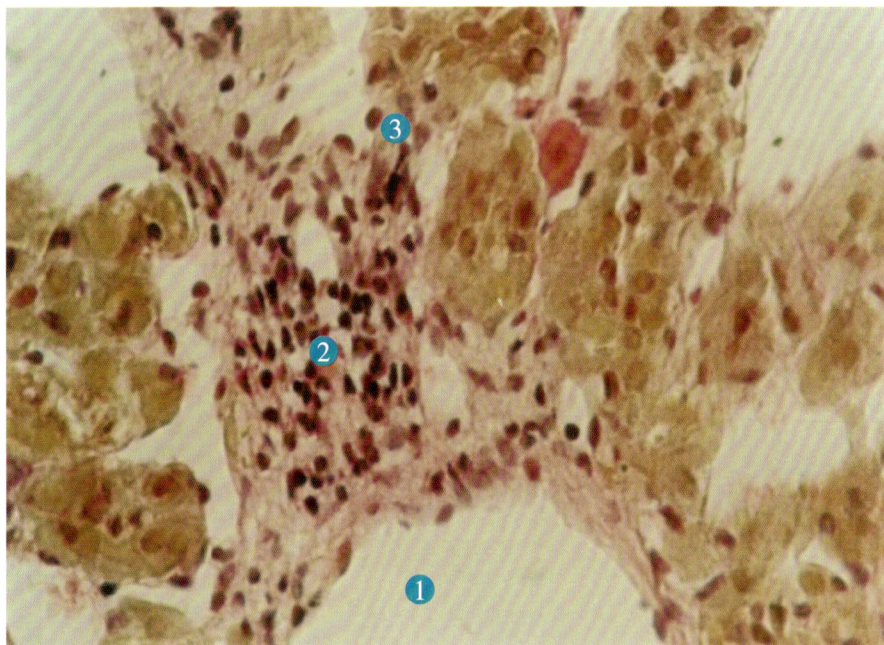

■ 图1-160　人肾上腺髓质干细胞巢–髓质细胞演化系（1）

铬盐固定，苏木素–伊红染色　×400

❶示髓质静脉；❷示干细胞巢；❸示过渡性髓质细胞。

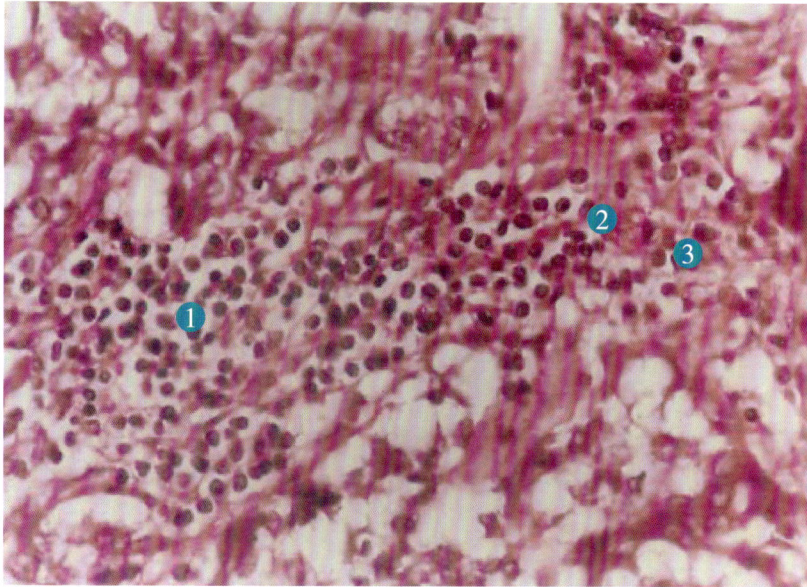

■ 图1-161　人肾上腺髓质干细胞巢-髓质细胞演化系（2）

苏木素-伊红染色　×400

❶示干细胞巢；❷和❸示过渡性细胞。

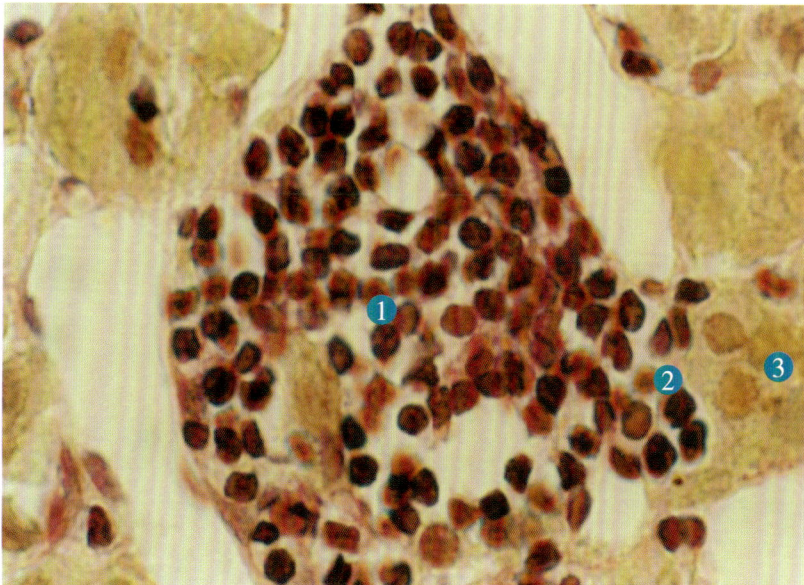

■ 图1-162　人肾上腺髓质干细胞巢-髓质细胞演化系（3）

铬盐固定，苏木素-伊红染色　×1 000

❶示干细胞；❷示过渡性细胞；❸示髓质细胞。

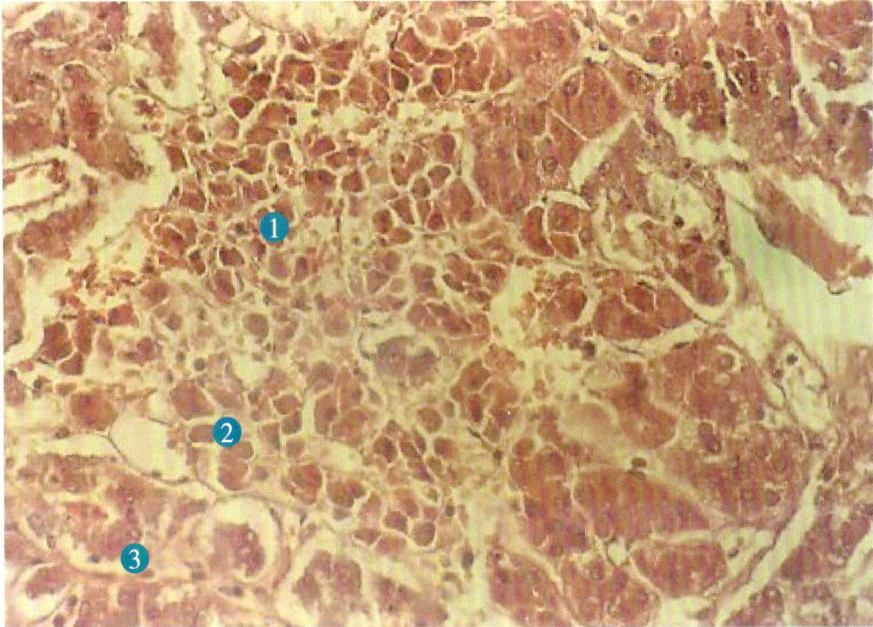

■ 图1-163　人肾上腺髓质干细胞巢-髓质细胞演化系（4）

苏木素-伊红染色　×200

①示幼稚髓质细胞；②示过渡性髓质细胞；③示成熟髓质细胞。

## （四）中央静脉与肾上腺的构建

人肾上腺中央静脉周围常见一些纤维细胞团、平滑肌细胞团、干细胞巢等不寻常结构，显然与肾上腺细胞发生有关。研究表明，中央静脉内血源性干细胞可循不同途径演化，形成中央皮质细胞或肾上腺髓质细胞。

**1. 血源性干细胞-皮质细胞演化途径**　中央静脉腔内血源性干细胞出血管壁，直接演化形成肾上腺皮质细胞（图1-164）。

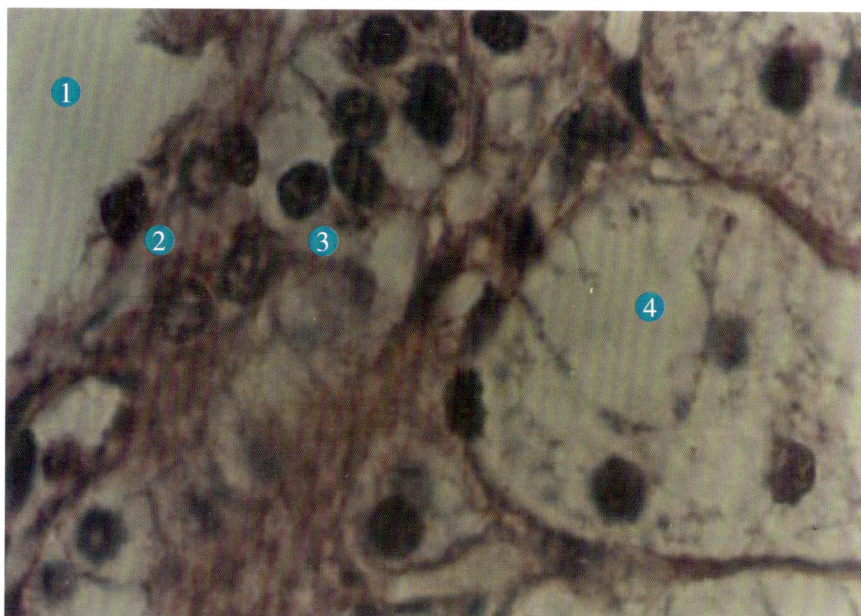

■ 图1-164　人肾上腺中央皮质环区

苏木素–伊红染色　×1 000

❶示中央静脉；❷示血源干细胞；❸示过渡性细胞；❹示中央
皮质。

2．**类纤维细胞–皮质细胞演化途径**　血源性干细胞也可先演化成血管
壁纤维细胞，这些纤维细胞并不是环绕静脉壁排列，而是聚集成团，而后
经这种纤维细胞再演化形成皮质细胞，中央皮质环绕中央静脉分布，成为
皮质环区（图1-165），环区外为髓质。皮质环区的每个皮质小叶内从内
向外依次为球状带、束状带和网状带（图1-166），这与外皮质的排列方
向正相反。与被膜细胞相似，纤维细胞团的细胞经或不经透明细胞演化形
成皮质细胞（图1-167）。

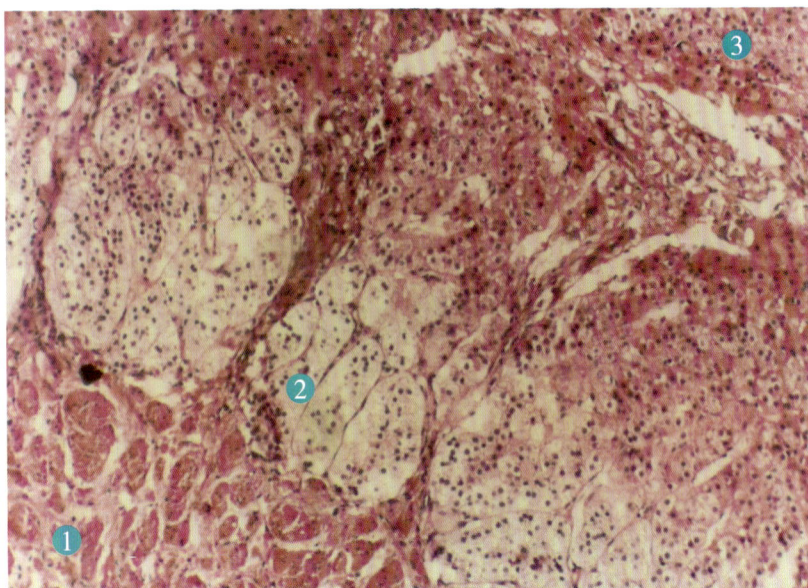

**■ 图1-165　人肾上腺类纤维细胞-皮质细胞演化系　（1）**

苏木素-伊红染色　×100

❶示类纤维细胞团；❷示皮质环区的皮质小叶；❸示肾上腺髓质。

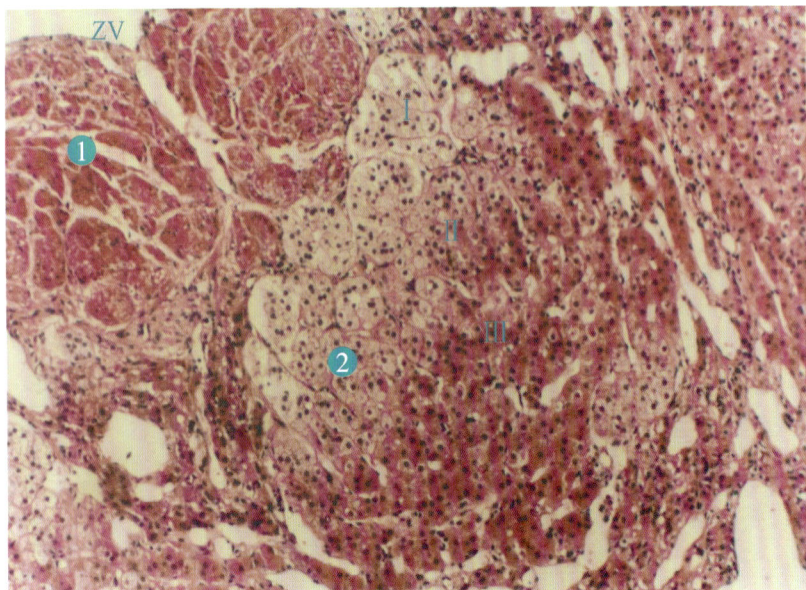

**■ 图1-166　人肾上腺类纤维细胞-皮质细胞演化系（2）**

苏木素-伊红染色　×100

ZV示中央静脉。❶示类纤维细胞团；❷示一个皮质小叶。Ⅰ示球状带；Ⅱ示束状带；Ⅲ示网状带。

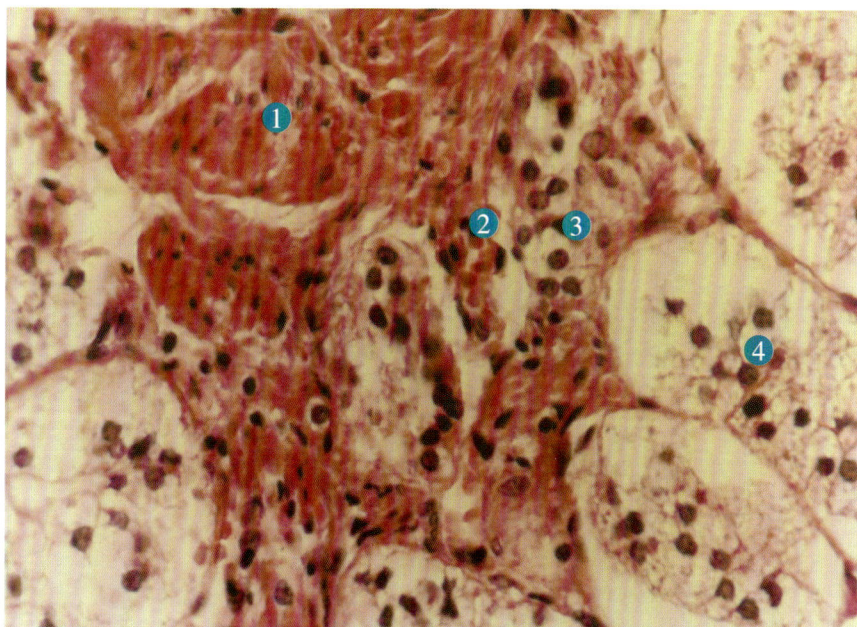

■ 图1-167 人肾上腺类纤维细胞-皮质细胞演化系（3）

苏木素-伊红染色 ×400

❶示类纤维细胞团；❷示细胞团边缘细胞；❸示透明细胞；❹示皮质细胞。

**3. 平滑肌细胞-皮质细胞演化途径** 中央静脉周围常见多量平滑肌，这里的平滑肌并不环绕静脉壁排列，而是聚集成大的平滑肌细胞团（图1-168、图1-169）。平滑肌细胞团远静脉侧的细胞经过渡性细胞或泡沫化演化形成髓质细胞（图1-170、图1-171）。这里的平滑肌细胞-皮质细胞演化系的干细胞最初也可能是血源的。

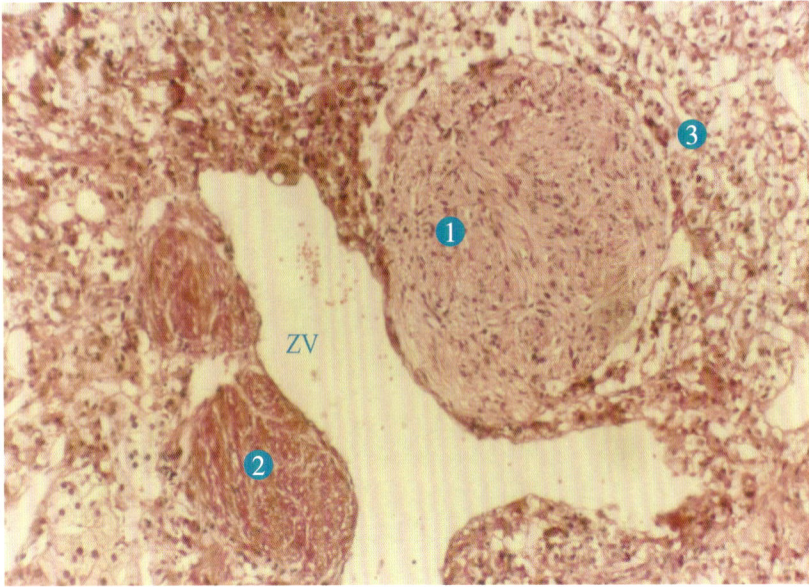

■ 图1-168 人肾上腺平滑肌细胞-皮质细胞演化系（1）

苏木素-伊红染色 ×100

ZV示中央静脉。❶示平滑肌团；❷示类纤维细胞团；❸示肾上腺髓质。

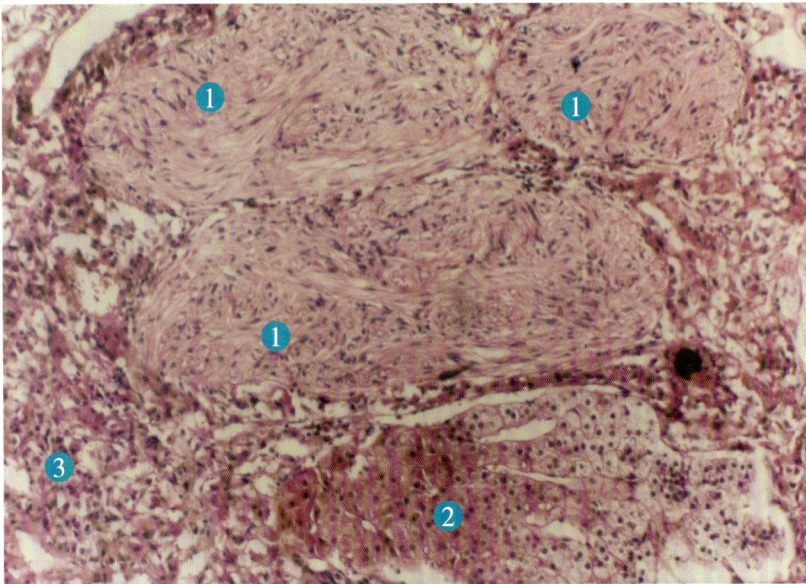

■ 图1-169 人肾上腺平滑肌细胞-皮质细胞演化系（2）

苏木素-伊红染色 ×100

❶示不同形状的平滑肌团；❷示皮质环区的皮质小叶；❸示肾上腺髓质。

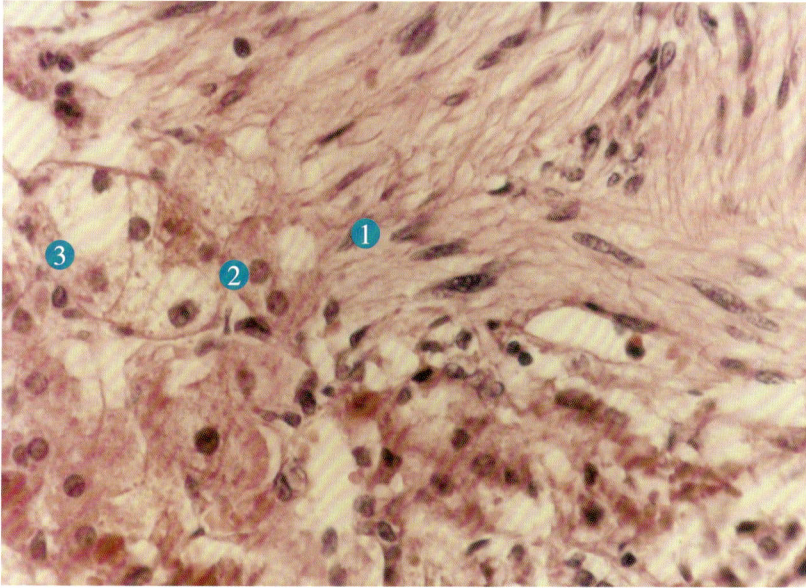

■ 图1-170　人肾上腺平滑肌细胞-皮质细胞演化系（3）
苏木素-伊红染色　×400
❶示平滑肌细胞束；❷示过渡性细胞；❸示皮质环区皮质细胞。

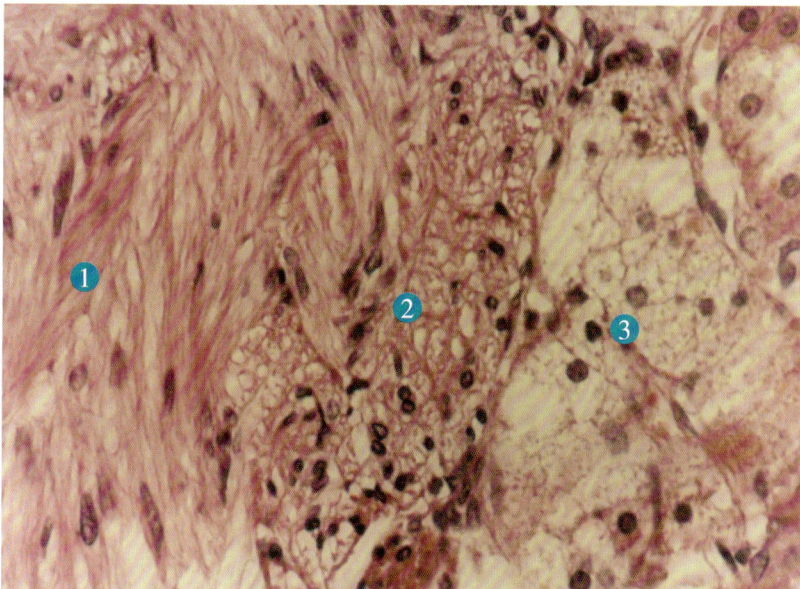

■ 图1-171　人肾上腺平滑肌细胞-皮质细胞演化系（4）
苏木素-伊红染色　×400
❶示平滑肌细胞团；❷示平滑肌细胞逐步泡沫化；❸示皮质环区球状带泡沫样细胞。

**4. 干细胞巢–髓质细胞演化途径**    在中央静脉周围也可见干细胞巢，演化形成髓质细胞（图1-172），其干细胞也可能由血源性干细胞经纤维细胞团细胞演化而来。

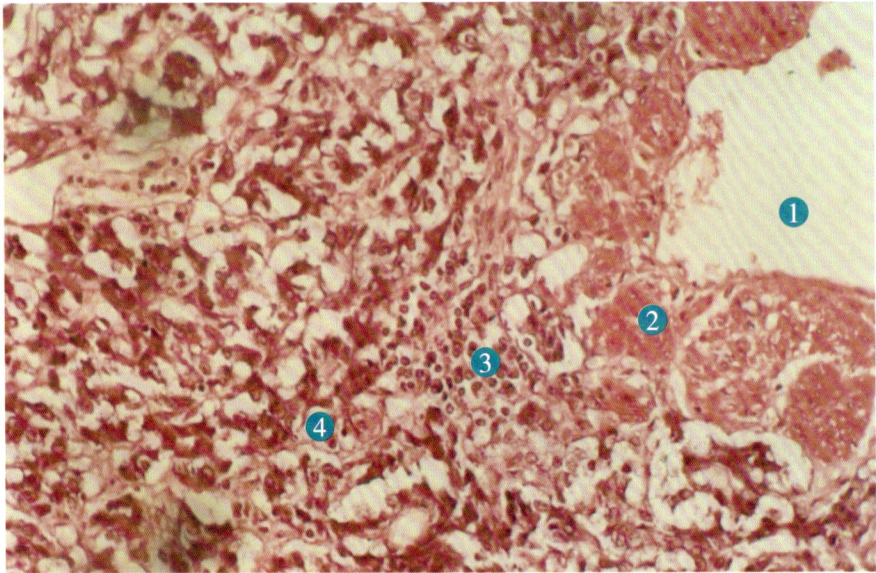

■ **图1-172    人肾上腺髓质干细胞巢–髓质细胞演化系**
苏木素–伊红染色    ×200
❶示中央静脉；❷示纤维细胞团；❸示干细胞巢；❹示髓质细胞。

**5. 类神经束细胞–髓质细胞演化途径**    血源性干细胞外移后逐步演化为类神经束（图1-173），类神经束的另一端经过渡类型细胞演化形成髓质细胞（图1-174），也可从类神经束的侧方细胞分离，经过渡性细胞演化成为髓质细胞（图1-175、图1-176）。

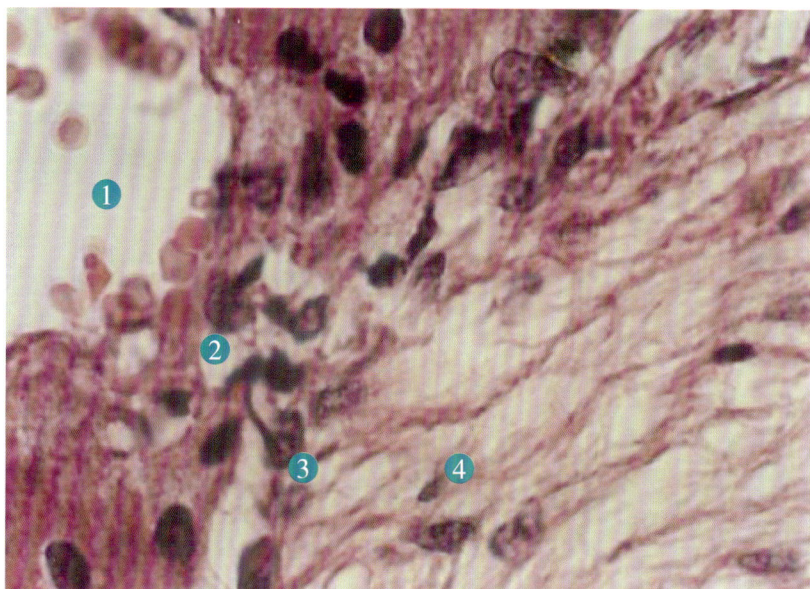

■ 图1-173　人肾上腺类神经束细胞-髓质细胞演化系（1）

苏木素-伊红染色　×1 000

❶示中央静脉；❷示外迁干细胞；❸示过渡性细胞；❹示类神经束细胞。

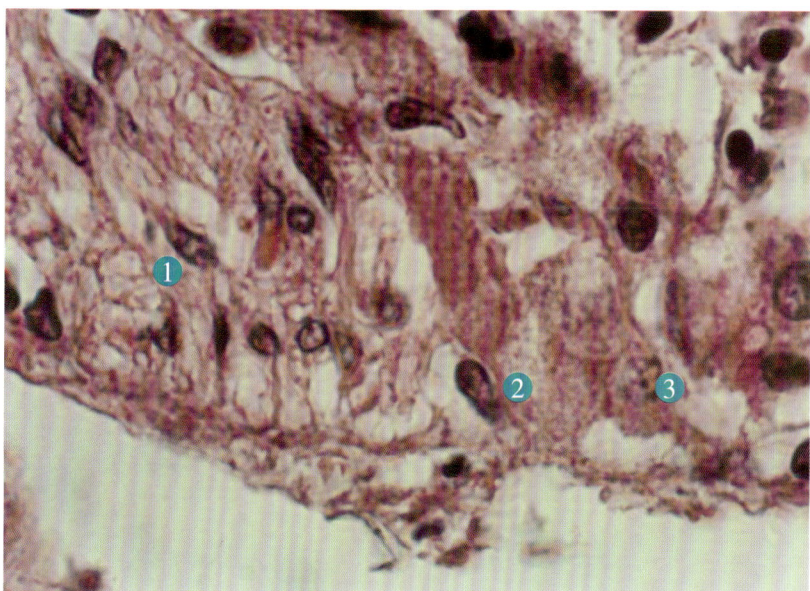

■ 图1-174　人肾上腺类神经束细胞-髓质细胞演化系（2）

苏木素-伊红染色　×1 000

❶示类神经束细胞；❷示过渡性细胞；❸示髓质细胞。

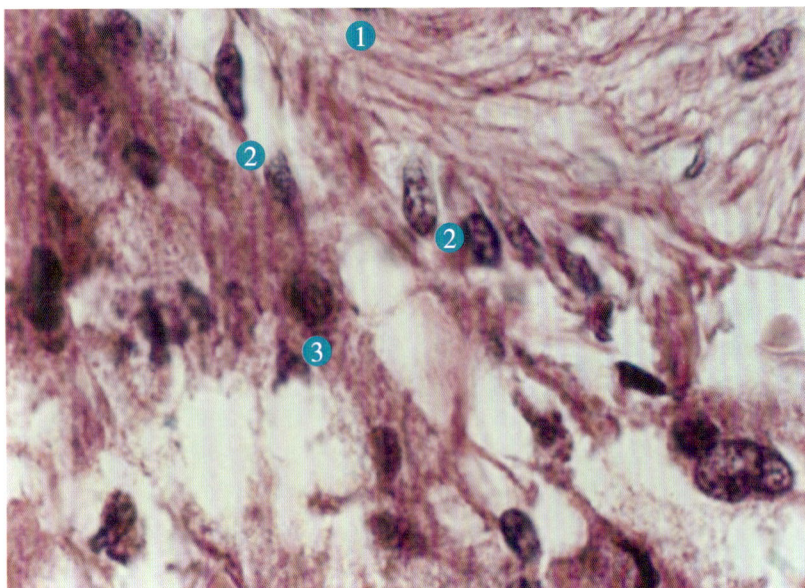

■ 图1-175　人肾上腺类神经束细胞-髓质细胞演化系（3）
苏木素-伊红染色　×1 000
❶示类神经束细胞；❷示过渡性细胞；❸示髓质细胞。

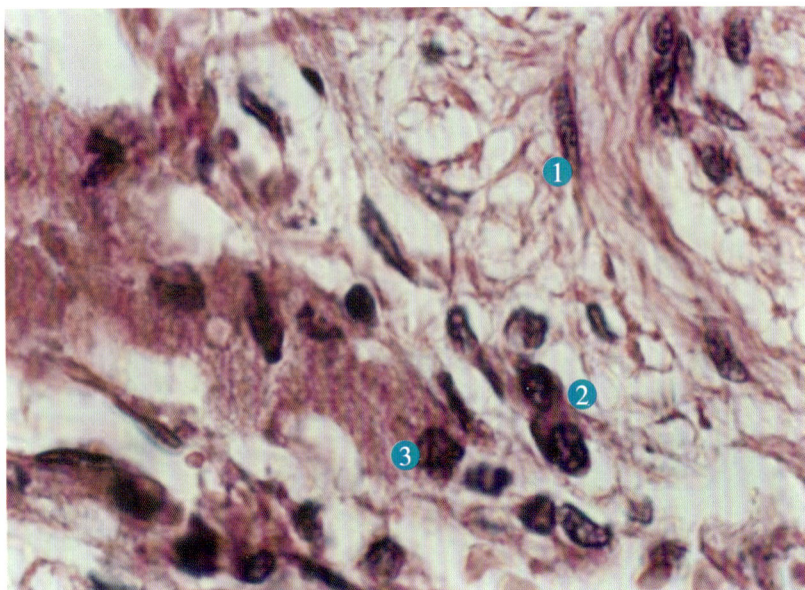

■ 图1-176　人肾上腺类神经束细胞-髓质细胞演化系（4）
苏木素-伊红染色　×1 000
❶示类神经束细胞；❷示过渡性细胞；❸示髓质细胞。

## 小　结

　　比较研究人和多种哺乳动物肾上腺组织动力学，发现不同种属动物肾上腺组织动力学存在普遍规律性，但又各有特点。被膜是肾上腺的有机组成部分，是皮质细胞的发生来源，被膜细胞与皮质细胞属于同一的被膜细胞-皮质细胞演化系。被膜细胞显示从外层长梭形细胞向内层椭圆形细胞的演化序；内层被膜细胞依次演化形成球状带细胞、束状带细胞和网状带细胞。球状带属于皮质生发带，束状带为成熟带，网状带是皮质细胞死亡带。演化全程均有细胞分裂增生和细胞死亡。

　　皮质细胞演化是在以肾上腺髓质为中心的肾上腺组织场诱导下皮质细胞增殖、皮质细胞表型特征演变和位置下移同时进行的。受动物种属、性别、年龄和生理状况影响的细胞增殖、细胞表型特征的演变和逐步向心性推移的三者的不同组合，导致肾上腺皮质结构模式的多样性。猴肾上腺因髓质能及时清除网状带衰亡细胞，皮质细胞下移平顺，三者协调较好，皮质演化带清楚；人肾上腺髓质对皮质网状带衰亡细胞的清除作用较弱，皮质细胞下移落后于细胞特征演变，故皮质细胞成熟线（面）外移，致使人皮质球状带显示束状带成熟皮质细胞特征；狗肾上腺髓质的清除作用最弱，细胞下移进程受阻，致皮质球状带与网状带细胞拥挤叠摆，限制细胞能动性，出现较多濒危分裂象。同时成熟线（面）更加外移，导致被膜皮质结节形成；大白鼠肾上腺被膜细胞演化进程中和被膜细胞演化形成皮质细胞过程中有大量的细胞损耗，故有透明细胞-皮质细胞演化系对被膜细胞-皮质细胞演化系起补充、代偿和改建作用。

多种哺乳动物肾上腺髓质组织动力学比较研究结果表明，交感神经节细胞-髓质细胞演化系、神经束细胞-髓质细胞演化系、干细胞巢-髓质细胞演化系是哺乳动物肾上腺髓质细胞的共同来源途径。但动物种属、性别、年龄和生理状况影响不同途径的强弱。猴肾上腺髓质的交感神经节细胞-髓质细胞演化系最强势，人肾上腺髓质的交感神经节细胞-髓质细胞演化系次之，狗、鼠肾上腺髓质交感神经节细胞-髓质细胞演化系较弱；猴肾上腺髓质的神经束细胞-髓质细胞演化系也较明显，人、狗、鼠肾上腺髓质的神经束细胞-髓质细胞演化系较弱；而干细胞巢-髓质细胞演化系是正常各种动物与人肾上腺髓质细胞的补充来源。

不同动物与人肾上腺髓质又有各自优势的特殊演化现象，如人肾上腺血源性及血管源性髓质细胞演化较明显，猴的髓质小体，狗肾上腺的髓质改建和静脉陷阱，尽管有不同程度的普遍性，但要了解其细节，观察该现象的模型动物是最佳选择。

皮质和髓质是肾上腺相互关联的两部分。在皮质与髓质交界处可见二者相互嵌插，常见演化龄较低的髓质细胞对皮质细胞的侵蚀作用。但在人和鼠肾上腺可见皮质细胞与髓质细胞同源演化现象。这说明肾上腺皮质与髓质分别有皮质亚组织场和髓质亚组织场，不管是神经束细胞，还是血源性与血管源干细胞或透明细胞，均可在不同亚组织场中分别演化形成皮质细胞或髓质细胞。

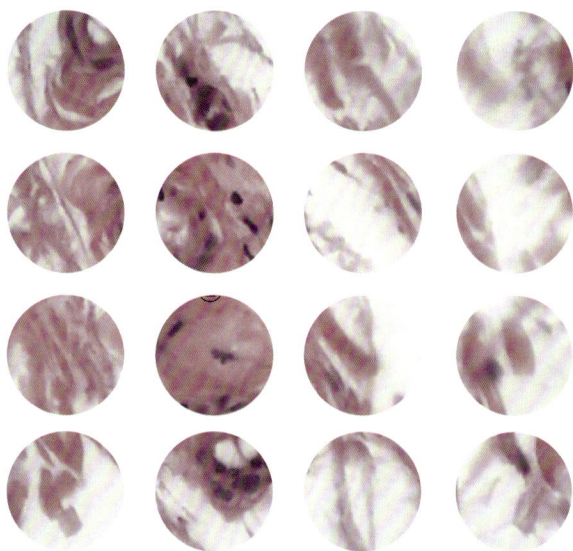

# 第二章
# 脑垂体组织动力学

    显微解剖学将脑垂体分为神经垂体和腺垂体两部分。神经垂体又分为神经部和漏斗两部分，漏斗与下丘脑相连。腺垂体又分为远侧部、中间部及结节部三部分。结节部围在漏斗部周围，合称垂体茎。

# 第一节 人脑垂体组织动力学

## 一、人脑垂体远侧部细胞动力学

细胞动力学研究的是细胞增生到衰亡的细胞过程及其规律，是组织动力学的基础。远侧部是腺垂体的主体，处于脑垂体组织场核心。故研究脑垂体组织动力学首先是研究远侧部腺细胞的动力学过程。本节描述常规标本、特殊染色标本及免疫组化标本上观察到的不同物种远侧部腺细胞的直接分裂与细胞衰亡。

### （一）远侧部腺细胞增生

远侧部腺细胞不断进行细胞更新，故必有细胞增生。在常规染色标本、特殊染色标本及免疫组化标本上均观察到远侧部腺细胞的直接分裂象。

1. **Masson染色标本观察** 在人脑垂体远侧部的Masson染色的标本上明显可见嫌色细胞的横隔式直接分裂象（图2-1~图2-3），也可见到嗜酸性细胞横隔式直接分裂象（图2-4）和晚期嗜碱性细胞横裂式直接分裂象（图2-5）。

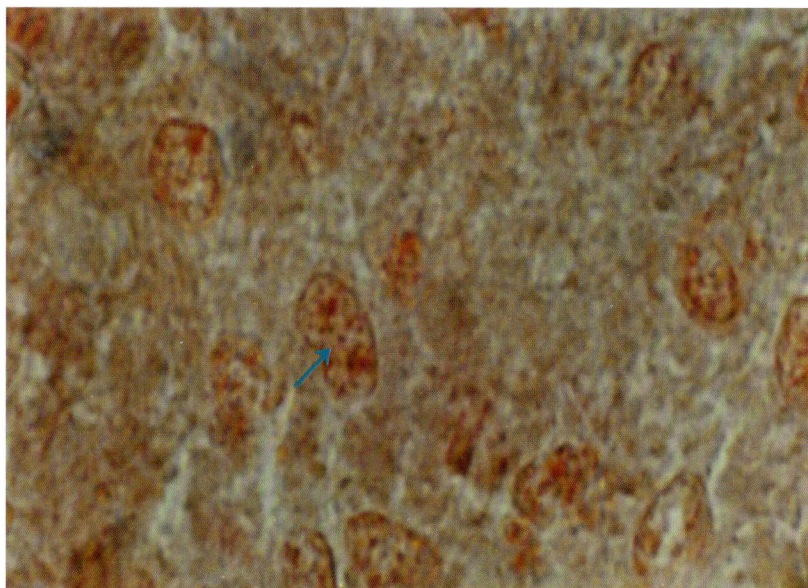

■ 图2-1 人脑垂体远侧部嫌色细胞直接分裂（1）

Masson染色 ×1 000

示人脑垂体远侧部嫌色细胞早期横隔式直接分裂。

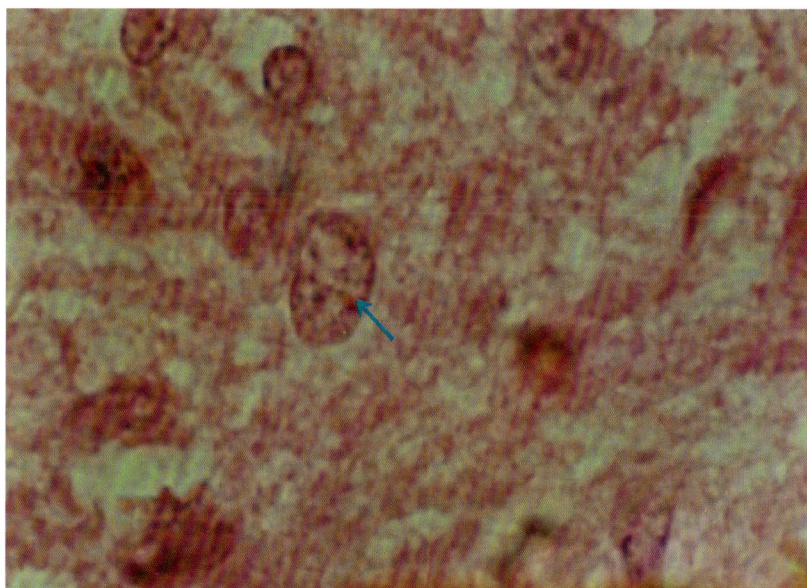

■ 图2-2 人脑垂体远侧部嫌色细胞直接分裂（2）

Masson染色 ×1 000

示人脑垂体远侧部嫌色细胞早期横隔式直接分裂。

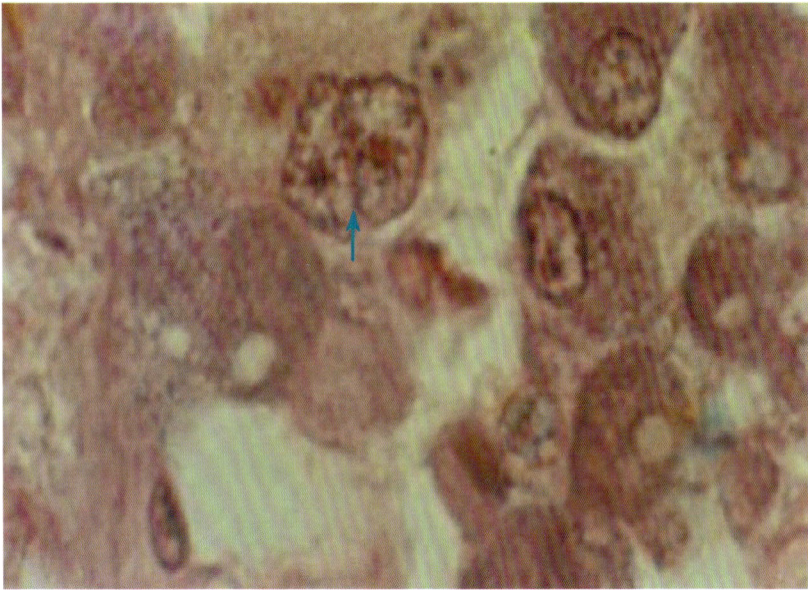

**■ 图2-3　人脑垂体远侧部嫌色细胞直接分裂（3）**

Masson染色　×1 000

↑ 示人脑垂体远侧部嫌色细胞中期横隔式直接分裂。

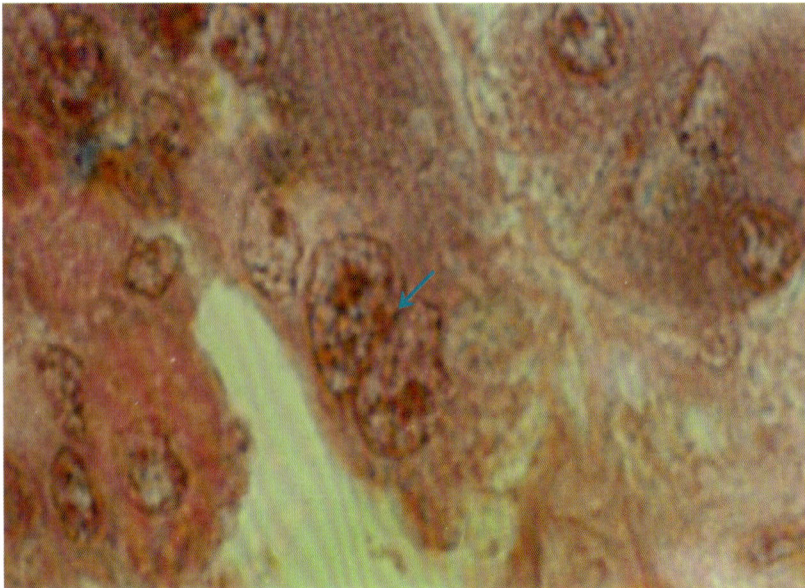

**■ 图2-4　人脑垂体远侧部嗜酸性细胞直接分裂**

Masson染色　×1 000

↙ 示人脑垂体远侧部弱嗜酸性细胞晚中期横隔式直接分裂。

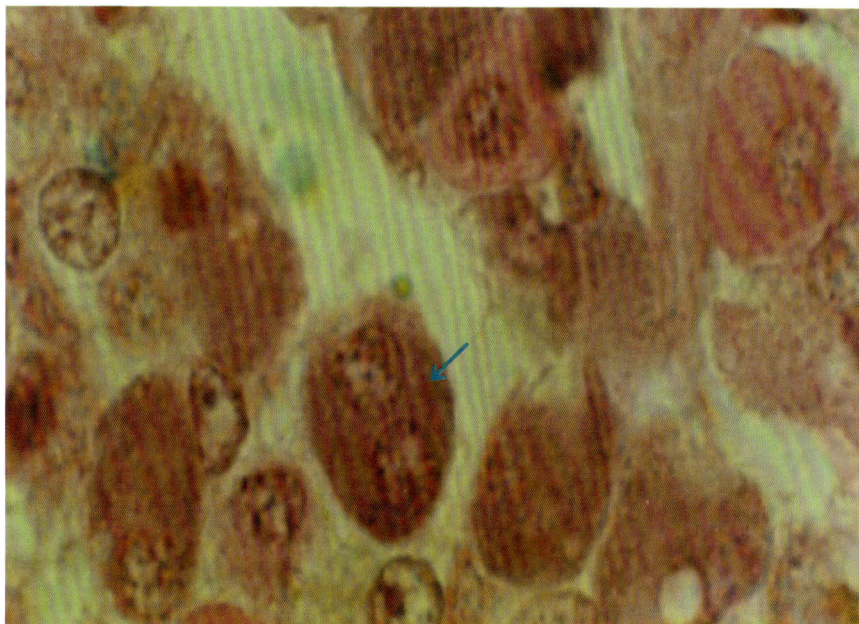

■ 图2-5　人脑垂体远侧部嗜碱性细胞直接分裂

Masson染色　×1 000

示人脑垂体远侧部嗜碱性细胞晚期横裂式直接分裂。

2．Mallory染色标本观察　在人脑垂体远侧部的Mallory染色标本上也可见到嗜酸性细胞横缢型直接分裂象（图2-6）及嗜碱性细胞横隔式直接分裂象（图2-7）。

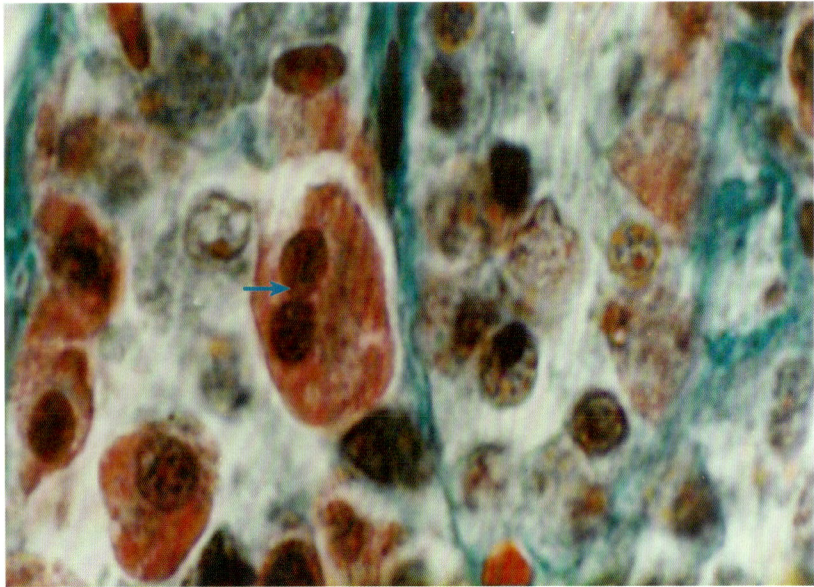

**■ 图2-6　人脑垂体远侧部嗜酸性细胞直接分裂**

Mallory染色　×1 000

→ 示人脑垂体远侧部嗜酸性细胞中期横缢型直接分裂。

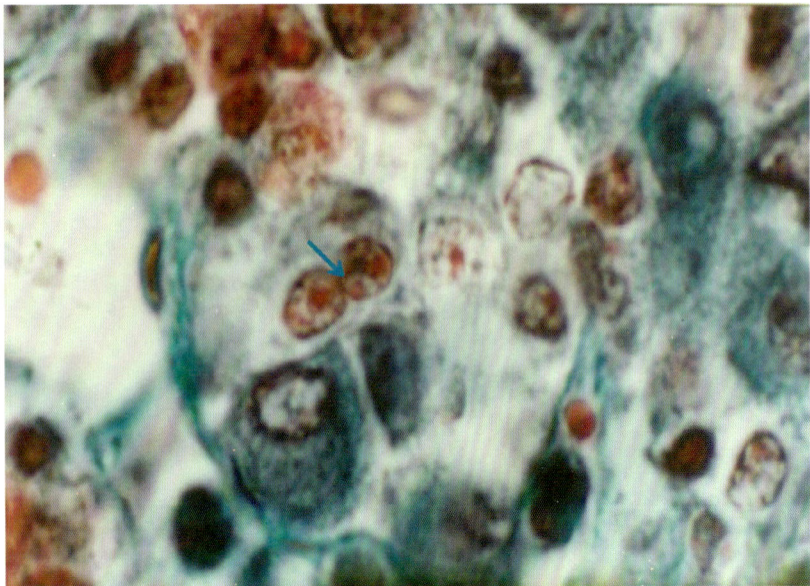

**■ 图2-7　人脑垂体远侧部嗜碱性细胞直接分裂**

Mallory染色　×1 000

示人脑垂体远侧部弱嗜碱性细胞中期横裂式直接分裂。

**3.PCNA染色标本观察**　PCNA是检测细胞增生的免疫组织化学方法，在大白鼠垂体远侧部可见PCNA阳性腺细胞核（图2-8、图2-9），甚至见到不同阶段的横隔式（图2-10~图2-12）与不对称性横缢型（图2-13、图2-14）细胞直接分裂象。

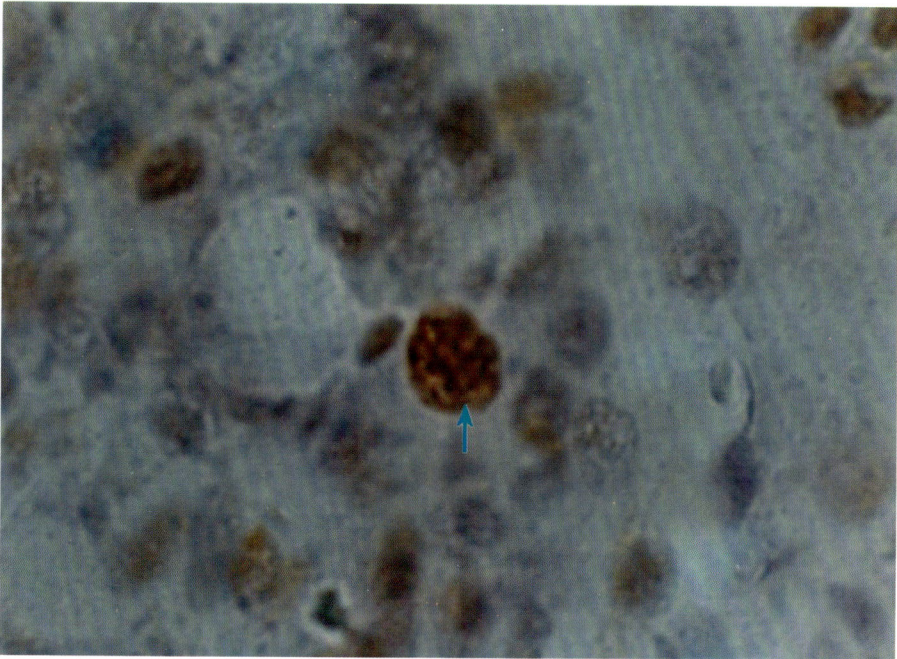

■ **图2-8　大白鼠脑垂体远侧部腺细胞增生（1）**

PCNA　×1 000

↑ 示大白鼠脑垂体远侧部一个PCNA阳性腺细胞核。

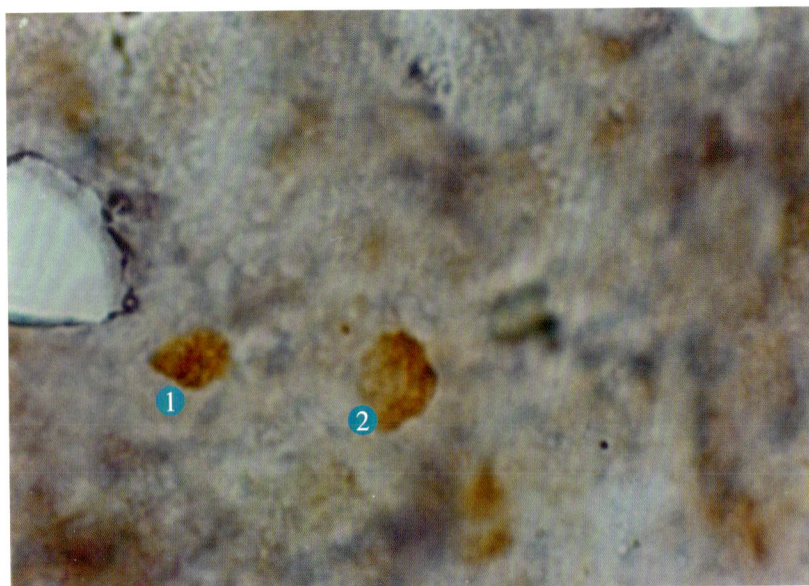

■ 图2-9 大白鼠脑垂体远侧部腺细胞增生（2）

PCNA ×1 000

①和②示大白鼠脑垂体远侧部两个PCNA阳性腺细胞核。

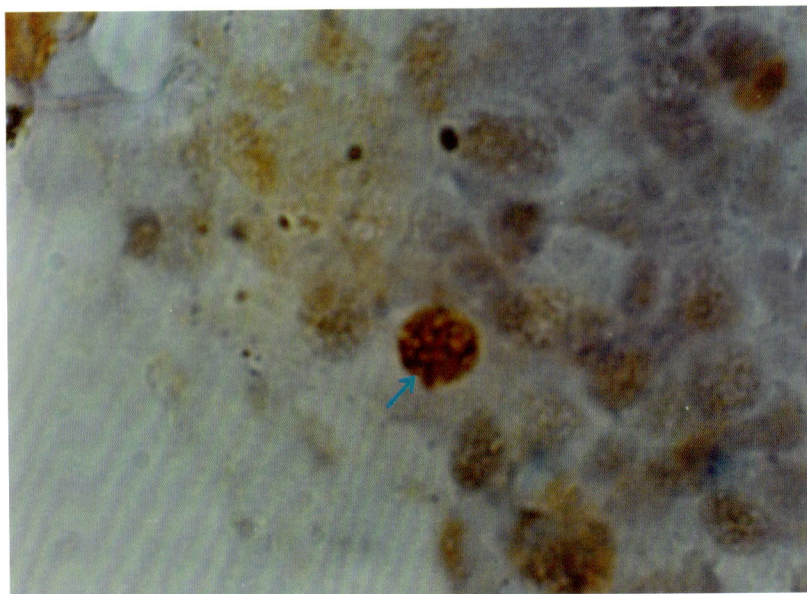

■ 图2-10 大白鼠脑垂体远侧部腺细胞增生（3）

PCNA ×1 000

↗ 示大白鼠脑垂体远侧部一个直接分裂中的PCNA阳性腺细胞核。

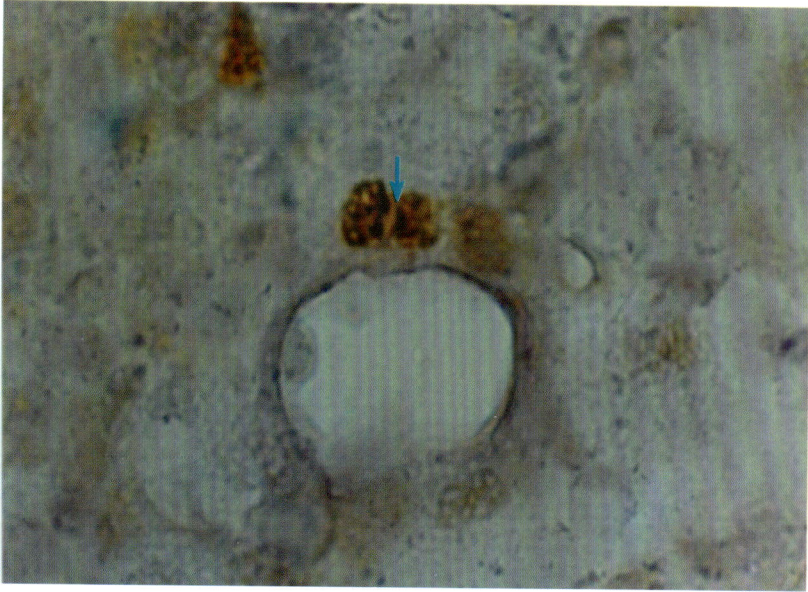

■ **图2-11　大白鼠脑垂体远侧部腺细胞直接分裂（1）**

PCNA　×1 000

↓ 示大白鼠脑垂体远侧部一个处于直接分裂晚期的PCNA阳性腺细胞核。

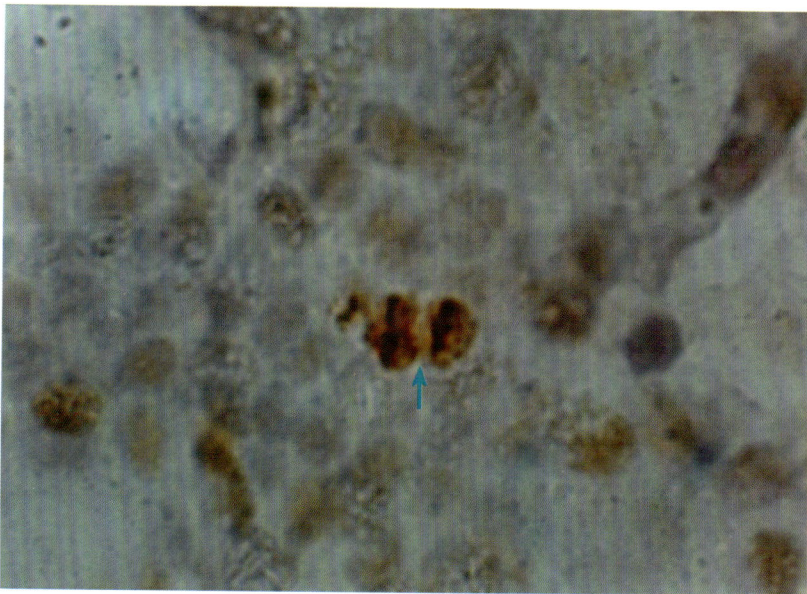

■ **图2-12　大白鼠脑垂体远侧部腺细胞直接分裂（2）**

PCNA　×1 000

↑ 示大白鼠脑垂体远侧部一个处于直接分裂晚期，但仍有核物质相连的PCNA阳性腺细胞核。

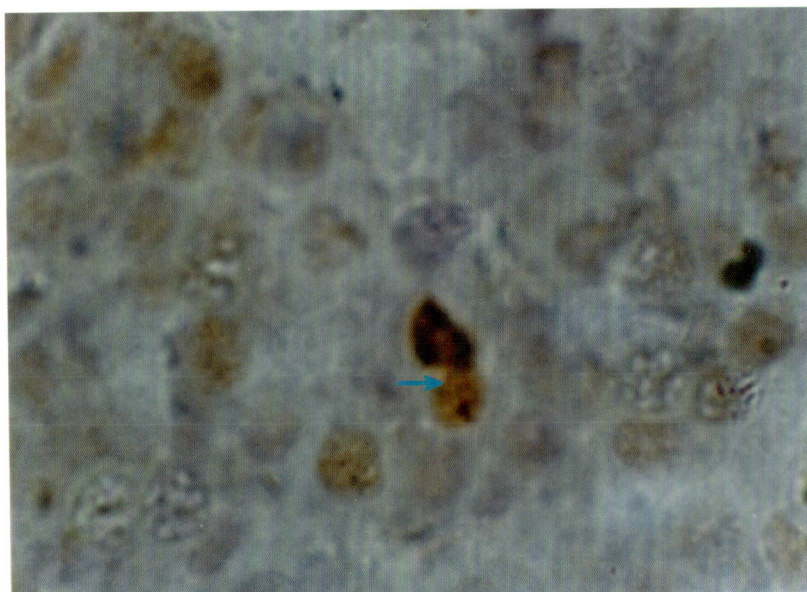

■ 图2-13　大白鼠脑垂体远侧部腺细胞直接分裂（3）

PCNA　×1 000

→ 示大白鼠脑垂体远侧部正在不对称直接分裂的PCNA阳性腺细胞核。

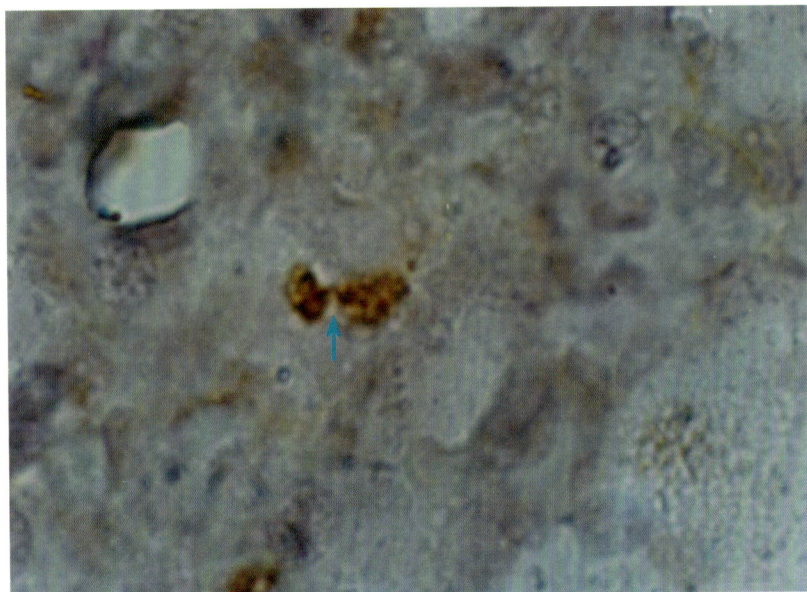

■ 图2-14　大白鼠脑垂体远侧部腺细胞直接分裂（4）

PCNA　×1 000

↑ 示大白鼠脑垂体远侧部处于不对称直接分裂晚期的PCNA阳性腺细胞核。

## （二）远侧部腺细胞衰亡

在常规染色标本上很容易观察到远侧部腺细胞核固缩（图2-15、图2-16）和细胞溶解（图2-17、图2-18）。

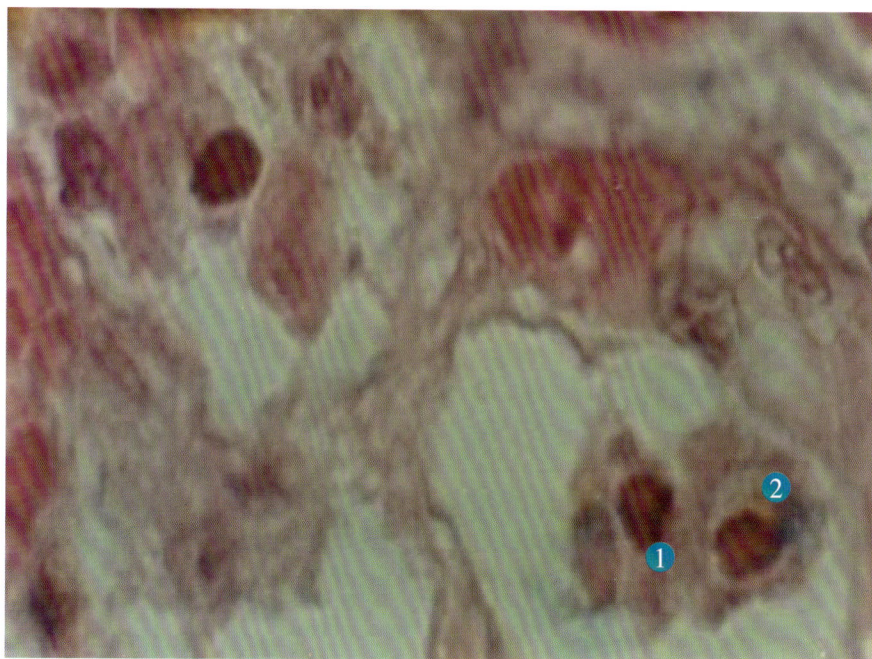

■ 图2-15　人脑垂体远侧部腺细胞衰亡（1）

Masson染色　×1 000

❶和❷示人脑垂体远侧部两个腺细胞不同程度核固缩。

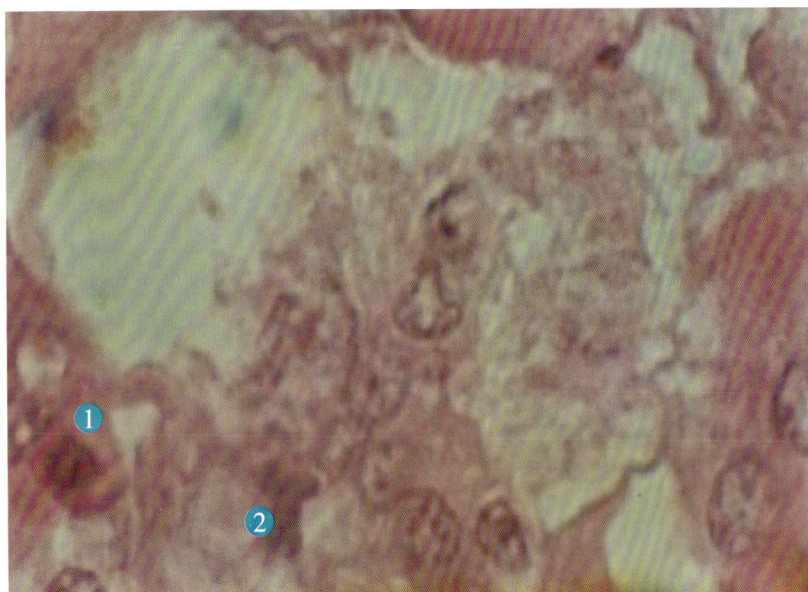

■ 图2-16 人脑垂体远侧部腺细胞衰亡（2）

Masson染色 ×1 000

❶和❷示人脑垂体远侧部两个腺细胞不同程度核固缩。

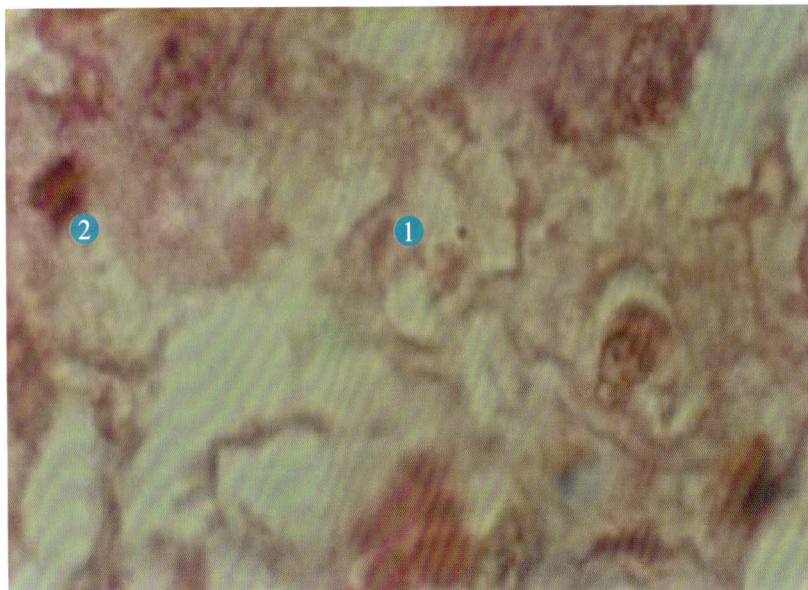

■ 图2-17 人脑垂体远侧部腺细胞衰亡（3）

Masson染色 ×1 000

❶和❷示人脑垂体远侧部两个腺细胞不同程度核溶解。

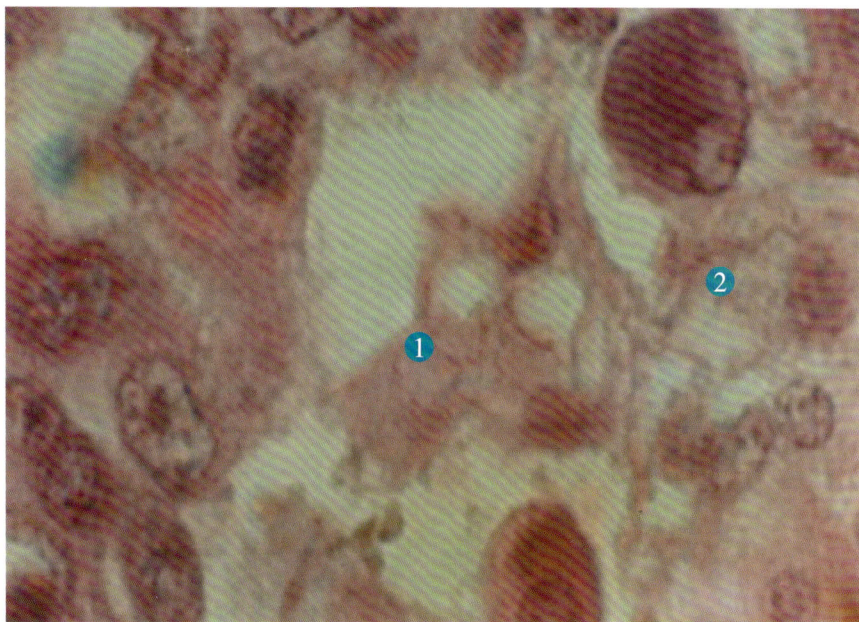

**■ 图2-18　人脑垂体远侧部腺细胞衰亡（4）**

Masson染色　×1 000

**❶**和**❷**示人脑垂体远侧部两个腺细胞不同程度核溶解。

## 二、人脑垂体远侧部结构动力学

在常规苏木素–伊红染色标本上，传统将远侧部腺细胞分为嗜碱性细胞、嗜酸性细胞和嫌色细胞，其中嫌色细胞涵盖尚未出现嗜色颗粒的幼稚腺细胞和失去嗜色颗粒的衰老腺细胞，容易造成概念混乱。为了更准确地描述，本卷嫌色细胞专指尚未出现嗜色颗粒的幼稚腺细胞，而失去嗜色颗粒的衰老腺细胞则命名为失色细胞。远侧部腺细胞伴随动力学过程显示其细胞表型特征的逐渐嬗变，即组成脑垂体腺细胞演化系。嫌色细胞处于最幼稚阶段，继之是嗜碱性细胞，后为嗜酸性细胞，失色细胞多已衰退。然而人脑垂体远侧部腺细胞多排列成团球状，每个细胞团就是腺垂体的基本结构单位，即腺单位（图2-19）。与远侧部腺细胞演化相对应，远侧部亚器官结构腺单位也呈现连续的渐进演变过程。深入观察可发现各个腺垂体单位细胞多少、细胞染色特点各不相同（图2-20）。嫌色性腺单位代表早期幼稚腺单位，继之为嗜碱性腺单位和嗜酸性腺单位，代表中期成熟腺单位，失色性腺单位则代表晚期衰退腺单位。

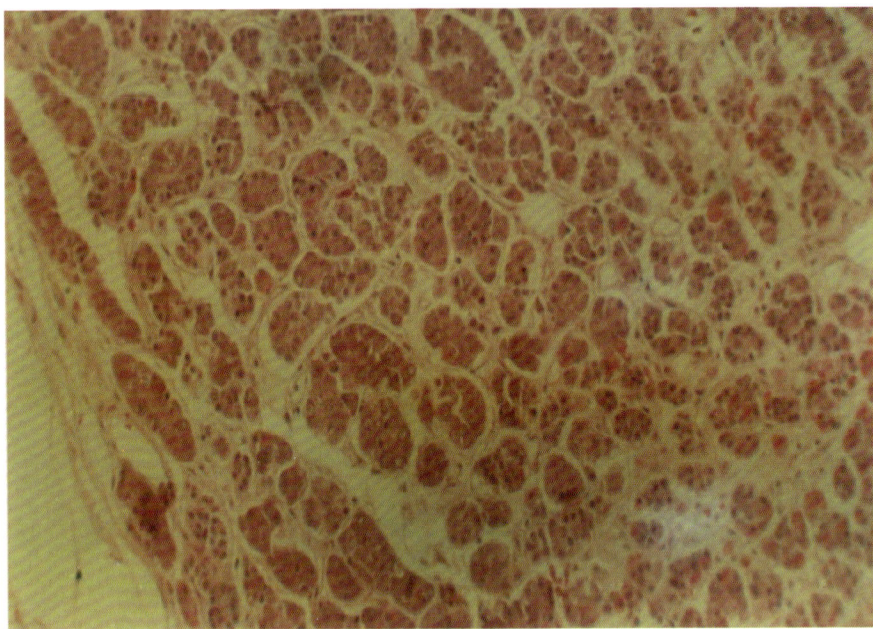

■ 图2-19 人脑垂体远侧部腺单位（1）

Masson染色 ×100

图示腺垂体的结构单位，腺细胞大多排列成大小不等的细胞团。

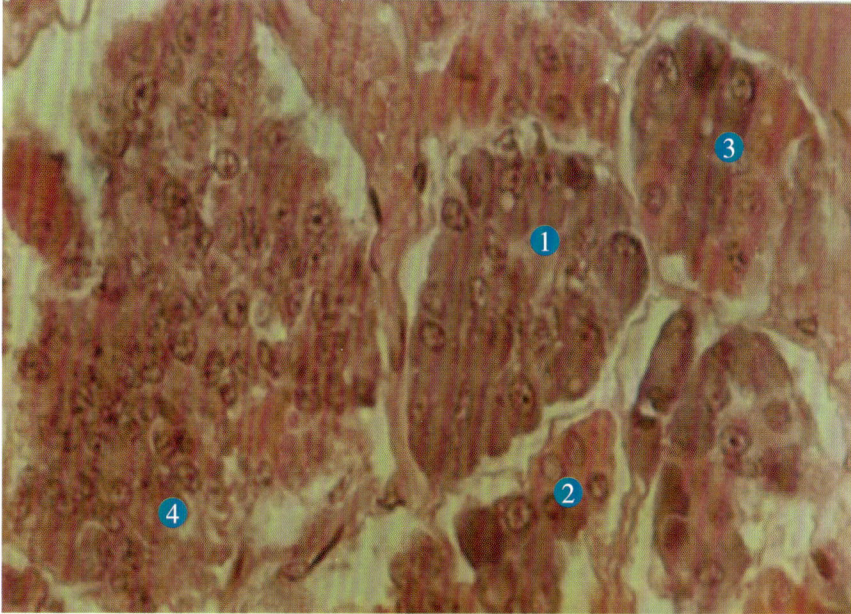

■ **图2-20　人脑垂体远侧部腺单位（2）**
Masson染色　×400
❶示嗜碱性腺单位；❷示嗜酸性腺单位；❸示混合性腺单位；
❹示嫌色性腺单位。

## （一）嫌色性腺单位阶段

嫌色性腺单位是早期最幼稚的腺单位，嫌色细胞占优势，嫌色细胞核质比较大，胞质淡染，偶尔见嗜碱性细胞（图2-21、图2-22），个别会有少数嗜酸性细胞出现（图2-23）。

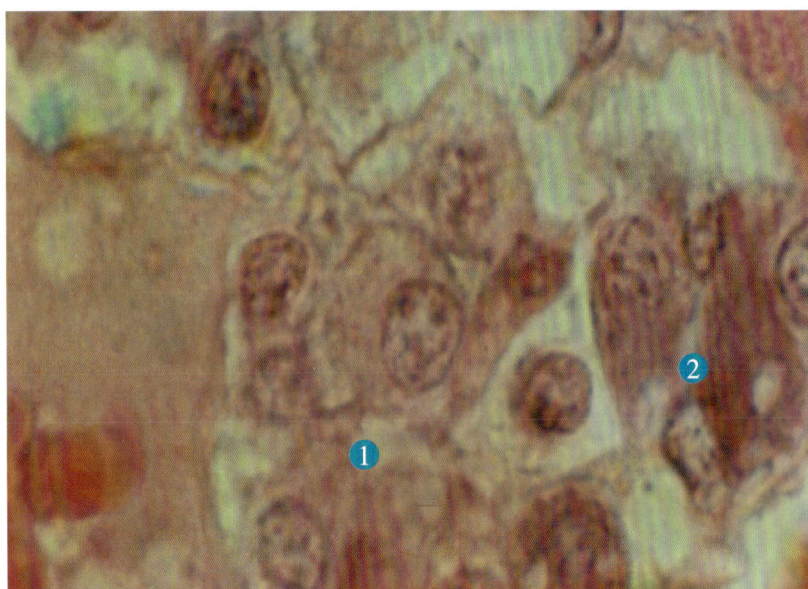

■ **图2-21 人脑垂体远侧部嫌色性腺单位（1）**

Masson染色 ×1 000

❶示较多为浅染嫌色细胞；❷示少数嗜碱性细胞。

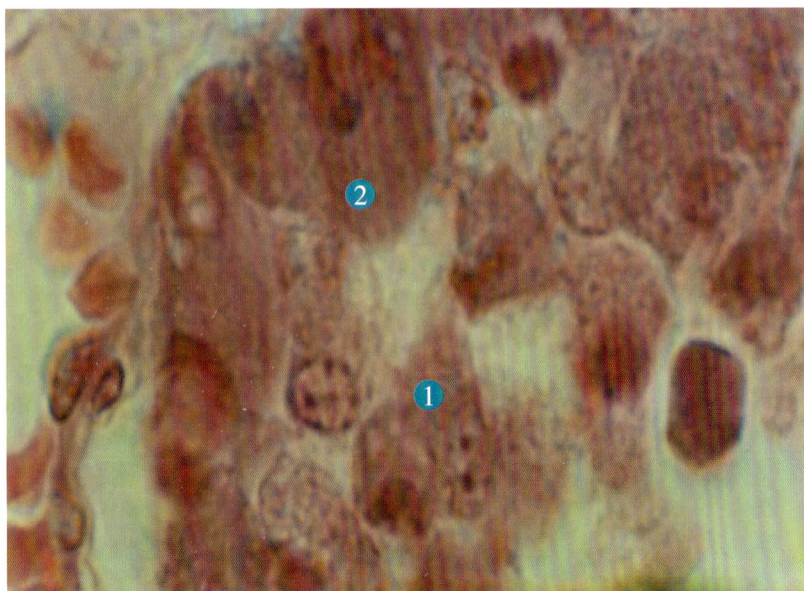

■ **图2-22 人脑垂体远侧部嫌色性腺单位（2）**

Masson染色 ×1 000

❶示较多为浅染嫌色细胞；❷示少数嗜碱性细胞。

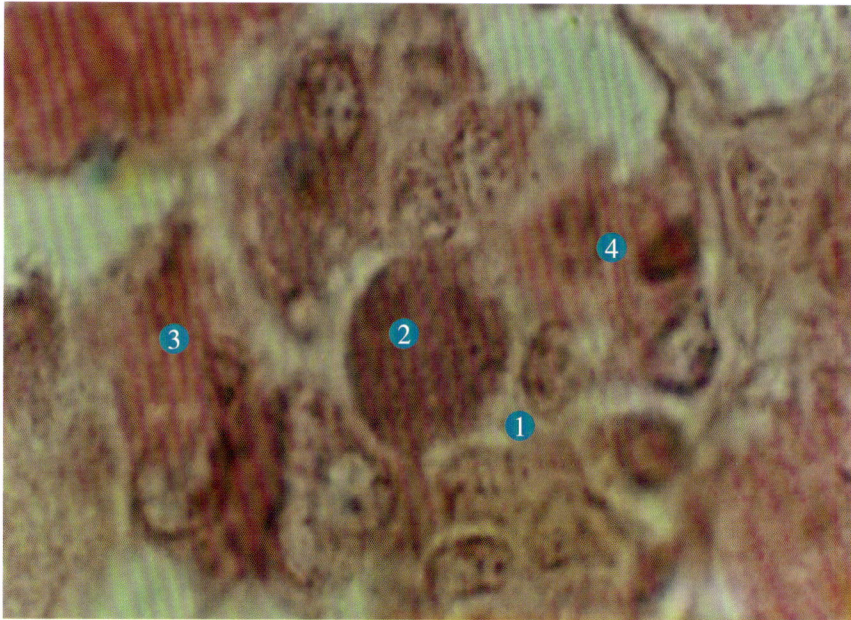

■ 图2-23　人脑垂体远侧部嫌色性腺单位（3）

Masson染色　×1 000

❶示较多嫌色细胞；❷示中央嗜碱性细胞；❸示少数嗜酸性细胞；❹示核固缩的嗜酸性细胞。

## （二）嗜碱性腺单位阶段

全为嗜碱性细胞或嗜碱性细胞占优势的腺单位。常规苏木素-伊红染色标本上，细胞大，细胞质呈蓝紫色（图2-24），在Mallory染色标本上，腺细胞多为蓝绿色（图2-25、图2-26）。继之，嗜碱性细胞可以用脱颖方式或不对称细胞分裂方式生成嗜酸性细胞，常规标本上嗜碱性腺单位内可见少数嗜酸性细胞（图2-27、图2-28）。在Mallory染色标本上，嗜碱性腺单位内也可见少数嗜酸性细胞，以及嗜酸性细胞与嗜碱性细胞的不对称分裂（图2-29）。

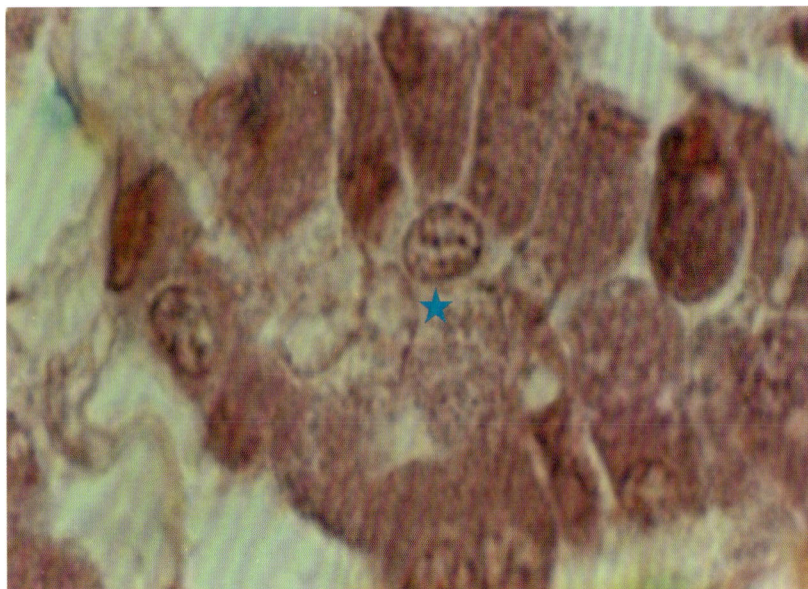

**■ 图2-24　人脑垂体远侧部嗜碱性腺单位（1）**

**Masson染色　×1 000**

★示演化早期腺单位，嗜碱性细胞为主，周边细胞嗜碱性强度不一，中央为嫌色细胞。

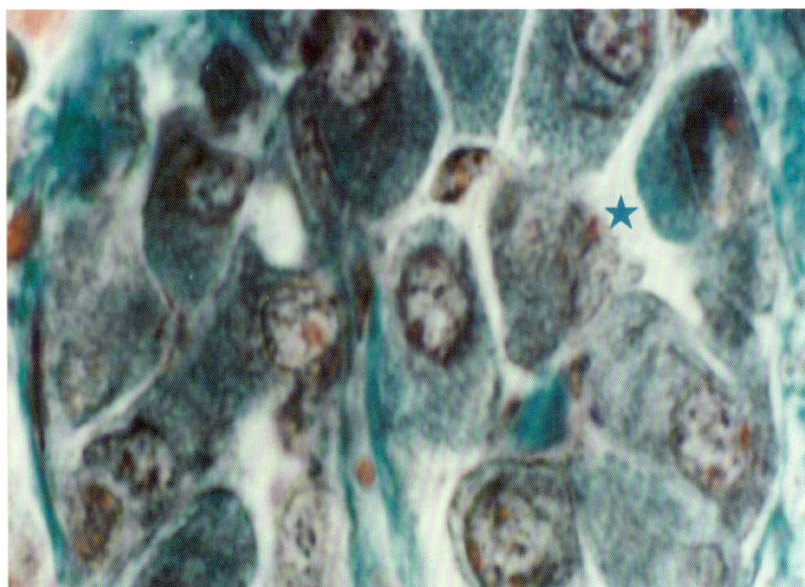

**■ 图2-25　人脑垂体远侧部嗜碱性腺单位（2）**

**Mallory染色　×1 000**

★示完全由嗜碱性细胞组成的演化早期的腺垂体单位，但腺细胞的嗜碱性强度有明显差异。

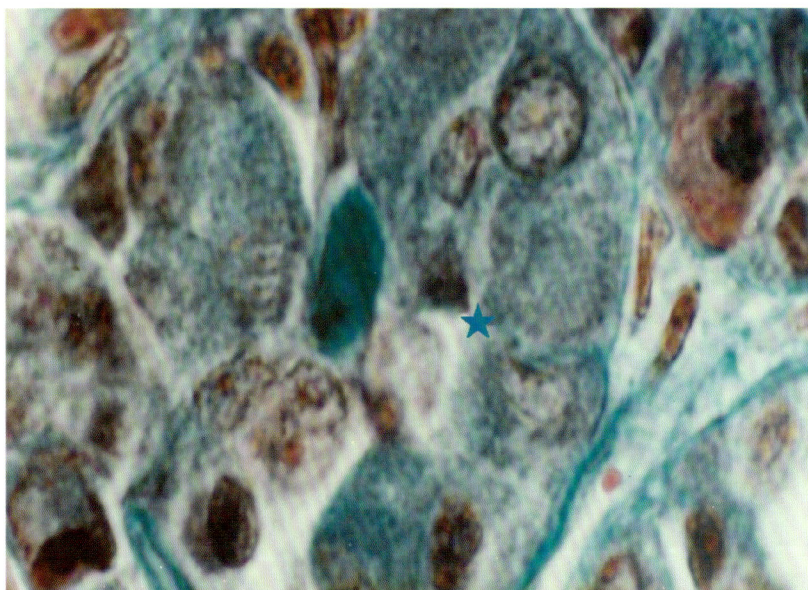

■ 图2-26 人脑垂体远侧部嗜碱性腺单位（3）

Mallory染色 ×1 000

★示嗜碱性细胞组成演化较早期的腺垂体单位，中央有少数嫌色细胞。

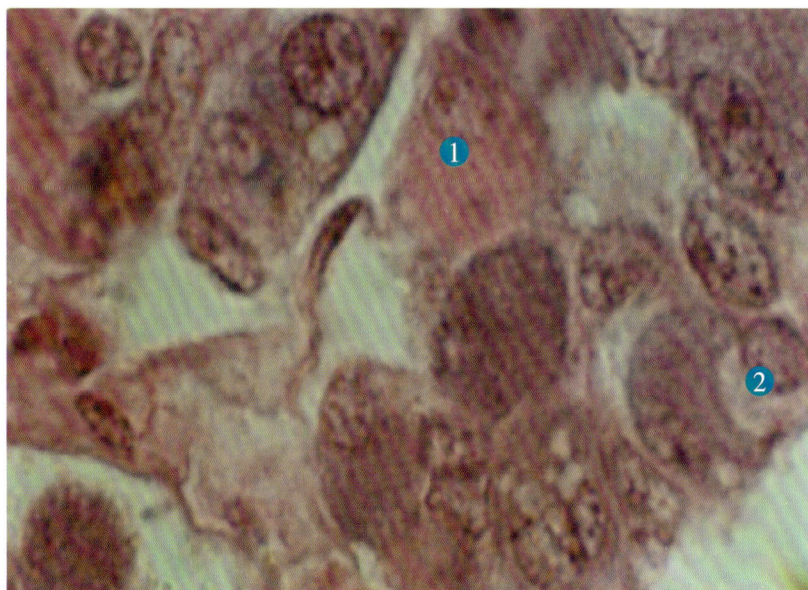

■ 图2-27 人脑垂体远侧部嗜碱性腺单位（4）

Masson染色 ×1 000

❶示嗜酸性细胞；❷示嗜碱性细胞脱颖产生一个嫌色细胞。

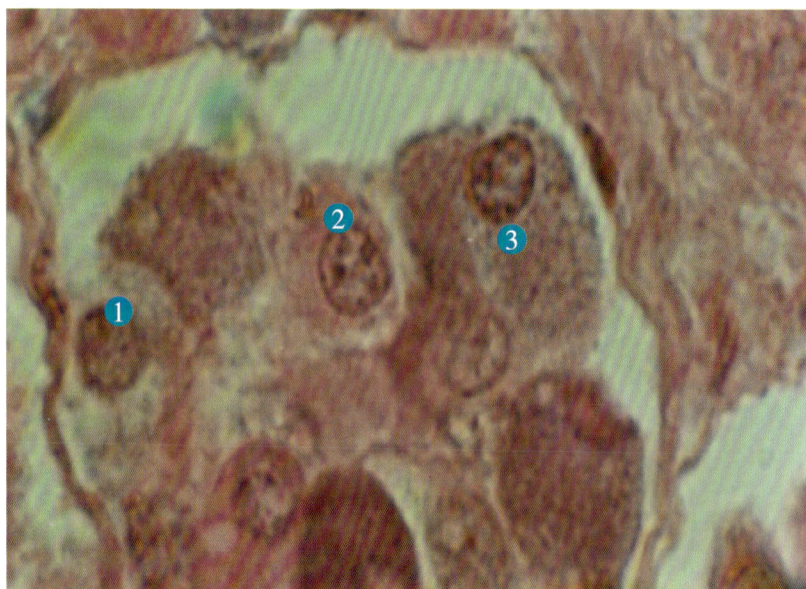

■ **图2-28　人脑垂体远侧部嗜碱性腺单位（5）**

Masson染色　×1 000

❶示嗜碱性细胞脱颖产生一个嫌色细胞；❷示嗜酸性细胞；❸示嗜碱性细胞。

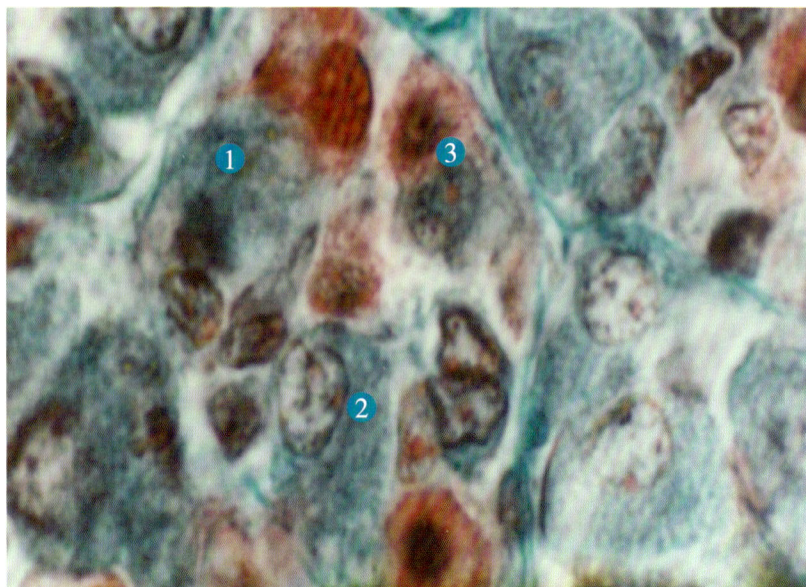

■ **图2-29　人脑垂体远侧部嗜碱性腺单位（6）**

Mallory染色　×1 000

❶和❷示嗜碱性细胞；❸示不对称分裂的嗜酸性细胞和嗜碱性细胞。

132

### （三）嗜酸性腺单位阶段

嗜酸性细胞进一步增多，加上兼有嗜酸性和嗜碱性的兼色细胞，在腺单位中占明显优势，即进入嗜酸性腺单位阶段（图2-30、图2-31），典型的嗜酸性腺单位除少数遗留的嫌色细胞外，几乎全为嗜酸性细胞（图2-32、图2-33）。嗜酸性细胞可以进行不对称细胞分裂（图2-34），因嗜酸性细胞脱去嗜酸性颗粒形成逐渐增多的失色细胞（图2-35、图2-36）。

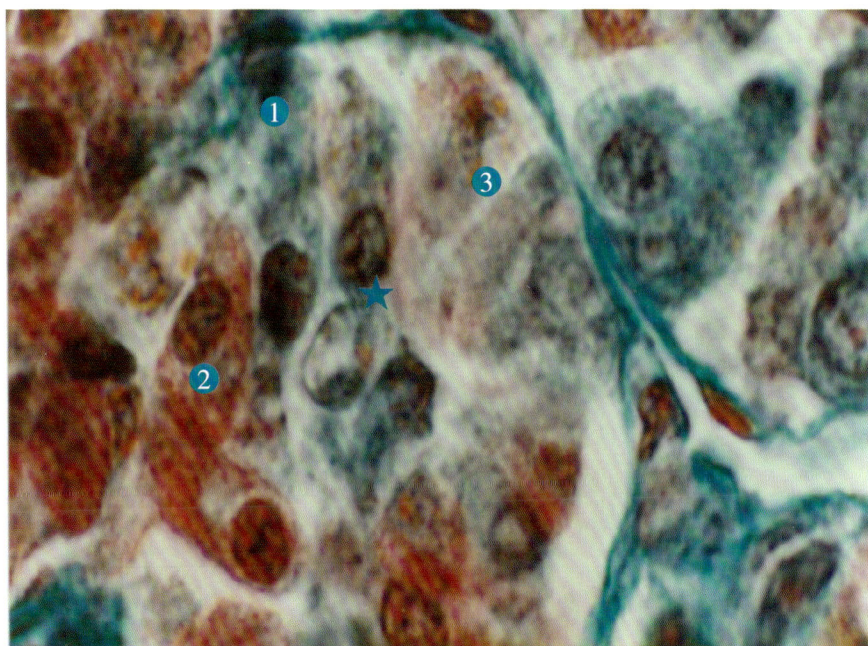

**图2-30　人脑垂体远侧部嗜酸性腺单位（1）**

Mallory染色　×1 000

★示嗜酸性腺单位。❶示嗜碱性细胞减少；❷示嗜酸性细胞较多；❸示兼色细胞。

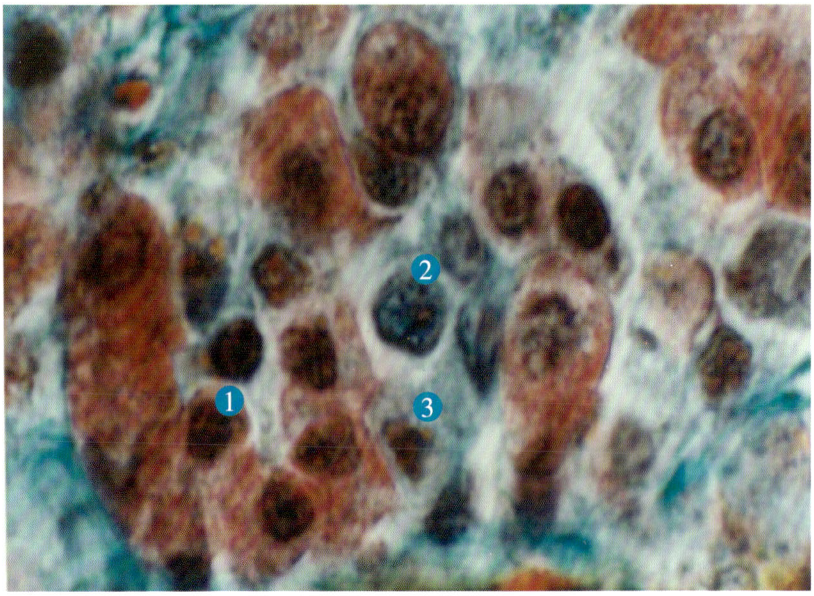

**■ 图2-31　人脑垂体远侧部嗜酸性腺单位（2）**

Mallory染色　×1 000

❶示嗜酸性细胞为主；❷示少数嗜碱性细胞；❸示细胞核固缩。

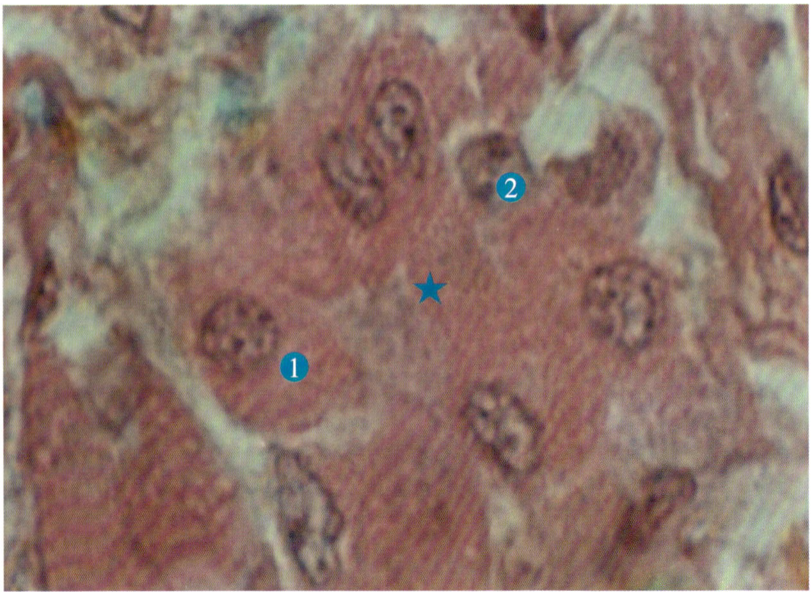

**■ 图2-32　人脑垂体远侧部嗜酸性腺单位（3）**

Masson染色　×1 000

★示嗜酸性腺单位。❶示多数嗜酸性细胞；❷示少数嫌色细胞。

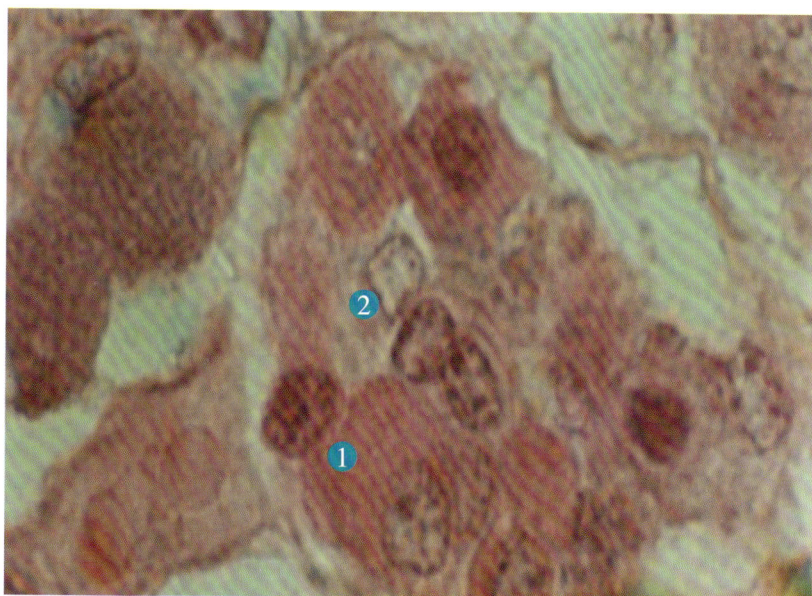

■ **图2-33　人脑垂体远侧部嗜酸性腺单位（4）**

Masson染色　×1 000

❶示嗜酸性细胞不对称分裂；❷示少数嫌色细胞。

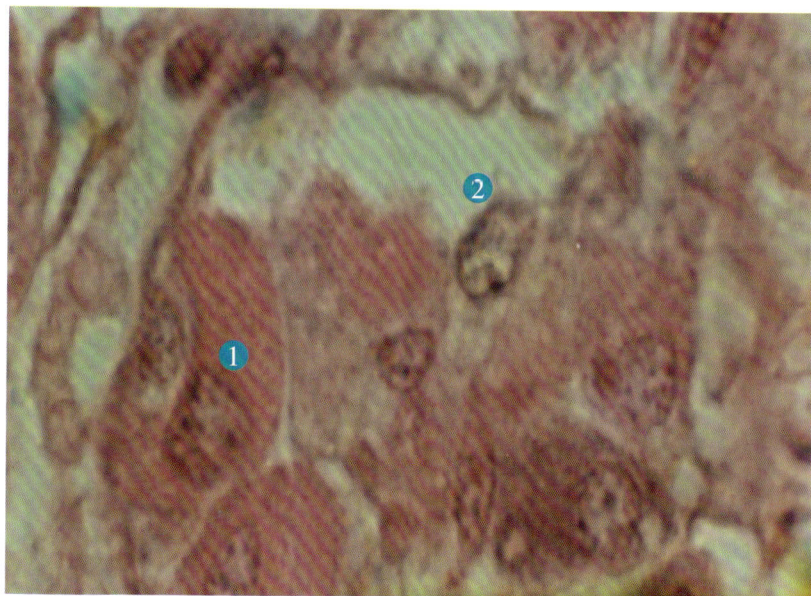

■ **图2-34　人脑垂体远侧部嗜酸性腺单位（5）**

Masson染色　×1 000

❶示嗜酸性细胞不对称分裂；❷示嫌色细胞。

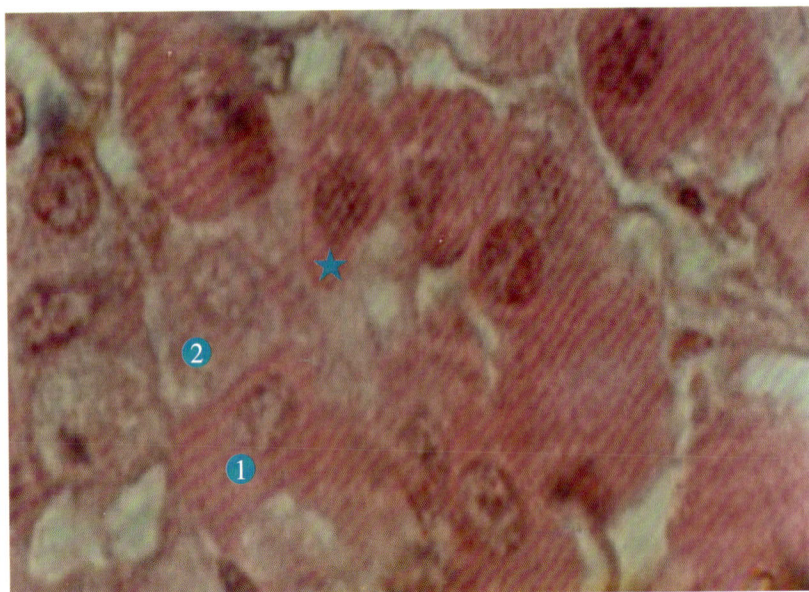

■ 图2-35　人脑垂体远侧部嗜酸性腺单位（6）

Masson染色　×1 000

★示嗜酸性腺单位。❶示嗜酸性细胞稍多；❷示少数失色细胞。

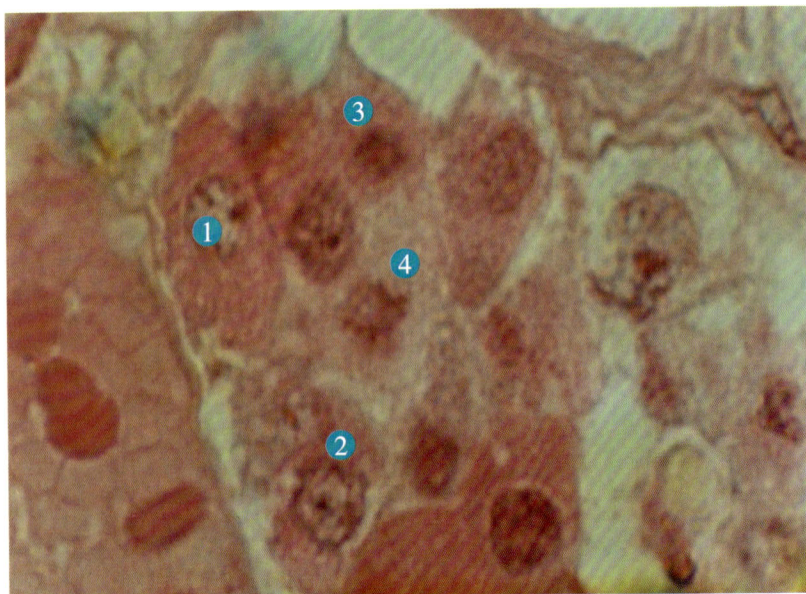

■ 图2-36　人脑垂体远侧部嗜酸性腺单位（7）

Masson染色　×1 000

❶示主要由嗜酸性细胞组成；❷示嗜酸性细胞胞质褪色，核皱缩；❸示嗜酸性细胞核固缩；❹示失色细胞。

## （四）失色性腺单位阶段

失色细胞占优势（图2-37、图2-38）或全为失色细胞（图2-39、图2-40），即失色性腺单位。这里的失色细胞指的是失去特殊染色颗粒、趋于衰亡的腺细胞，核质比较小，细胞核固缩或脱色，与前述尚未形成嗜色颗粒的幼稚嫌色细胞有明显区别。晚期失色性腺单位的腺细胞普遍出现核固缩、核溶解（图2-41），则为衰退腺单位，逐渐被溶解（图2-42、图2-43），最终消失。腺单位从嫌色性腺单位、嗜碱性腺单位、嗜酸性腺单位到失色性腺单位，是一个连续的动力学过程。

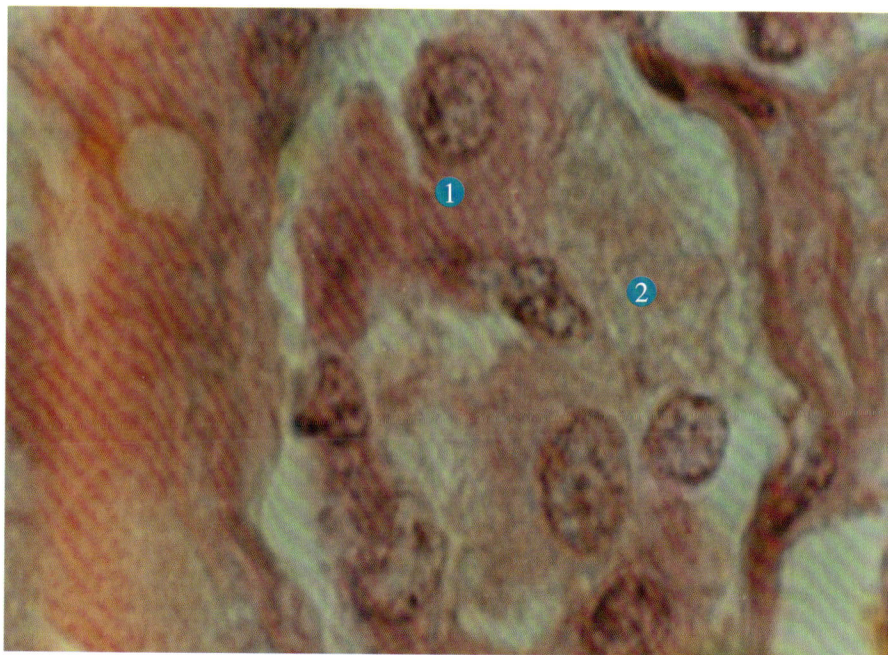

■ 图2-37　人脑垂体远侧部失色性腺单位（1）

Masson染色　×1 000

❶示少数嗜酸性细胞；❷示多数淡染失色细胞。

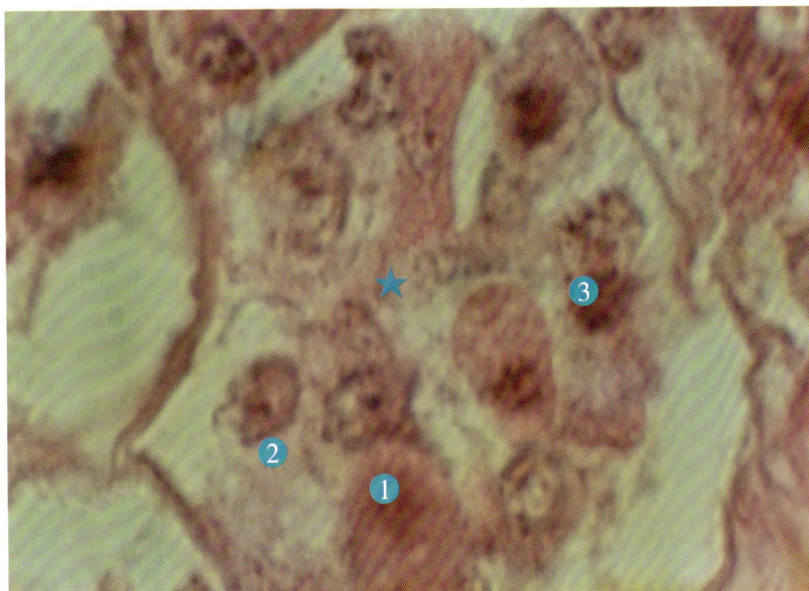

■ 图2-38　人脑垂体远侧部失色性腺单位（2）

Masson染色　×1 000

★示失色性腺单位。❶示少数嗜酸性细胞；❷示多数失色细胞；❸示核固缩。

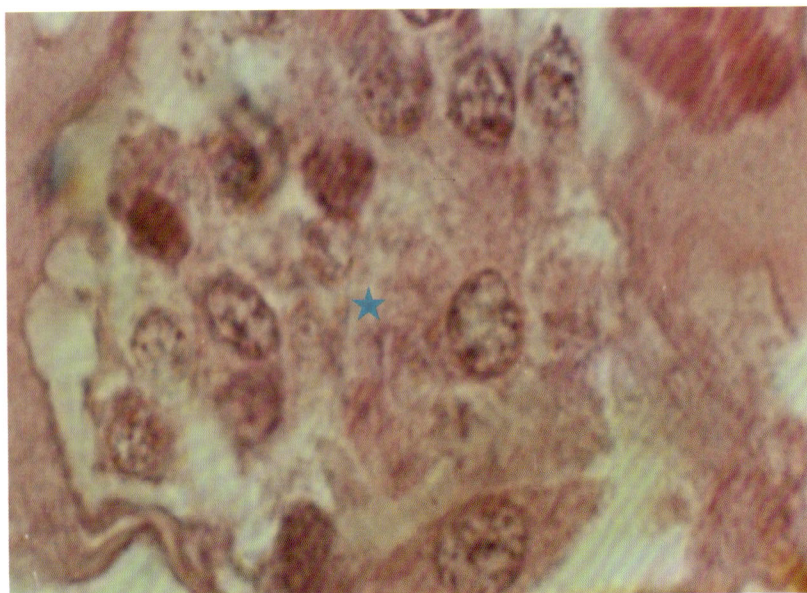

■ 图2-39　人脑垂体远侧部失色性腺单位（3）

Masson染色　×1 000

★示主要由失色细胞组成的腺单位，有较多细胞退化，核固缩。

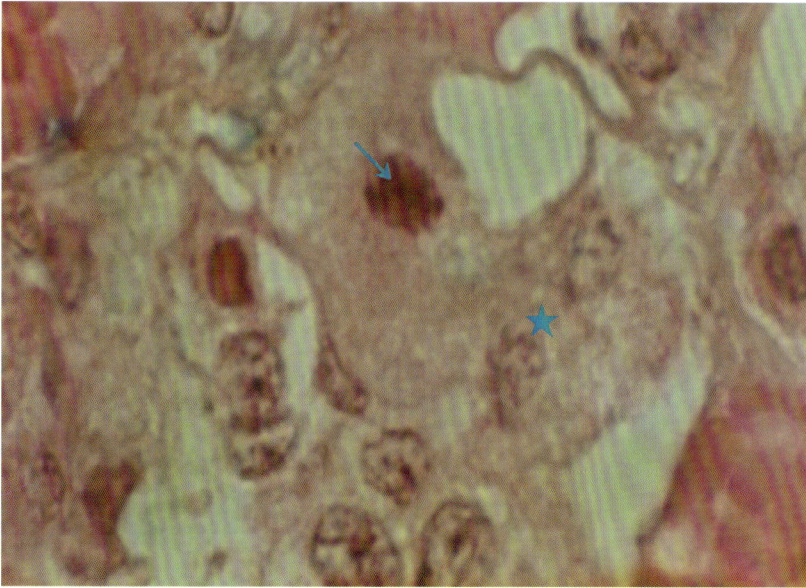

■ 图2-40　人脑垂体远侧部失色性腺单位（4）

Masson染色　×1 000

★示主要由淡染失色细胞组成的失色性腺单位。↘示细胞明显核固缩。

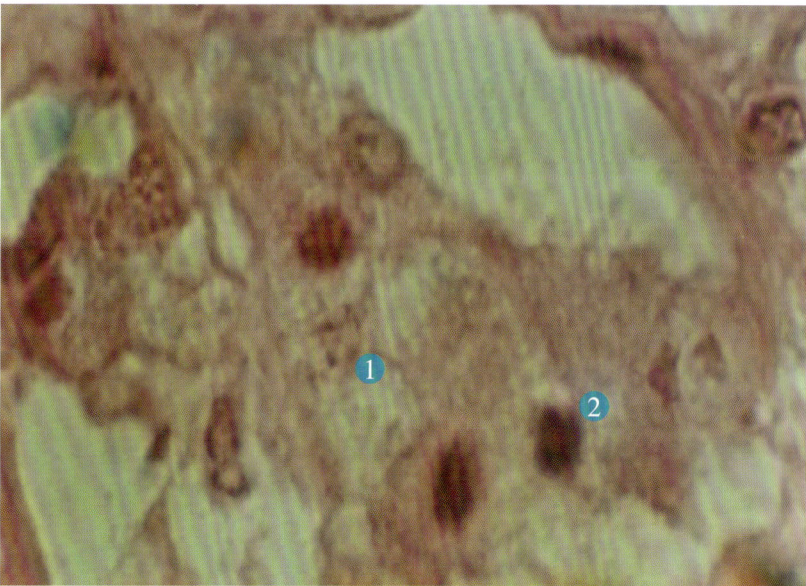

■ 图2-41　人脑垂体远侧部腺单位衰亡（1）

Masson染色　×1 000

图示衰退晚期腺单位。主要由淡染失色细胞组成。❶示明显细胞溶解；❷示大多细胞核固缩。

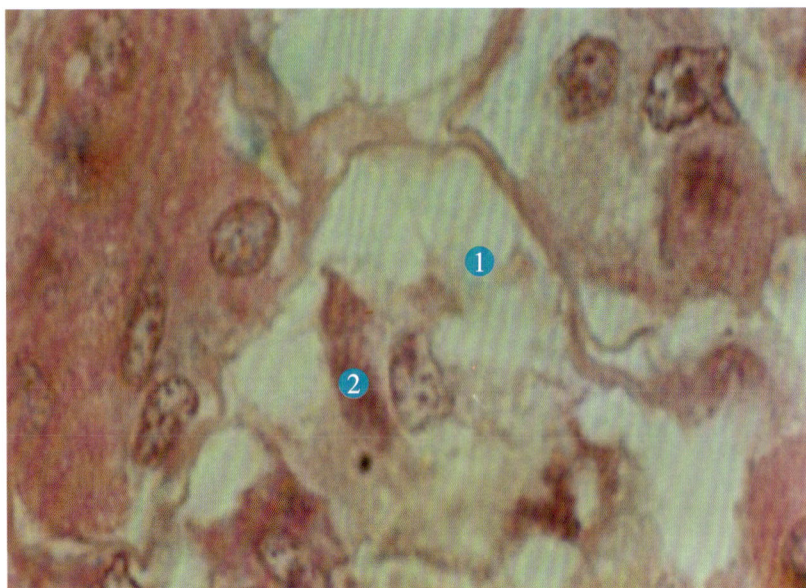

■ 图2-42　人脑垂体远侧部腺单位衰亡（2）

Masson染色　×1 000

　　图示衰亡极晚期腺单位。❶示腺细胞大部溶解；❷示残留细胞核固缩。

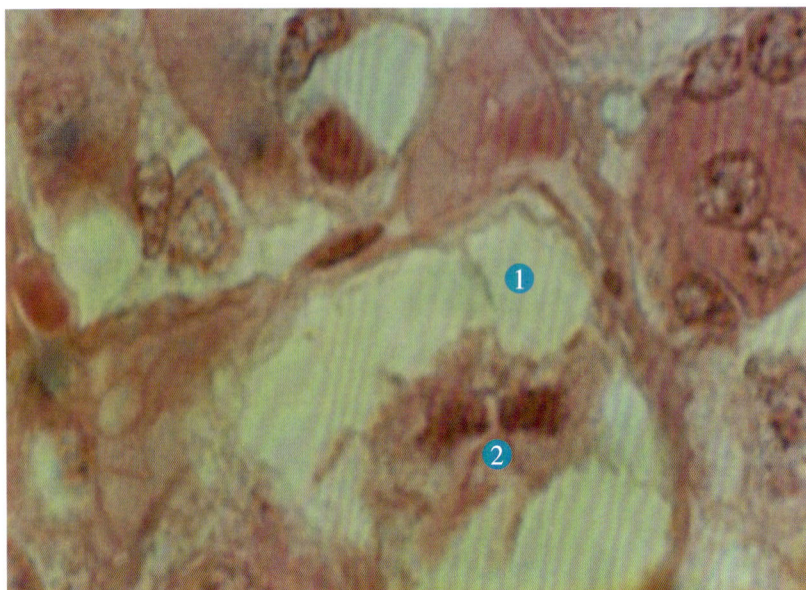

■ 图2-43　人脑垂体远侧部腺单位衰亡（3）

Masson染色　×1 000

　　图示衰退极晚期腺单位。❶示腺细胞大部溶解、消失；❷示残留细胞核固缩。

### 三、人脑垂体组织动力学

脑垂体是下丘脑神经组织的衍生物，主要由下丘脑–腺垂体系和下丘脑–神经垂体系演化构建而成。远侧部是脑垂体的组织场中心，在脑垂体组织场诱导下，下丘脑–腺垂体系直接演化形成远侧部腺组织；而下丘脑–神经垂体系则通过中间部中介再演化形成远侧部腺组织。

#### （一）下丘脑–腺垂体演化系

这里的下丘脑–腺垂体演化系与传统所指的下丘脑–腺垂体系不同。传统认为下丘脑–腺垂体束止于垂体门微静脉，分泌激素通过垂体门脉系以体液调节方式调控远侧部腺细胞，称为下丘脑–腺垂体系，其中下丘脑–腺垂体束与腺垂体并无直接的结构联系，腺垂体也无神经支配；而我们所说的下丘脑–腺垂体束演化系中下丘脑–腺垂体束与腺垂体有广泛的直接组织对接，是一个结构整体。下丘脑–腺垂体束从前到后大体可分为前支、中心支和后支（图2-44）。各分支均以不同方式为远侧部腺细胞演化提供干细胞，参与腺垂体的构建。

1. **下丘脑–腺垂体束前支演化**　下丘脑–腺垂体束前支又可分为前被膜支、前浅支和前深支（图2-45）。

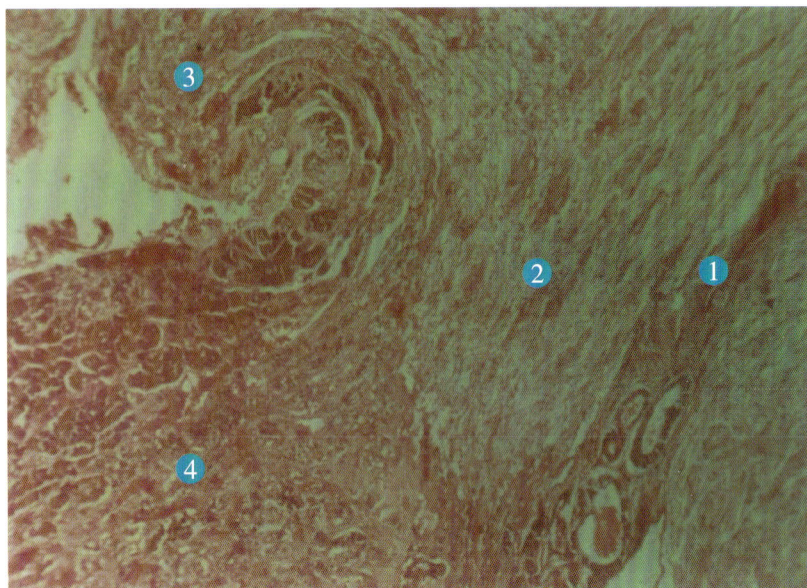

■ 图2-44 人下丘脑-腺垂体束（1）

Masson染色 ×100

❶示腺垂体束后支；❷示腺垂体束中心支；❸示垂体芽前唇；
❹示腺垂体远侧部。

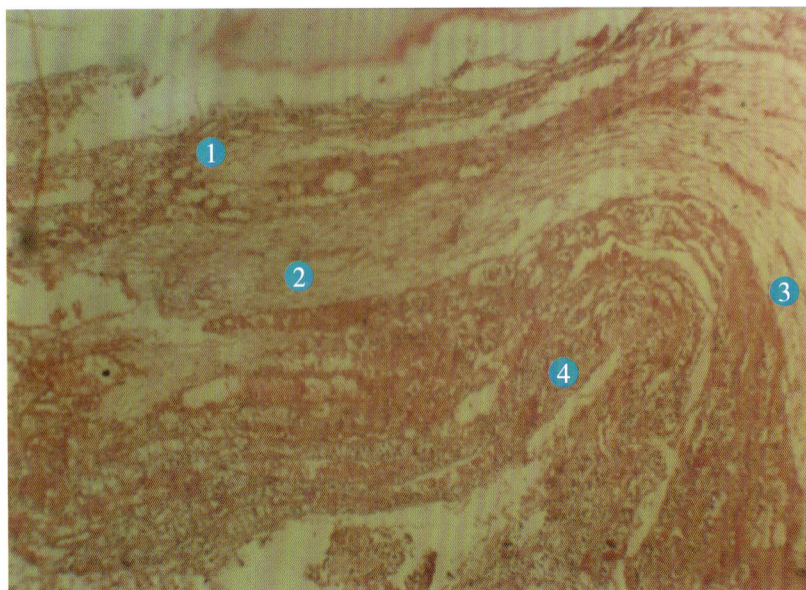

■ 图2-45 人下丘脑-腺垂体束（2）

Masson染色 ×100

❶示前浅支；❷示前深支；❸示中心支；❹示垂体冗余区。

（1）前被膜支-腺垂体细胞演化　前被膜支位于前浅支的前缘、前支的最表面，向下延续为前被膜（图2-46、图2-47），前被膜并非真正的纤维结缔组织，而是由神经纤维衍化形成的，具有结缔组织的形态特征，又有分化生成腺细胞的潜力，可称之为神经纤维组织。前被膜细胞可见从外层长梭形、内层逐渐钝圆化到被膜下腺细胞的演化序（图2-48、图2-49）。前被膜细胞除少数在被膜内即已嗜酸化以外（图2-50），大多前被膜细胞首先演化成嗜碱性腺细胞，而后再演化为嗜酸性腺细胞，因而形成从前到后的嗜碱性-嗜酸性梯度（图2-51、图2-52）。前被膜组织可局部深入到腺组织，形成被膜楔（图2-53），向周围演化形成辐射状的嗜碱性细胞-嗜酸性细胞演化梯度（图2-54）。

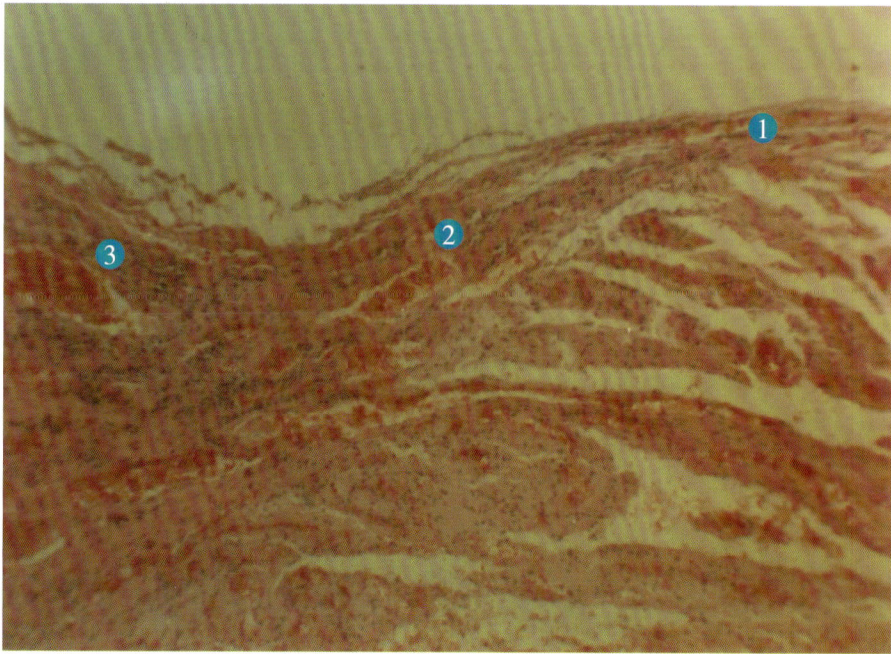

■ 图2-46　人脑垂体前被膜（1）

Masson染色　×100

❶示垂体茎前被膜；❷示过渡性组织；❸示远侧部前被膜。

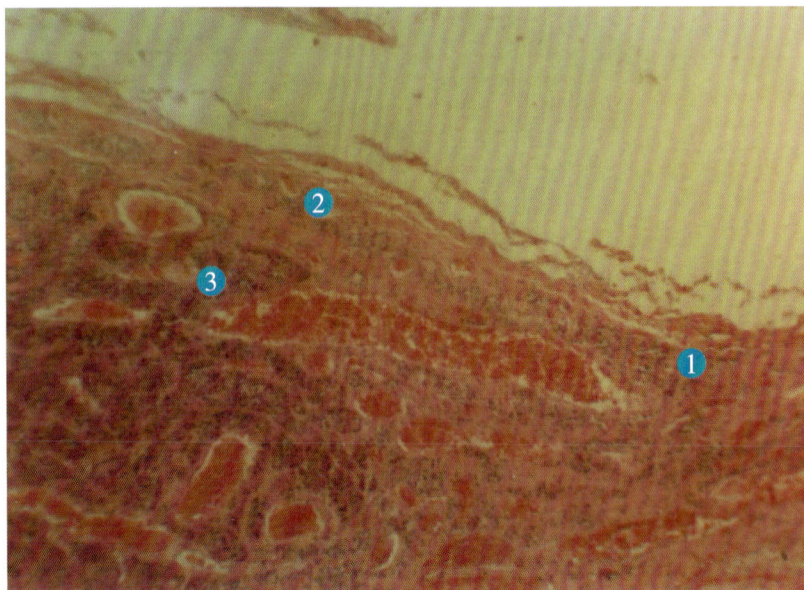

■ 图2-47　人脑垂体前被膜（2）

Masson染色　×100

❶示被膜过渡区；❷示远侧部前被膜；❸示远侧部嗜碱性细胞区。

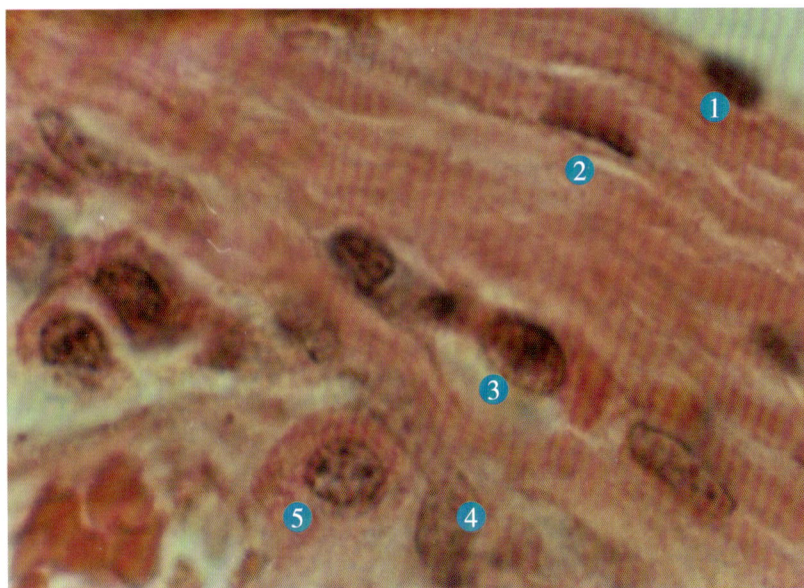

■ 图2-48　人脑垂体前被膜细胞-腺细胞演化（1）

Masson染色　×1 000

❶示外层被膜细胞；❷示中层被膜细胞；❸示内层被膜细胞；
❹示嫌色细胞；❺示嗜酸性细胞。

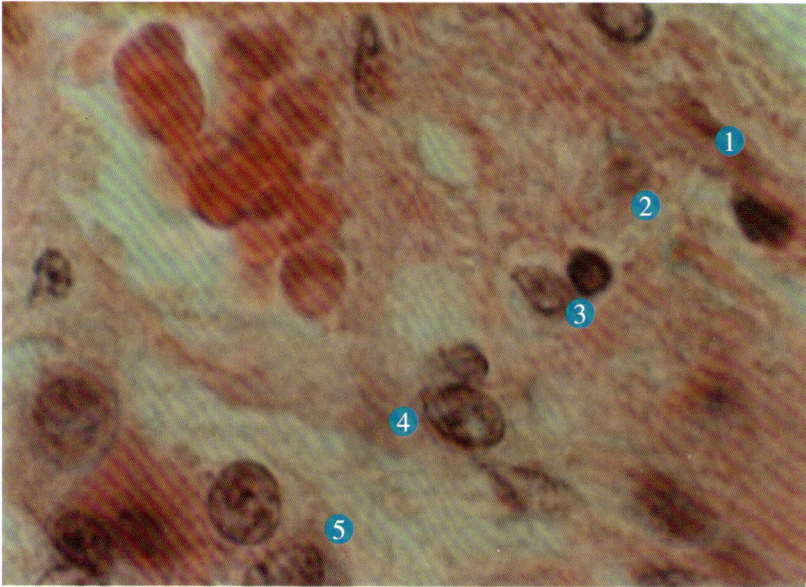

■ 图2-49  人脑垂体前被膜细胞-腺细胞演化（2）

Masson染色  ×1 000

❶示外层被膜细胞；❷示中层被膜细胞透明化；❸示内层被膜细胞进一步透明化；❹示细胞质开始嗜酸化的腺细胞；❺示嫌色细胞。

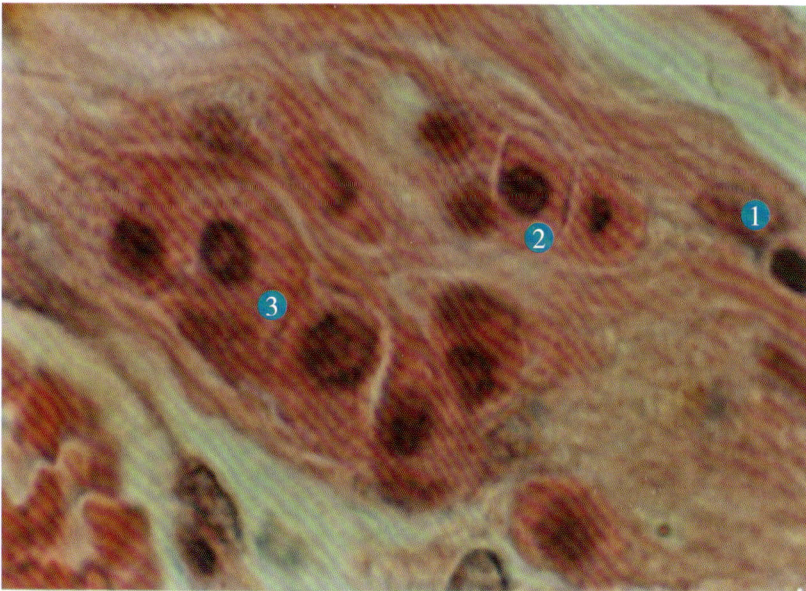

■ 图2-50  人脑垂体前被膜细胞-腺细胞演化（3）

Masson染色  ×1 000

❶示外层被膜细胞；❷示中层嗜酸化的被膜细胞；❸示内层嗜酸化的被膜细胞。

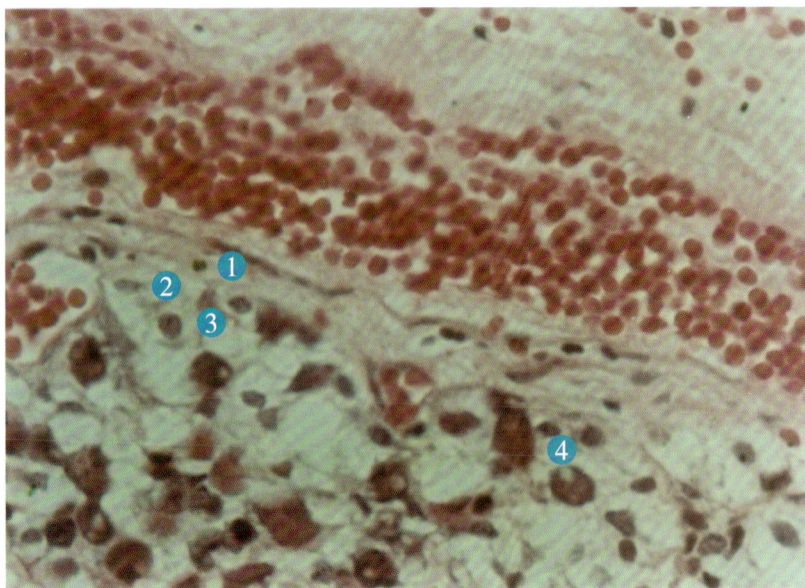

■ 图2-51　人脑垂体前被膜细胞–腺细胞演化（4）

Masson染色　×400

❶示血管壁源干细胞；❷示下迁血管壁源干细胞；❸示干细胞透明化；❹示嗜碱性细胞。

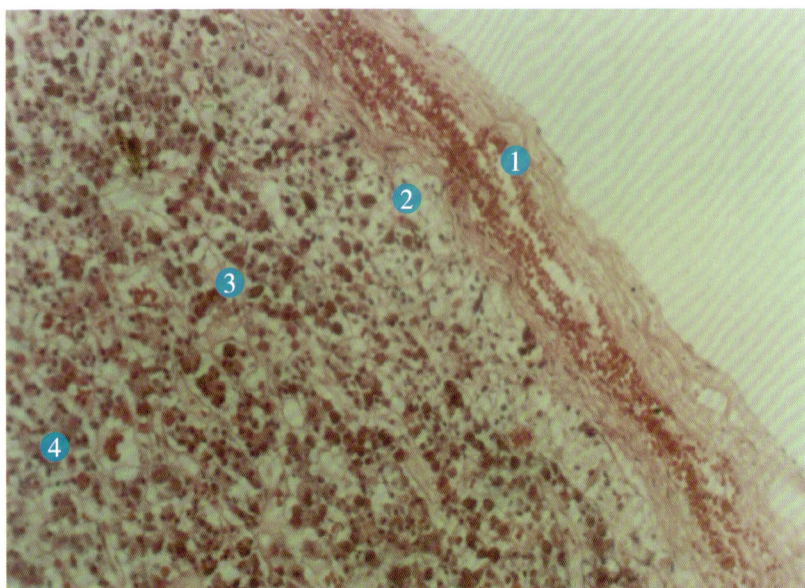

■ 图2-52　人脑垂体前被膜细胞–腺细胞演化（5）

Masson染色　×200

❶示被膜及其血管；❷示透明细胞区；❸示嗜碱性细胞区；❹示混合细胞区。

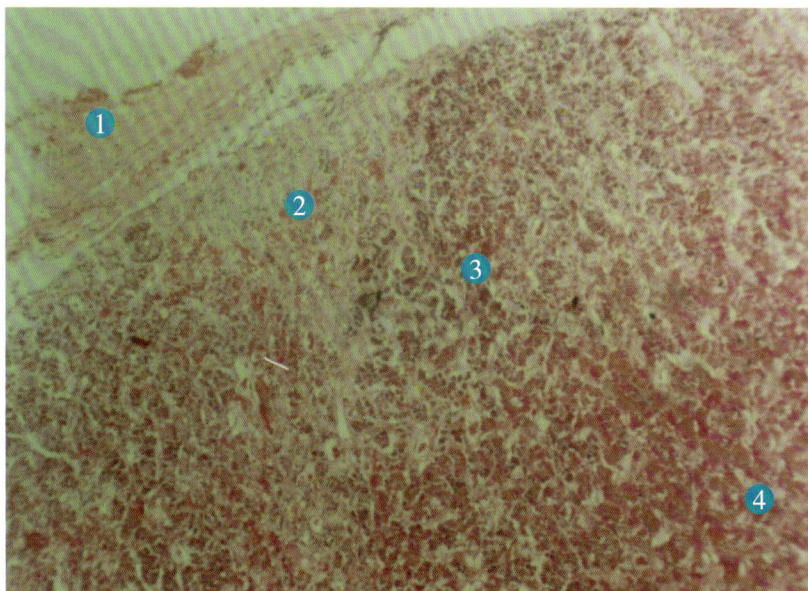

■ 图2-53　人脑垂体前被膜细胞–腺细胞演化（6）

Masson染色　×100

❶示被膜；❷示被膜楔；❸示嗜碱性腺组织区；❹示嗜酸性腺组织区。

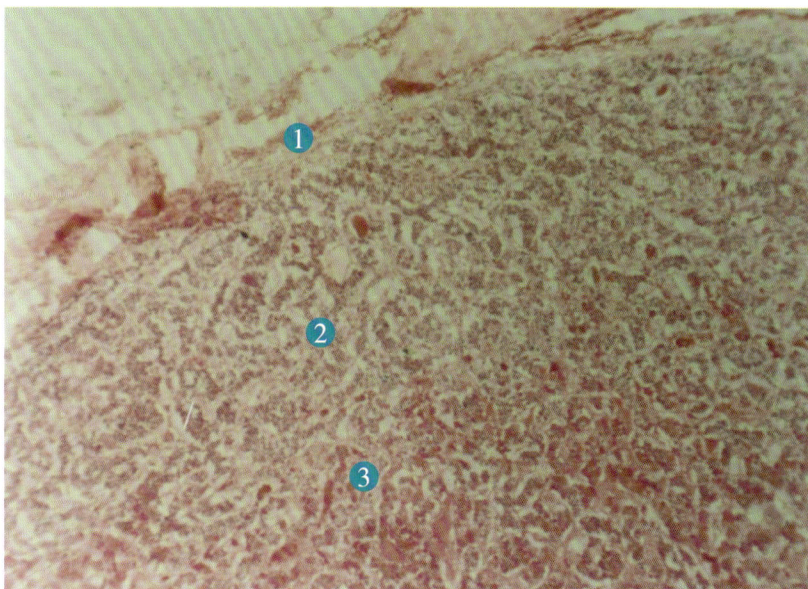

■ 图2-54　人脑垂体前被膜细胞–腺细胞演化（7）

Masson染色　×100

❶示被膜；❷示嗜碱性腺组织区；❸示混合性腺组织区。

（2）前浅支-腺垂体细胞演化　下丘脑-腺垂体束前浅支并非止于垂体门微静脉，而是变性并血管化，形成被冲散的变性神经纤维与门微静脉混编的结构模式，直达腺垂体前部，而神经束细胞显著变性、透明化（图2-55、图2-56）。中途可见分化较好的神经细胞（图2-57），及弯曲、肿胀、变性的神经纤维（图2-58）。接近腺垂体神经束细胞增生，干细胞化（图2-59）。腺垂体干细胞逐渐增生并增大，直接演化形成嗜碱性细胞（图2-60、图2-61），并继续向垂体方向移动、增生，形成嗜碱性腺单位（图2-62）；有时，变性、透明化的神经束细胞直达腺垂体演化成嗜碱性或嗜酸性细胞（图2-63、图2-64），最后演化形成各种腺单位（图2-65）。

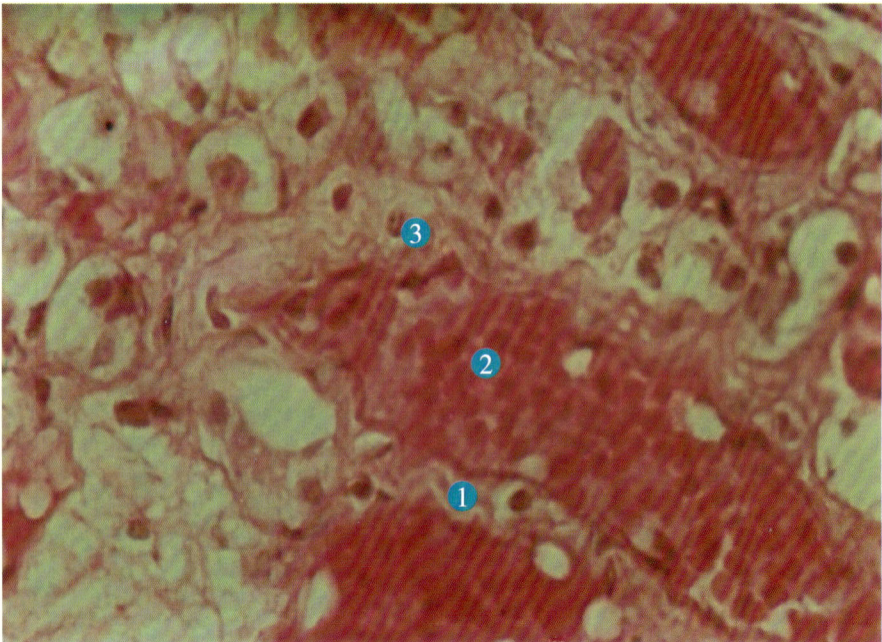

■ 图2-55　人下丘脑-腺垂体束前浅支演化（1）
Masson染色　×400
❶示被血管冲散的前浅支纤维；❷示门微静脉；❸示开始透明化的神经束细胞。

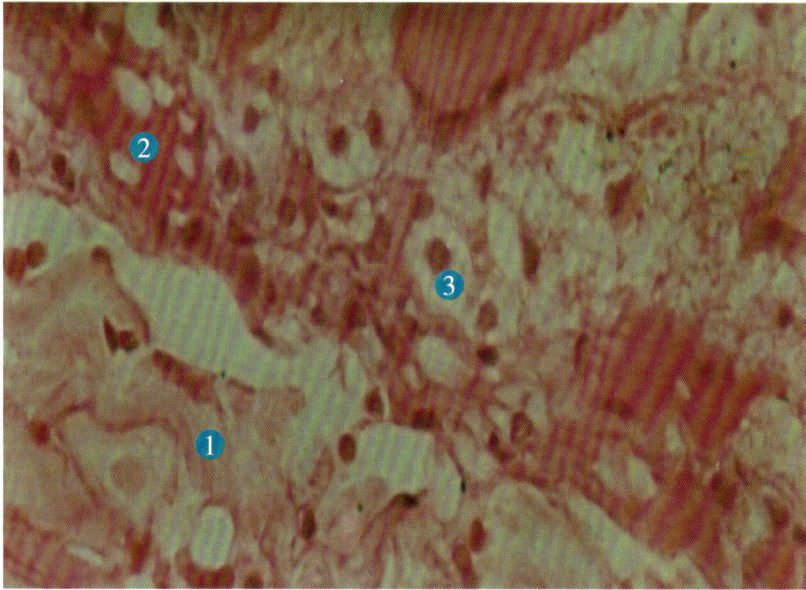

■ **图2-56　人下丘脑–腺垂体束前浅支演化（2）**
Masson染色　×400
❶示被血管冲散变性的前浅支纤维；❷示门微静脉；❸示透明化的神经束细胞。

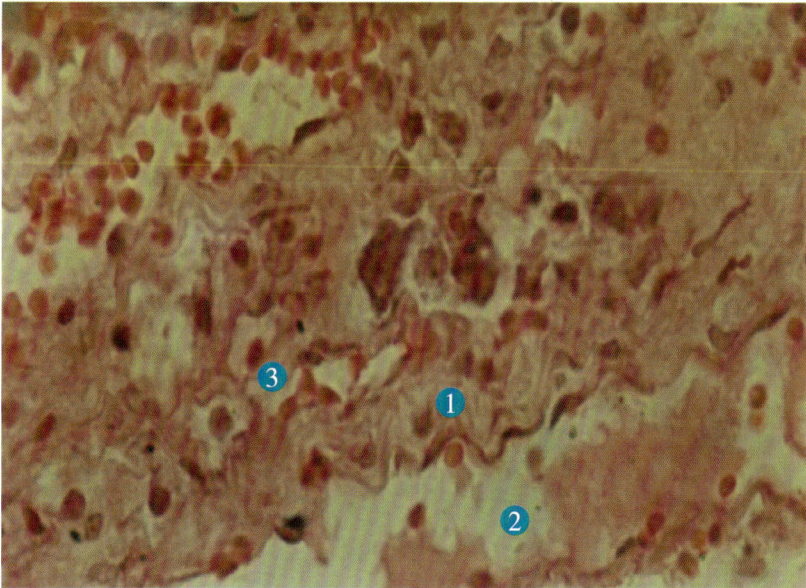

■ **图2-57　人下丘脑–腺垂体束前浅支演化（3）**
Masson染色　×400
❶示被血管冲散变性的前浅支纤维；❷示门微静脉；❸示演化中的神经束细胞。

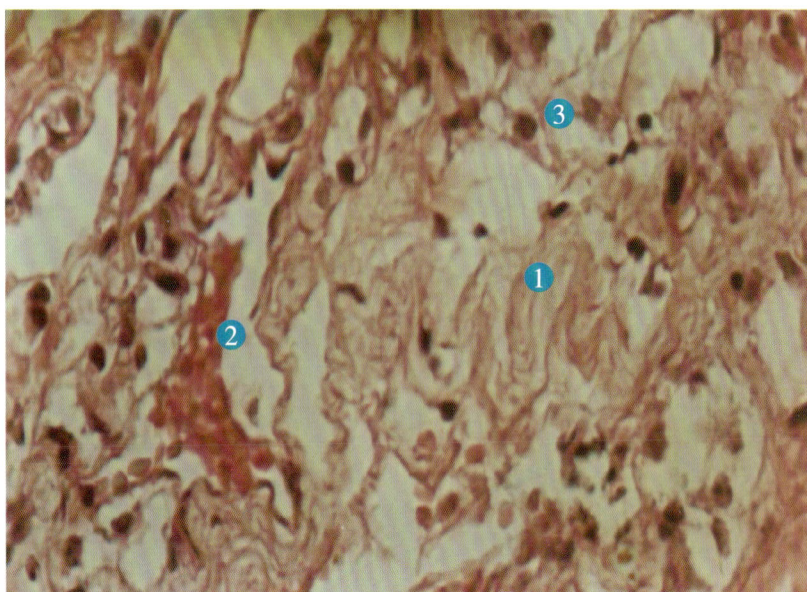

■ **图2-58　人下丘脑-腺垂体束前浅支演化（4）**

Masson染色　×400

❶示被血管冲散、变性、曲折的前浅支纤维；❷示门微静脉；
❸示透明化的神经束细胞。

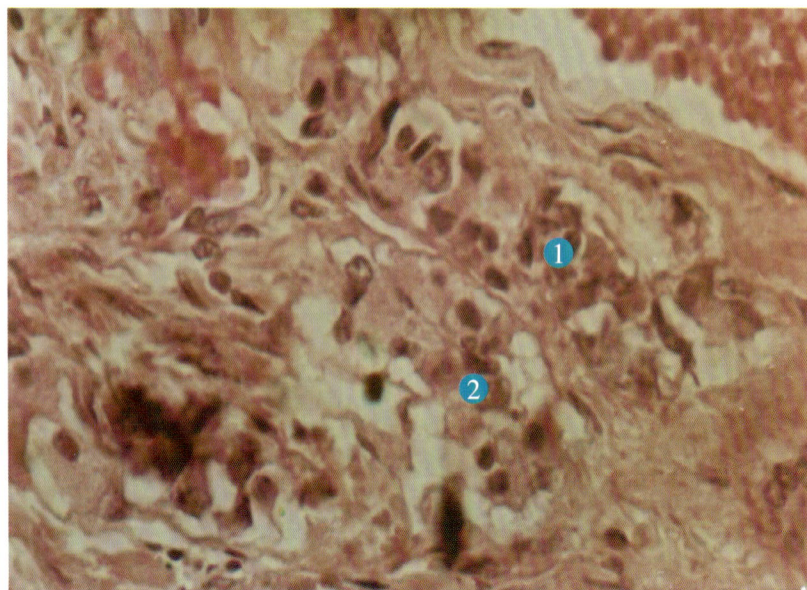

■ **图2-59　人下丘脑-腺垂体束前浅支演化（5）**

Masson染色　×400

❶示演化细胞增生；❷示过渡性细胞。

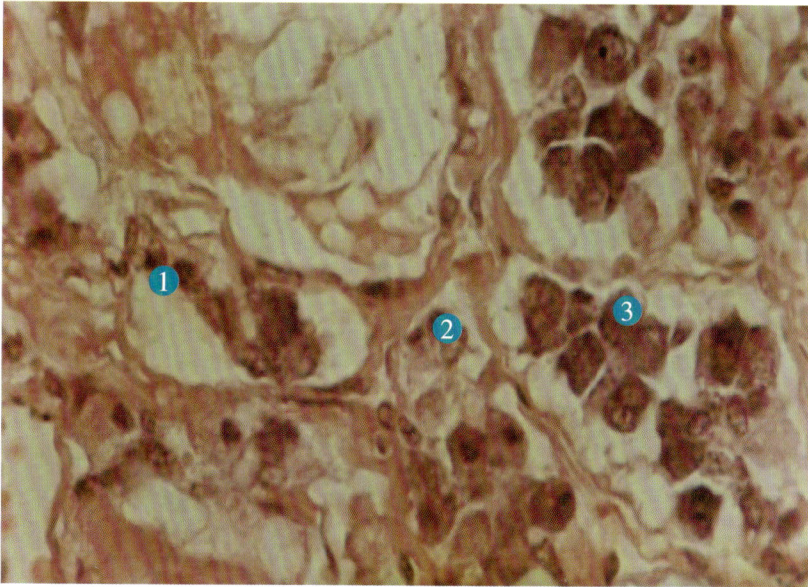

■ 图2-60　人下丘脑-腺垂体束前浅支演化（6）

Masson染色　×400

❶示过渡性细胞；❷示增生形成嫌色细胞团；❸示嗜碱性腺单位。

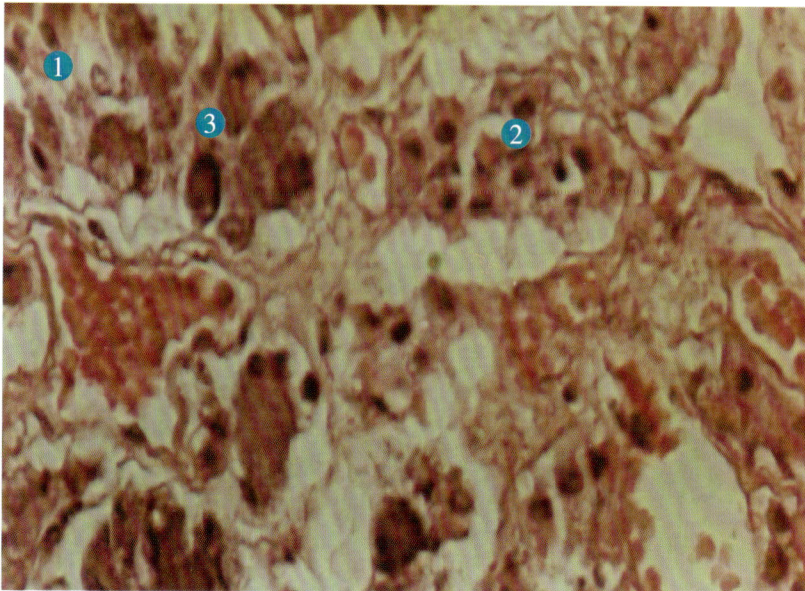

■ 图2-61　人下丘脑-腺垂体束前浅支演化（7）

Masson染色　×400

❶示下迁的神经束细胞；❷示增生形成过渡性细胞团；❸示嗜碱性腺单位。

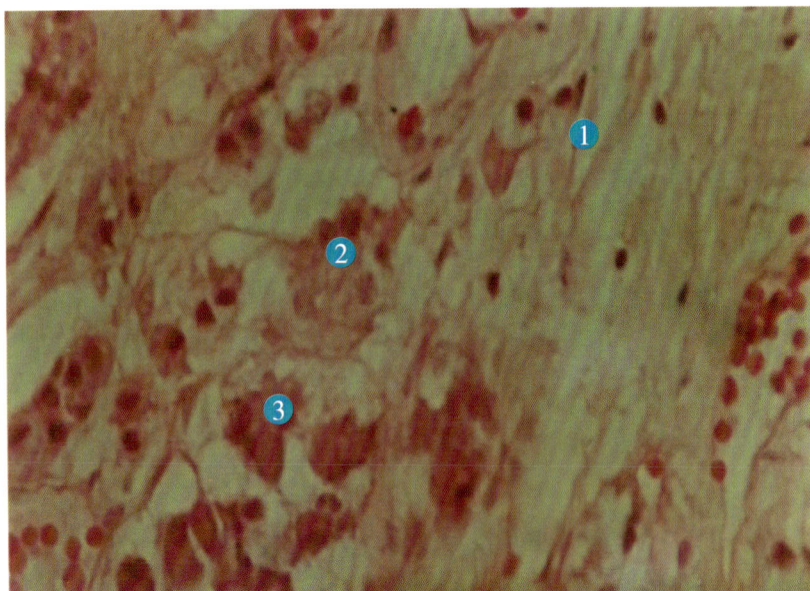

■ 图2-62　人下丘脑-腺垂体束前浅支演化（8）

Masson染色　×400

❶示下迁的透明化细胞；❷示过渡性细胞团；❸示嗜色性腺单位。

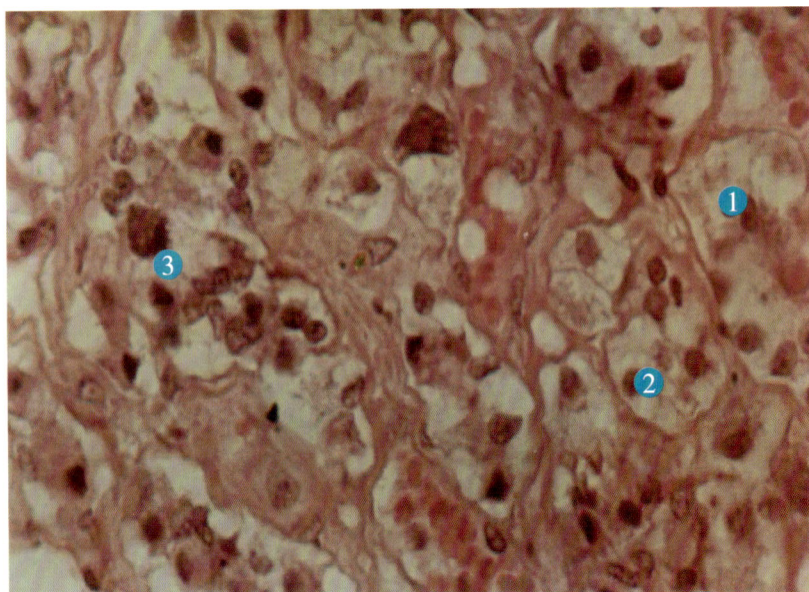

■ 图2-63　人下丘脑-腺垂体束前浅支演化（9）

Masson染色　×400

图示前浅支末端。❶示透明细胞；❷示嫌色细胞；❸示嗜碱性细胞。

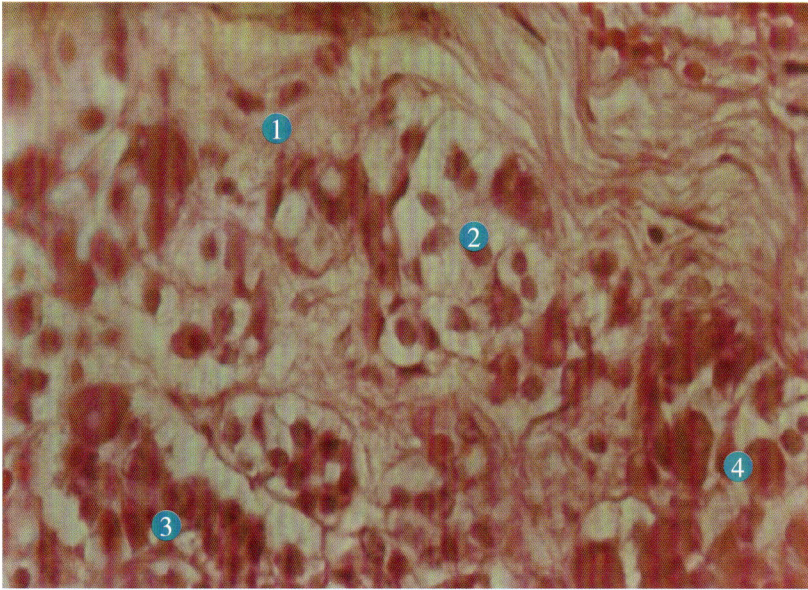

■ 图2-64　人下丘脑-腺垂体束前浅支演化（10）

Masson染色　×400

❶示演化中的神经束细胞；❷示透明细胞团；❸示混合细胞团；❹示嗜色性腺单位。

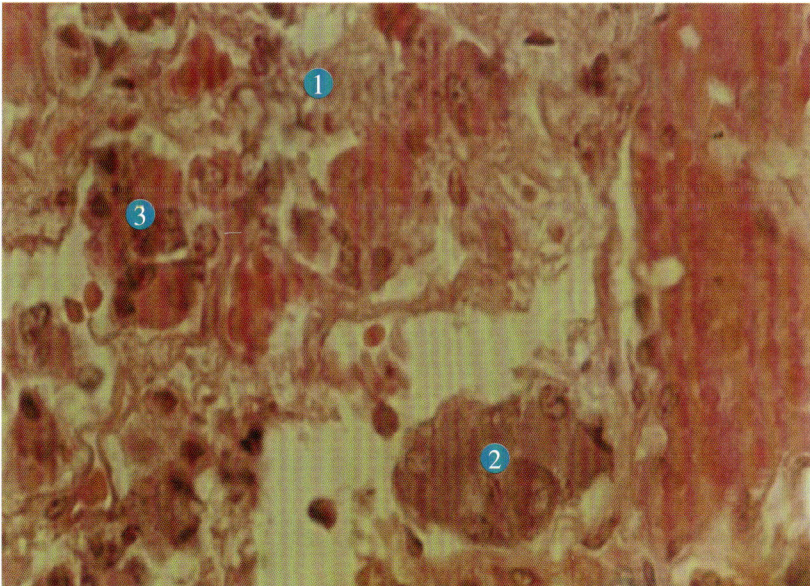

■ 图2-65　人下丘脑-腺垂体束前浅支演化（11）

Masson染色　×400

❶示嫌色细胞团；❷示嗜碱性腺单位；❸示嗜酸性腺单位。

（3）前深支-腺垂体细胞演化　下丘脑-腺垂体束前深支血管化程度较低，基本保留神经纤维形态，中途可见神经束细胞演化形成的微神经核（图2-66），也可见与门微静脉伴行并演化形成的干细胞巢（图2-67）。邻近腺垂体前深支末端可见流线型神经束细胞逐渐钝圆化，形成尚无特殊颗粒的嫌色细胞，再演变成为嗜碱性细胞的演化序（图2-68、图2-69）。

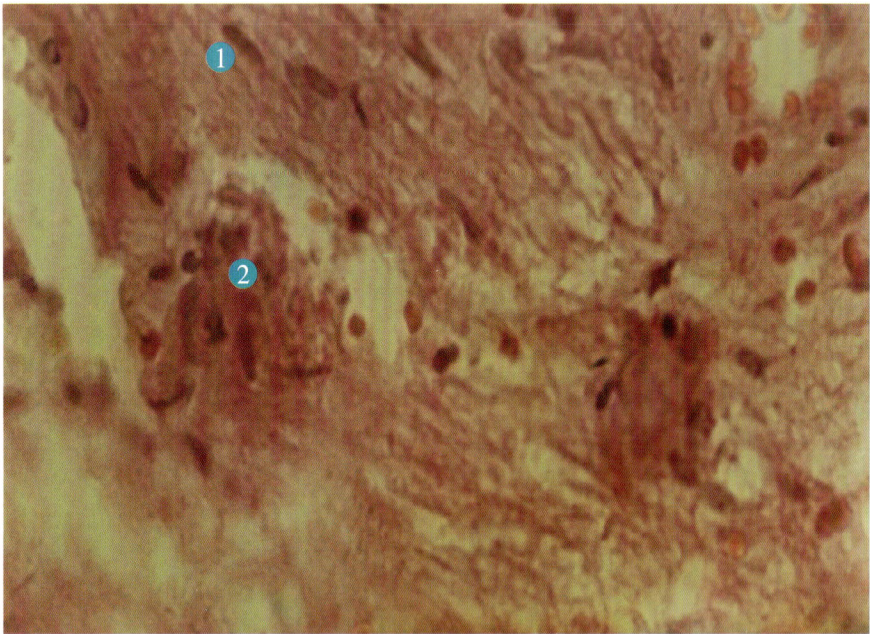

■ 图2-66　人下丘脑-腺垂体束前深支演化（1）

Masson染色　×400

❶示神经纤维束；❷示神经纤维中途发生演化细胞群。

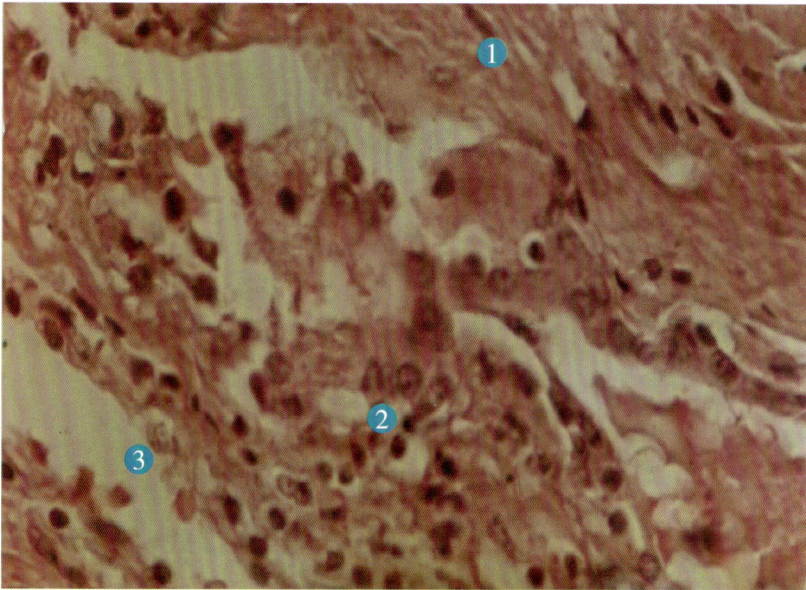

■ 图2-67　人下丘脑–腺垂体束前深支演化（2）

Masson染色　×400

❶示神经纤维束；❷示干细胞巢；❸示垂体门微静脉。

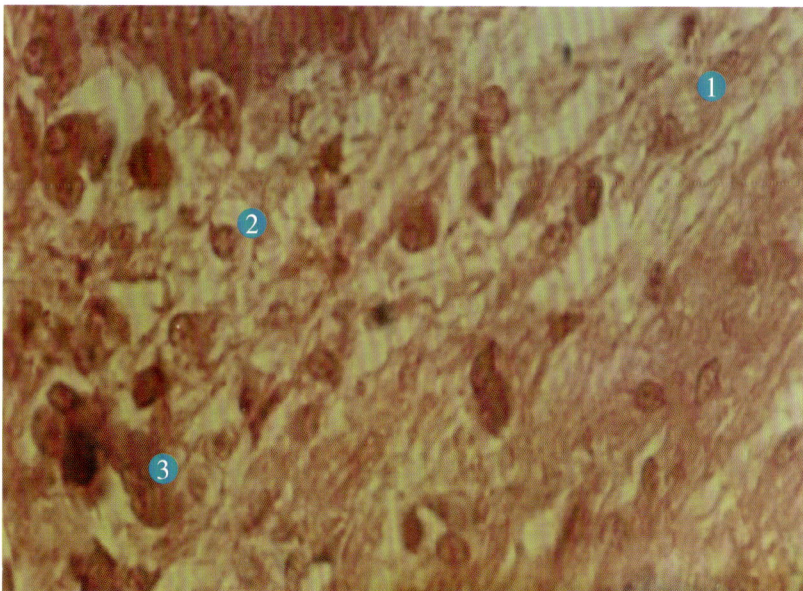

■ 图2-68　人下丘脑–腺垂体束前深支末端演化（1）

Masson染色　×400

❶示下迁的神经束细胞；❷示嫌色细胞；❸示嗜碱性细胞。

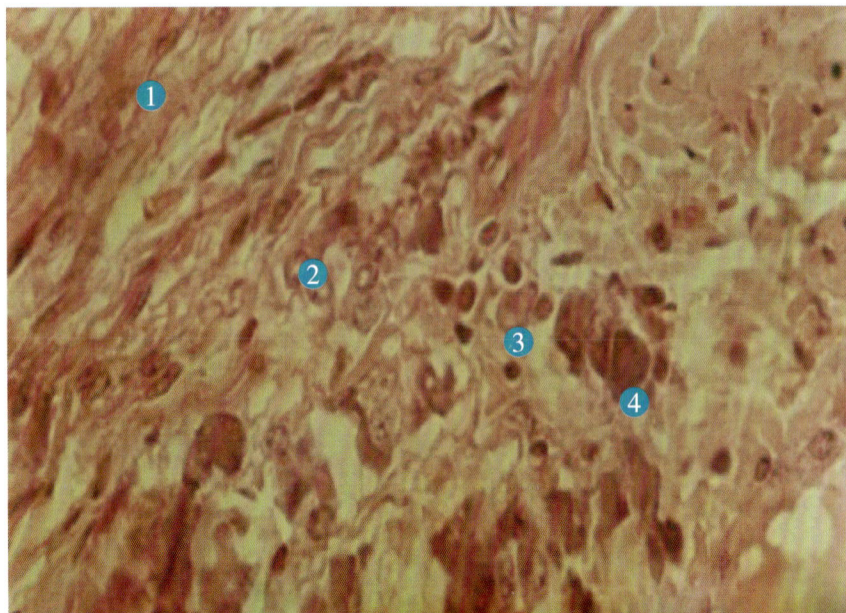

■ 图2-69　人下丘脑-腺垂体束前深支末端演化（2）

Masson染色　×400

❶示神经纤维束及其迁移的细胞；❷示嫌色细胞；❸示过渡性
细胞；❹示嗜碱性细胞。

**2. 下丘脑-腺垂体束中心支-腺细胞演化**　下丘脑-腺垂体束的主要
部分直插远侧部中心，是下丘脑-腺垂体束中心支，其末端常见类似中间
部的滤泡样腺结构（图2-70、图2-71），说明下丘脑-腺垂体束也有通过
中间部细胞中介演化形成远侧部腺细胞的能力。中心支最末端有树枝型
（图2-72）、网络型（图2-73）和辐射型（图2-74、图2-75）等不同终
末形式。中心支辐射型终末周围可见辐射状腺细胞演化序。

中心支终末分支的神经束细胞从流线型逐渐钝圆化（图2-76），伴随
细胞分裂，逐步演化形成嗜碱性细胞的演化序（图2-77、图2-78）。终末
分支的方向不同，可见方向相反的嗜碱性细胞演化序（图2-79）。中心支

的终末分支的神经束细胞可迅速增殖生成干细胞群（图2-80），干细胞群可集体较同步地演化形成嗜碱性细胞（图2-81、图2-82）。干细胞群也可不同程度地分散演化成腺细胞（图2-83、图2-84）。少数情况下，干细胞群还可集体同步（图2-85）或分散（图2-86、图2-87）演化形成嗜酸性细胞。这也是常见的细胞演化系中的演化分叉现象。

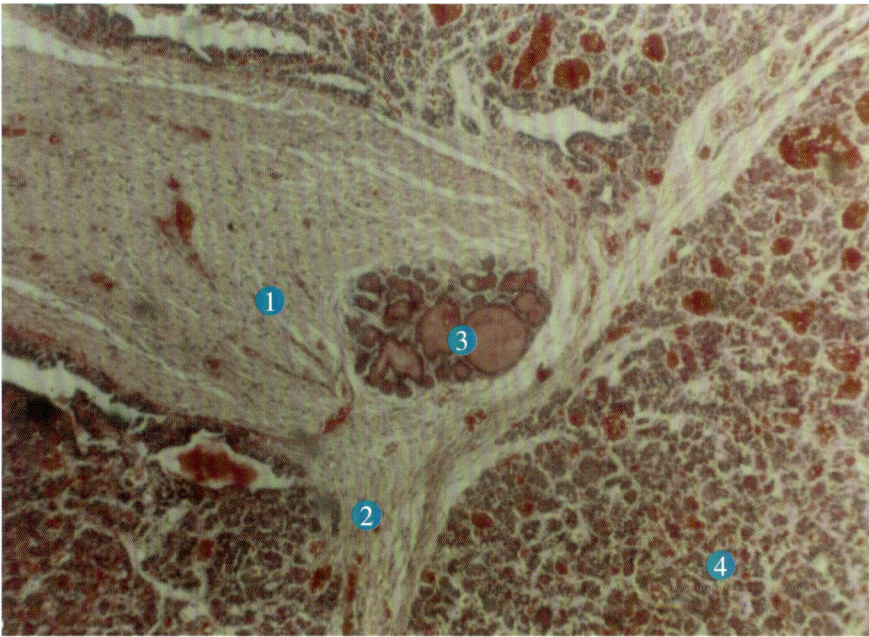

■ 图2-70　人下丘脑-腺垂体束中心支演化（1）

Masson染色　×100

❶示下丘脑-腺垂体束中心支；❷示中心支分支；❸示类似中间部滤泡样腺组织；❹示腺垂体远侧部。

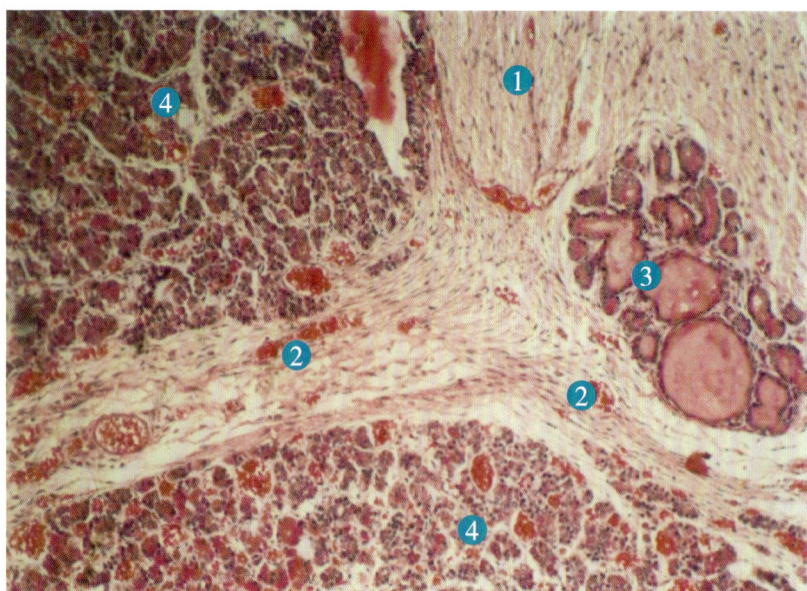

■ 图2-71 人下丘脑-腺垂体束中心支演化（2）
Masson染色 ×100
❶示下丘脑-腺垂体束中心支；❷示中心支分支；❸示类似中间部滤泡样腺组织；❹示腺垂体远侧部。

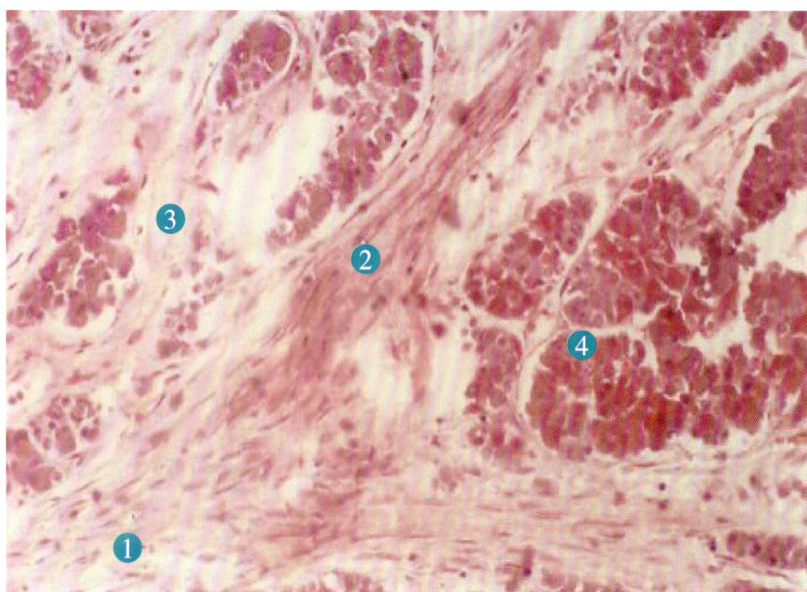

■ 图2-72 人下丘脑-腺垂体束中心支演化（3）
Masson染色 ×200
❶示下丘脑-腺垂体束中心支树枝样分支；❷示次级分支及其细胞流线；❸示更细分支；❹示远侧部腺组织。

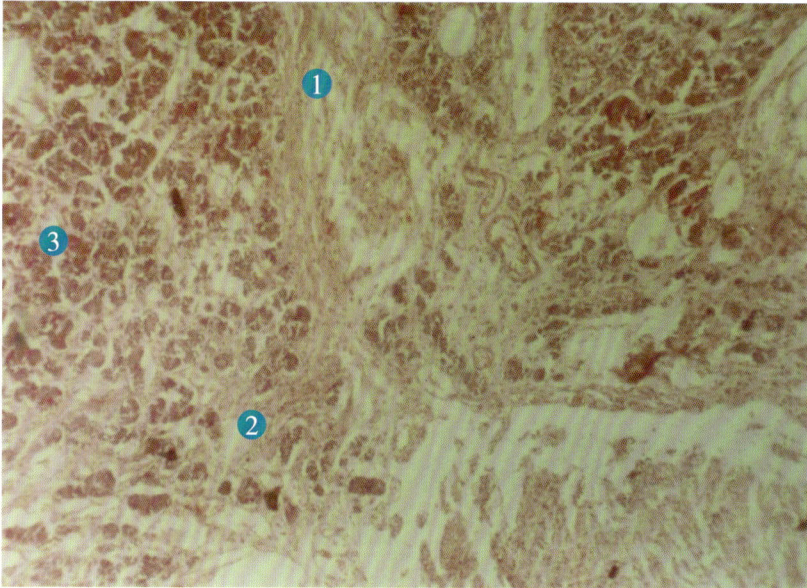

**■ 图2-73　人下丘脑–腺垂体束中心支演化（4）**

Masson染色　×100

❶和❷示下丘脑–腺垂体束中心支网络样分支；❸示远侧部腺组织。

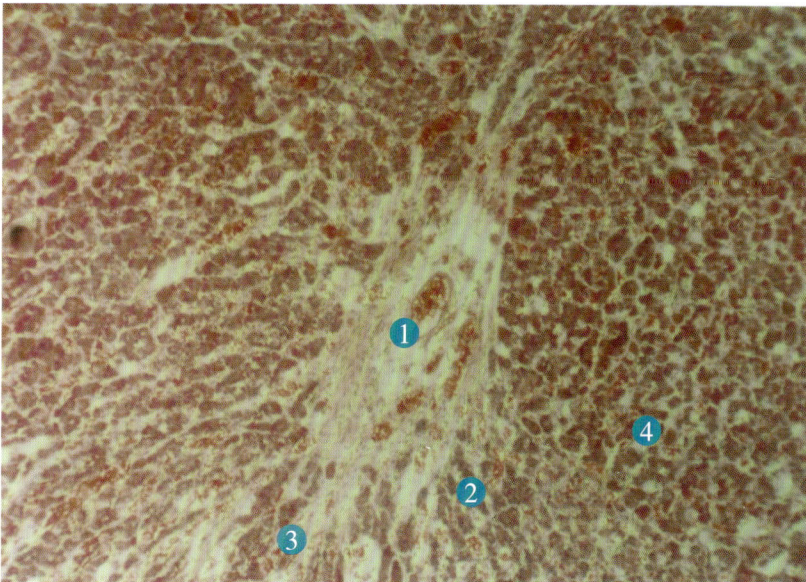

**■ 图2-74　人下丘脑–腺垂体束中心支演化（5）**

Masson染色　×100

❶示远侧部中心纤维体；❷和❸示扇形辐射演化的腺组织；❹示腺垂体远侧部。

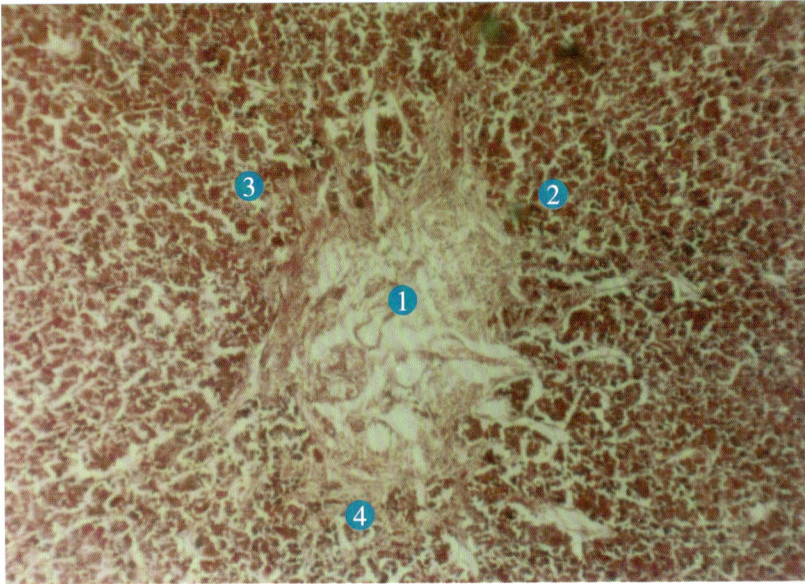

■ 图2-75 人下丘脑-腺垂体束中心支演化（6）

Masson染色 ×100

❶示远侧部中心纤维体；❷~❹示环周辐射演化的腺组织。

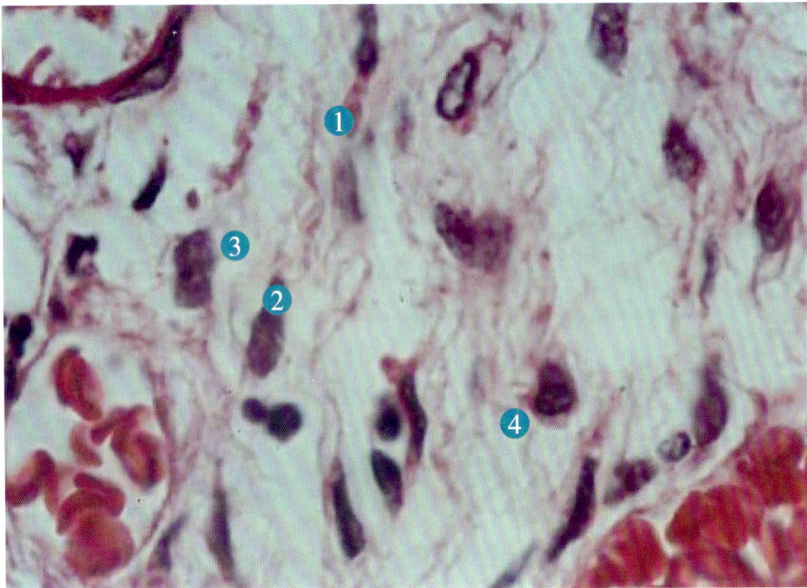

■ 图2-76 人下丘脑-腺垂体束中心支演化（7）

Masson染色 ×400

❶示神经束细胞流线；❷和❸示细胞核钝圆化；❹示过渡性细胞。

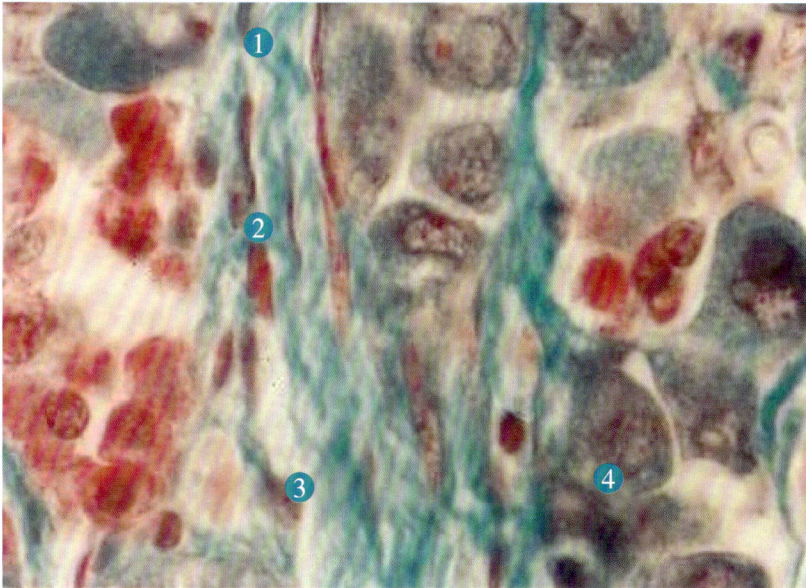

■ 图2-77　人下丘脑-腺垂体束中心支演化（8）

Mallory染色　×1 000

❶示神经束细胞流线；❷示细胞钝圆化；❸示过渡性细胞；❹示嗜碱性细胞。

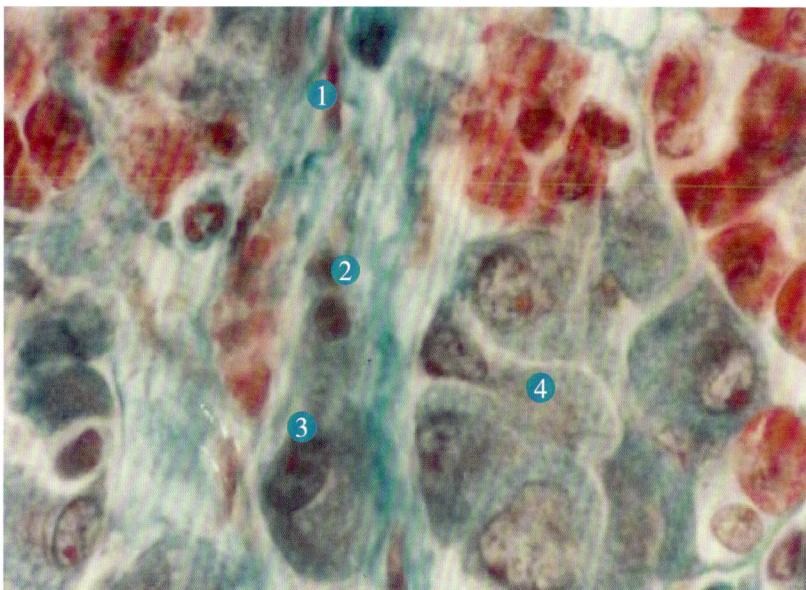

■ 图2-78　人下丘脑-腺垂体束中心支演化（9）

Mallory染色　×1 000

❶示神经束细胞流线；❷示细胞钝圆化；❸示脱颖分裂中的嗜碱性细胞；❹示嗜碱性腺单位。

161

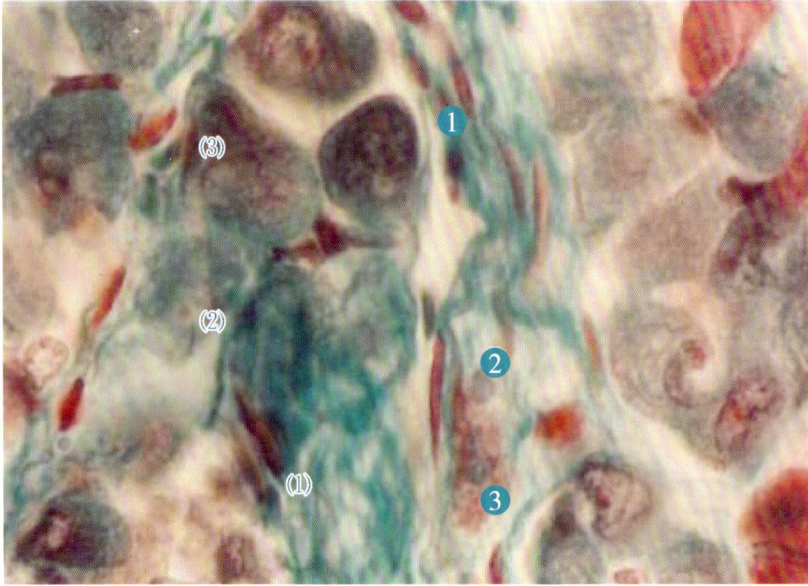

■ 图2-79　人下丘脑-腺垂体束中心支演化（10）

Mallory染色　×1 000

**❶**~**❸**示从上向下流线型细胞、过渡性细胞、腺细胞演化序。
(1)~(3)示从下向上流线型细胞、过渡性细胞、腺细胞演化序。

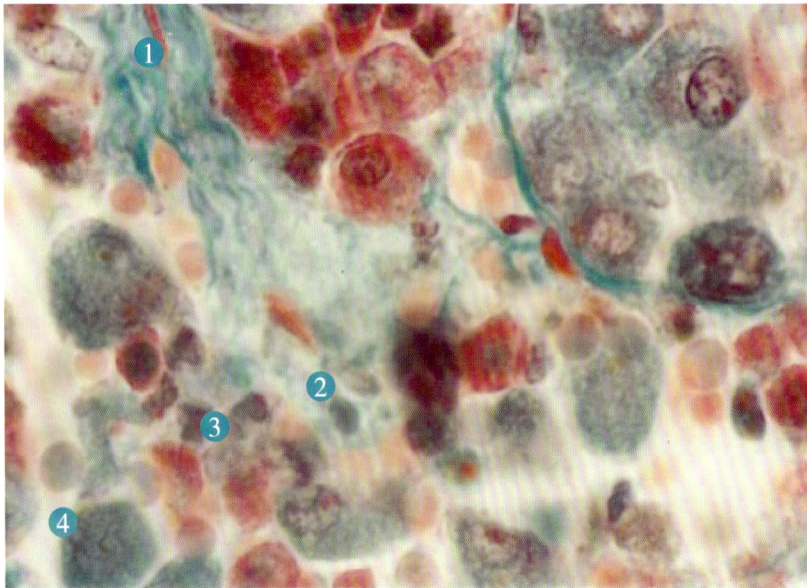

■ 图2-80　人下丘脑-腺垂体束中心支演化（11）

Mallory染色　×1 000

**❶**示流线型神经束细胞；**❷**示神经束细胞钝圆化；**❸**示干细胞
群；**❹**示嗜碱性细胞。

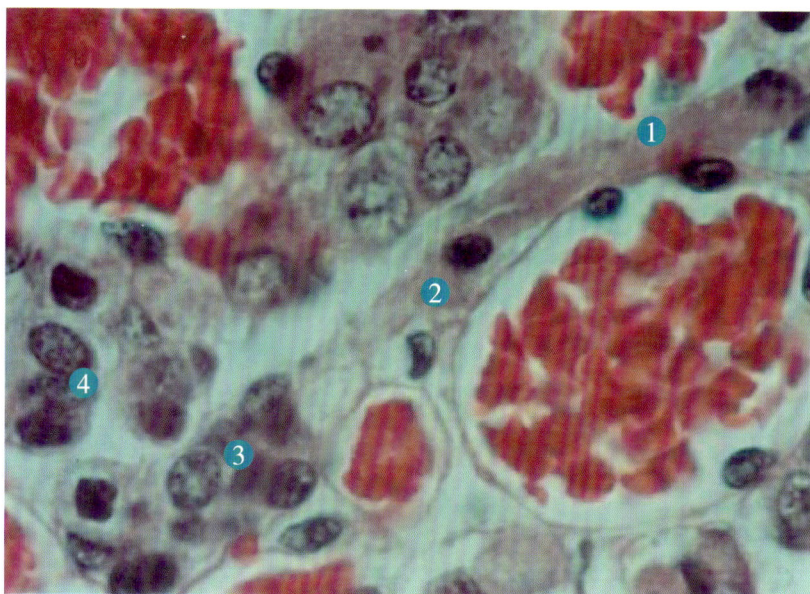

■ 图2-81　人下丘脑-腺垂体束中心支演化（12）

Mallory染色　×1 000

❶示下丘脑-腺垂体束中心支终末支；❷示终末细胞透明化；❸示干细胞群；❹示过渡性细胞。

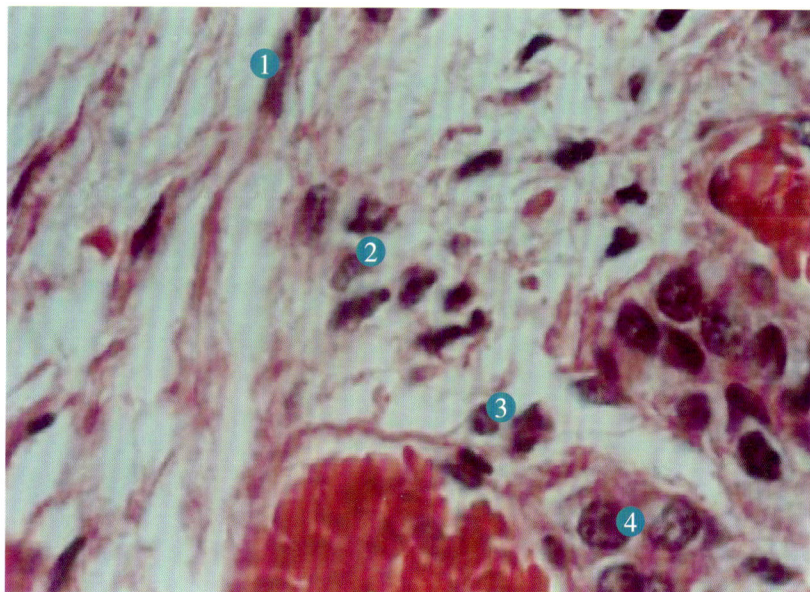

■ 图2-82　人下丘脑-腺垂体束中心支演化（13）

Mallory染色　×1 000

❶示下丘脑-腺垂体束中心支分支束细胞流线；❷示神经源干细胞群；❸示过渡性细胞；❹示幼稚腺细胞。

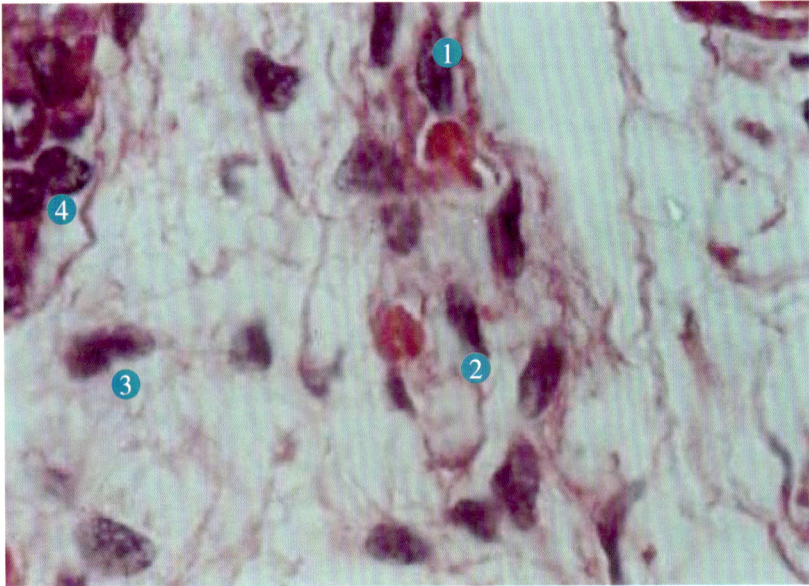

**■ 图2-83 人下丘脑-腺垂体束中心支演化（14）**

Mallory染色 ×1 000

❶示下丘脑-腺垂体束中心支分支流线型神经束细胞；❷示神经源干细胞群；❸示过渡性细胞；❹示幼稚腺细胞。

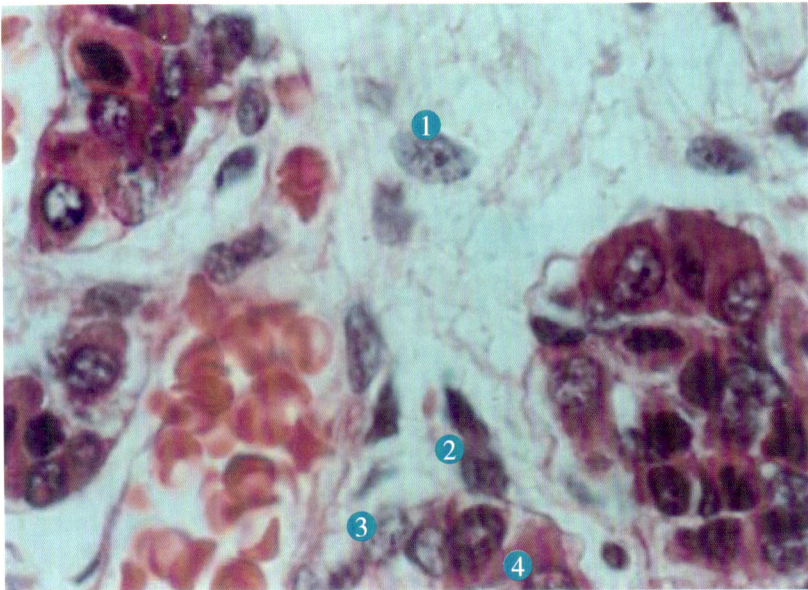

**■ 图2-84 人下丘脑-腺垂体束中心支演化（15）**

Mallory染色 ×1 000

❶示透明化的干细胞；❷示过渡性细胞；❸示幼稚腺细胞；❹示嗜色细胞。

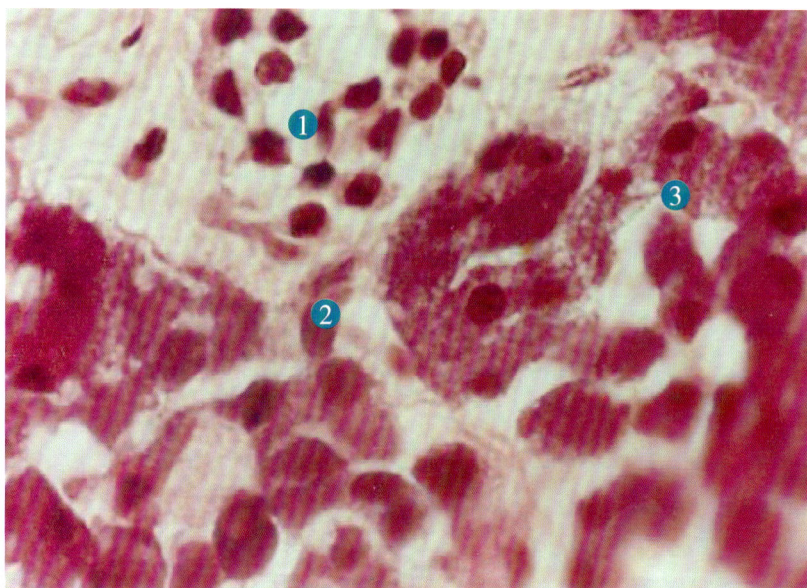

■ 图2-85　人下丘脑-腺垂体束中心支演化（16）

Masson染色　×1 000

❶示干细胞巢；❷示过渡性细胞；❸示泡沫样细胞。

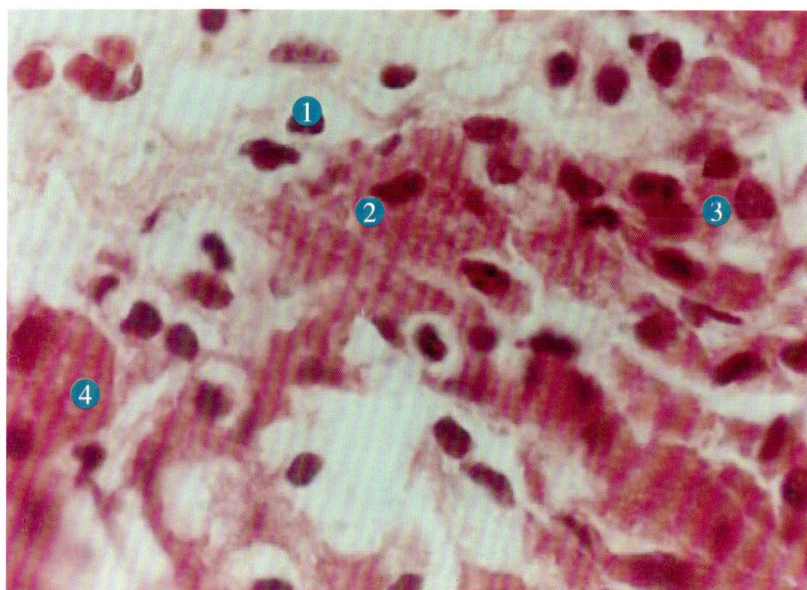

■ 图2-86　人下丘脑-腺垂体束中心支演化（17）

Masson染色　×1 000

❶示透明化干细胞；❷示泡沫样细胞；❸示幼稚腺细胞；❹示嗜酸性细胞。

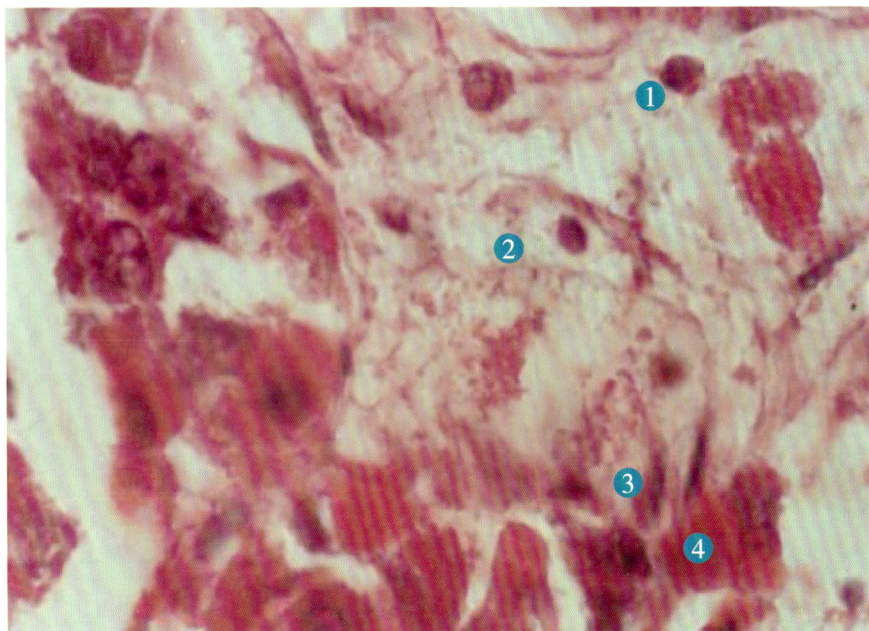

■ 图2-87　人下丘脑-腺垂体束中心支演化（18）

Masson染色　×1 000

❶示干细胞；❷示干细胞透明化；❸示过渡性细胞；❹示嗜酸性细胞。

**3. 下丘脑-腺垂体束后支-腺细胞演化**　下丘脑-腺垂体束后支末端显示透明细胞-腺细胞演化序（图2-88），越靠后越近似于下丘脑-神经垂体束的演化特征，可见半滤泡，部分滤泡壁细胞再干细胞化，演化形成远侧部腺细胞（图2-89、图2-90），下丘脑-腺垂体束后支也可经干细胞群演化形成滤泡，与下丘脑-神经垂体束前支的演化途径相同（图2-91）。

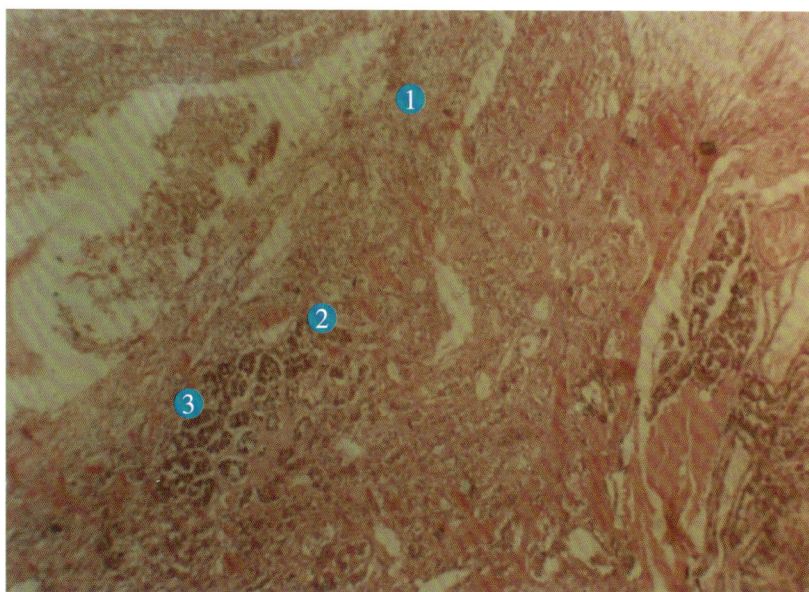

■ 图2-88　人下丘脑-腺垂体束后支-腺细胞演化（1）

Masson染色　×100

❶示变性的下丘脑-腺垂体束后支；❷示过渡性细胞区；❸示嗜碱性细胞。

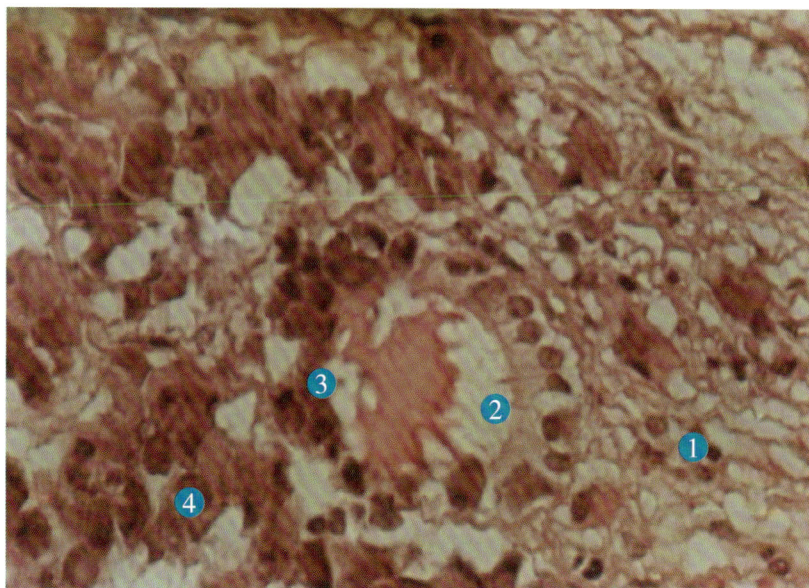

■ 图2-89　人下丘脑-腺垂体束后支-腺细胞演化（2）

Masson染色　×400

❶示演化中的神经束细胞；❷示半滤泡；❸示再干细胞化；❹示嗜碱性细胞。

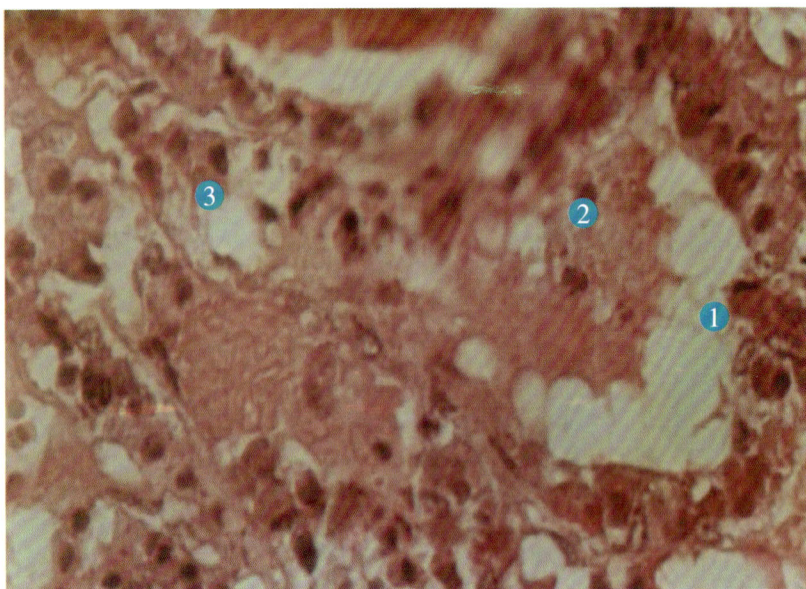

■ 图2-90　人下丘脑–腺垂体束后支–腺细胞演化（3）

Masson染色　×400

❶示残缺的滤泡；❷示细胞侵入胶质；❸示再干细胞化。

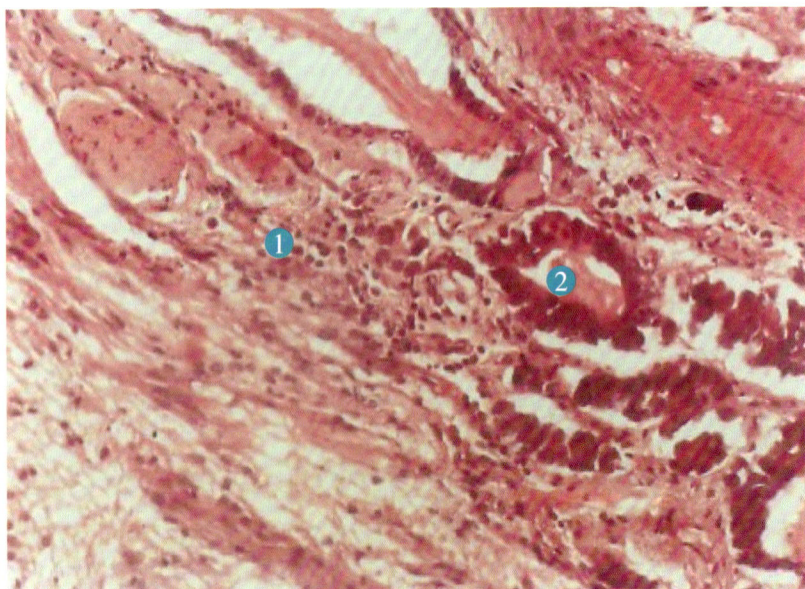

■ 图2-91　人下丘脑–腺垂体束后支–腺细胞演化（4）

Masson染色　×200

❶示干细胞；❷示滤泡。

## （二）下丘脑-神经垂体束演化

下丘脑-神经垂体束可按前后分为前支、主支和后被膜支。下丘脑-神经垂体束各分支终末均演化形成中间部滤泡样腺结构，以其为中介，再演化形成远侧部腺细胞。

**1. 下丘脑-神经垂体束前支-腺垂体细胞演化系** 下丘脑-神经垂体束前支末端演化形成中间部顶部的滤泡（图2-92）。

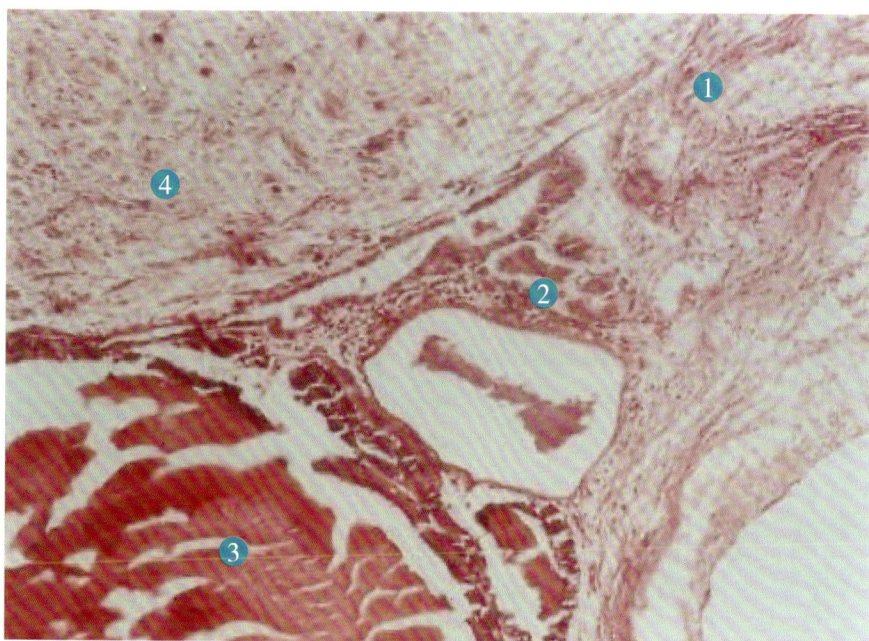

■ **图2-92 人下丘脑-神经垂体束前支-腺垂体演化**

Masson染色 ×100

❶示下丘脑-神经垂体前支；❷示演化中的滤泡；❸示含胶质的巨大滤泡；❹示漏斗脑组织。

**2. 下丘脑–神经垂体束主支–腺垂体细胞演化系** 下丘脑–神经垂体束主支也是远侧部腺细胞的重要演化来源。人下丘脑–神经垂体束主支终于垂体神经部，神经部因神经纤维交汇及细胞透明化、细胞增大与增生而略显膨大（图2-93）。以下依次阐述脑垂体中间部结构动力学、脑垂体神经部–远侧部过渡性结构、脑垂体神经部–远侧部细胞演化途径和远侧部腺细胞演化梯度四个方面。

（1）脑垂体中间部结构动力学 脑垂体中间部是神经部演化形成远侧部的中介，其特征性的结构——滤泡具有明显的动力学过程。人脑垂体中间部滤泡大小有明显差异，显然有新生与衰老之分（图2-94、图2-95）。凸入神经部的大滤泡后壁常见破坏（图2-96），衰老的滤泡塌瘪，胶质被吸收（图2-97）。

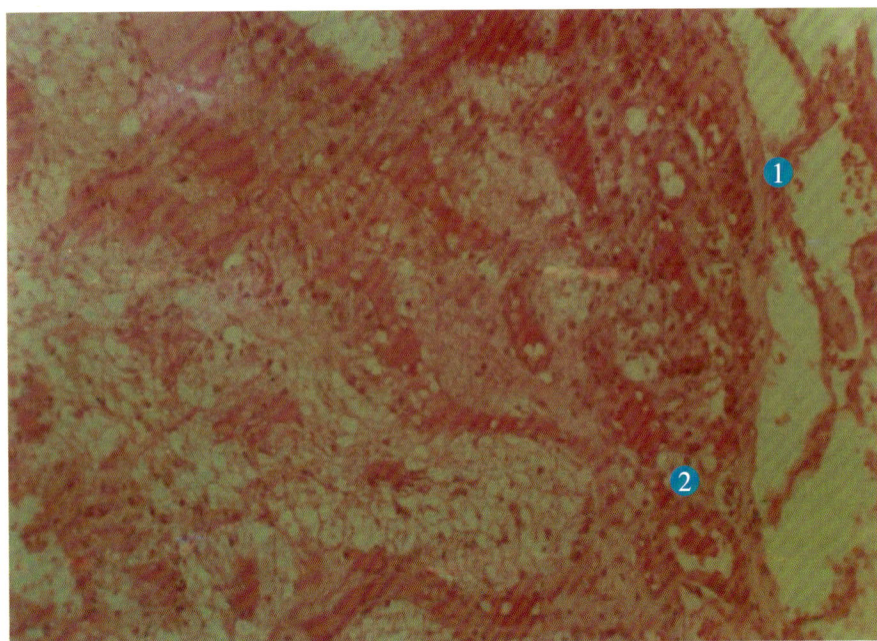

■ **图2-93 人脑垂体神经部**

Masson染色 ×100

❶示后被膜；❷示透明细胞。

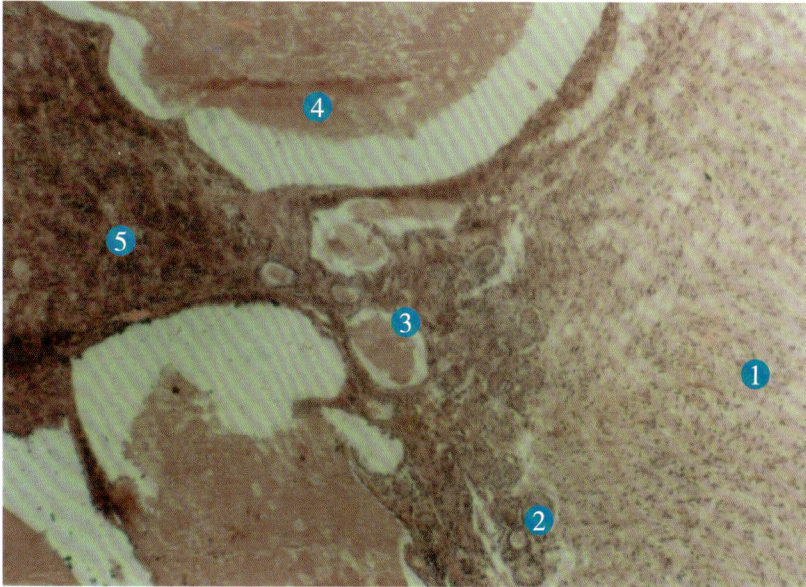

**■ 图2-94　人脑垂体中间部结构演化（1）**

Masson染色　×100

❶示神经部；❷示新生滤泡；❸示小滤泡；❹示大滤泡；❺示远侧部。

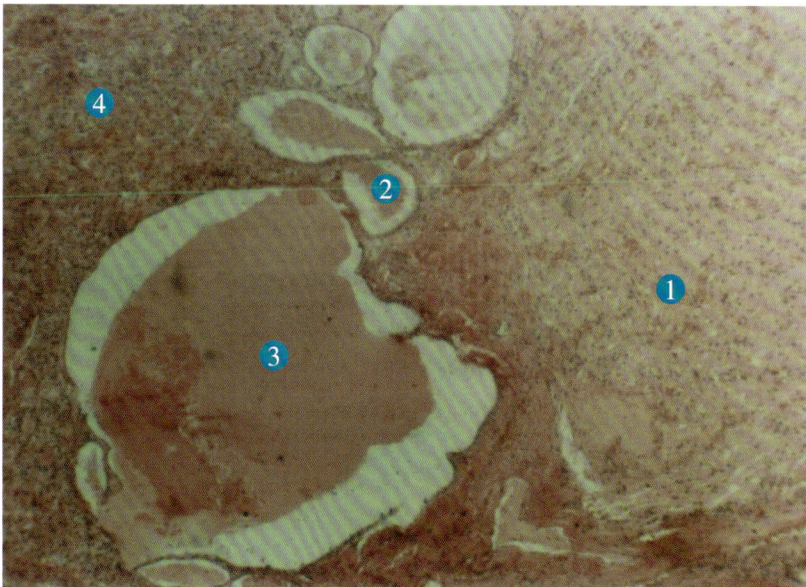

**■ 图2-95　人脑垂体中间部结构演化（2）**

Masson染色　×100

❶示神经部；❷示发育中的滤泡；❸示大滤泡；❹示远侧部。

171

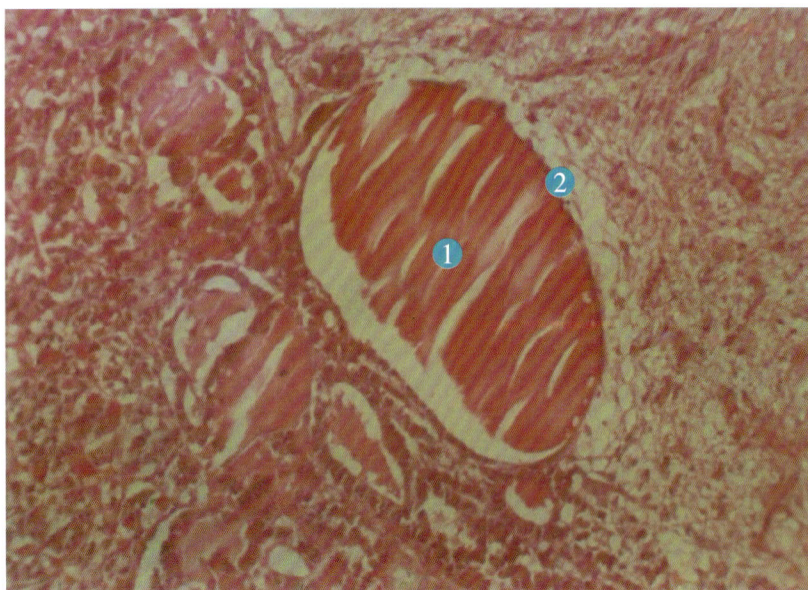

■ 图2-96　人脑垂体中间部结构演化（3）

Masson染色　×100

❶示凸入神经部的大滤泡；❷示后侧滤泡壁破损。

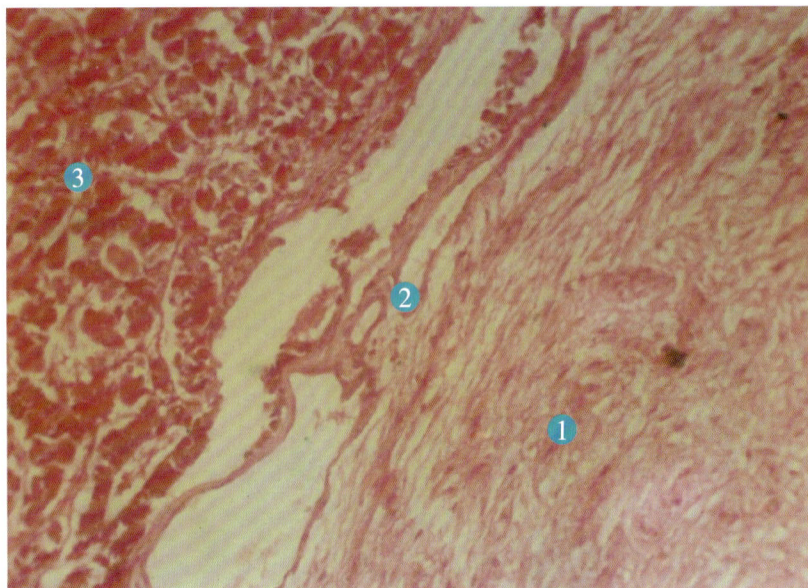

■ 图2-97　人脑垂体中间部结构演化（4）

Masson染色　×100

❶示神经部；❷示中间部衰老滤泡失去胶质而塌陷；❸示远侧部。

（2）脑垂体神经部−远侧部过渡性结构　人的神经部与中间部的交界面可分为静息部和活跃部，在交界面的静息部位，如图2−97所示，神经部的神经纤维多与界面平行，中间部滤泡塌瘪；而在活跃部，神经部−腺垂体演化过程显著，呈现后放线、腺后嵴和腺后锥等过渡性结构。

1）后放线　神经部内可见神经纤维垂直抵达交界面，称为后放线，后放线代表神经束细胞迁移路径（图2−98）。

2）腺后嵴　一些神经部与腺垂体交界面之后可见凸入神经部的呈嵴状腺组织，称为腺后嵴（图2−99），腺后嵴顶端常连接后放线。

3）腺后锥　神经部与腺垂体交界面之后有锥状腺组织凸入神经部，称为腺后锥（图2−100），腺后锥的顶端也常见连接后放线。

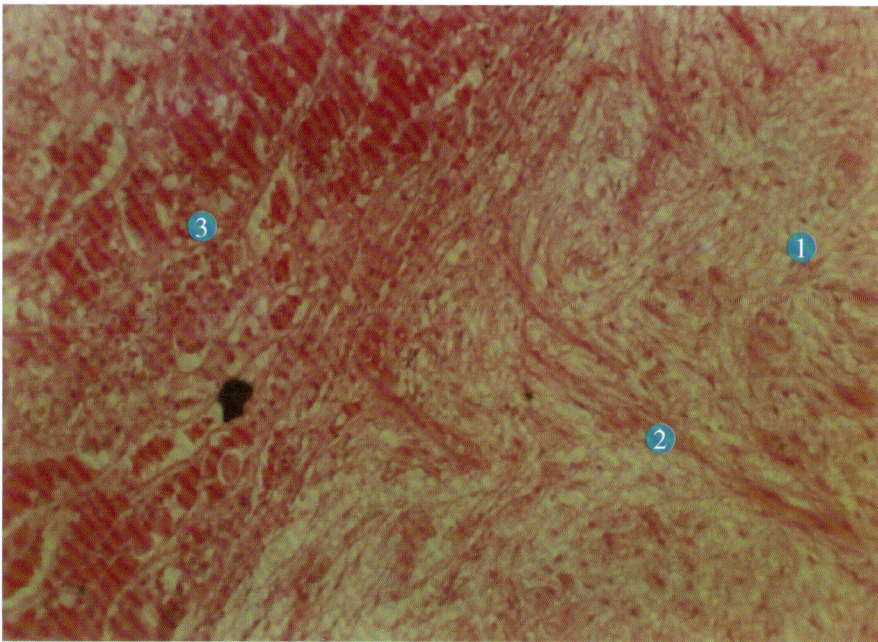

■ 图2−98　人下丘脑神经部−远侧部过渡性结构（1）
Masson染色　×100
❶示神经部；❷示后放线；❸示远侧部。

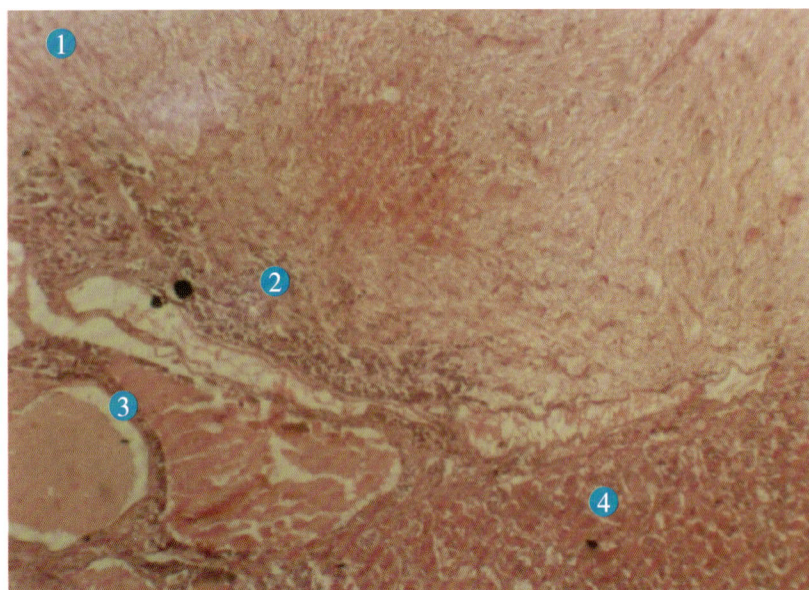

■ **图2-99 人下丘脑神经部-远侧部过渡性结构（2）**
Masson染色 ×100
❶示后放线；❷示腺后嵴；❸示中间部；❹示远侧部。

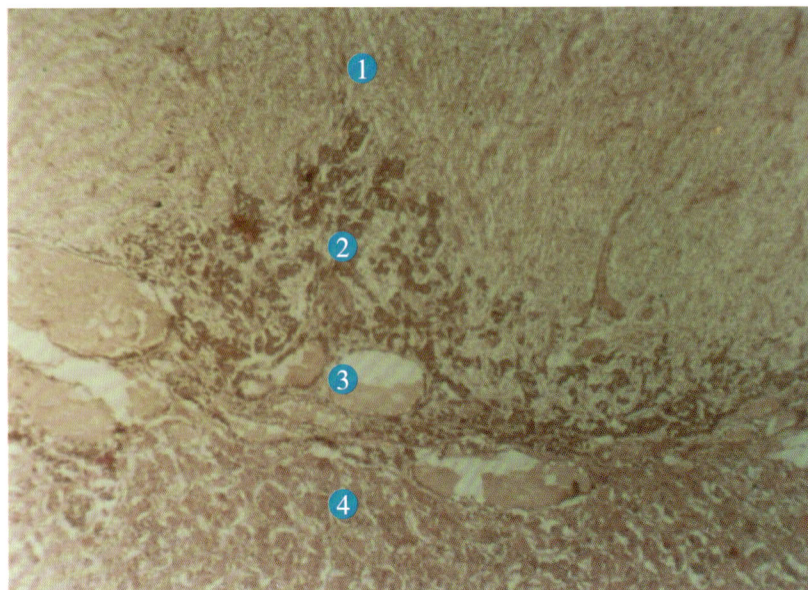

■ **图2-100 人下丘脑神经部-远侧部过渡性结构（3）**
Masson染色 ×100
❶示后放线；❷示腺后锥；❸示中间部；❹示远侧部。

（3）脑垂体神经部-远侧部细胞演化途径　人脑垂体神经部-远侧部细胞演化途径分为经滤泡途径和非滤泡途径。

1）经滤泡途径　神经部中神经束细胞经不同过渡性结构，向中间部迁移、钝圆化并增生，嬗变形成腺细胞团（图2-101、图2-102），后者中心逐渐积聚胶质，成为滤泡（图2-103、图2-104）。也见神经部细胞间亮细胞带激变形成中间部滤泡（图2-105）。邻远侧部侧滤泡壁细胞也可再干细胞化，逐步演化形成远侧部腺细胞（图2-106、图2-107）。

2）非滤泡途径　少部分神经部与远侧部之间不见中间部，神经部神经束细胞通过透明细胞带直接演化为远侧部腺组织（图2-108）。

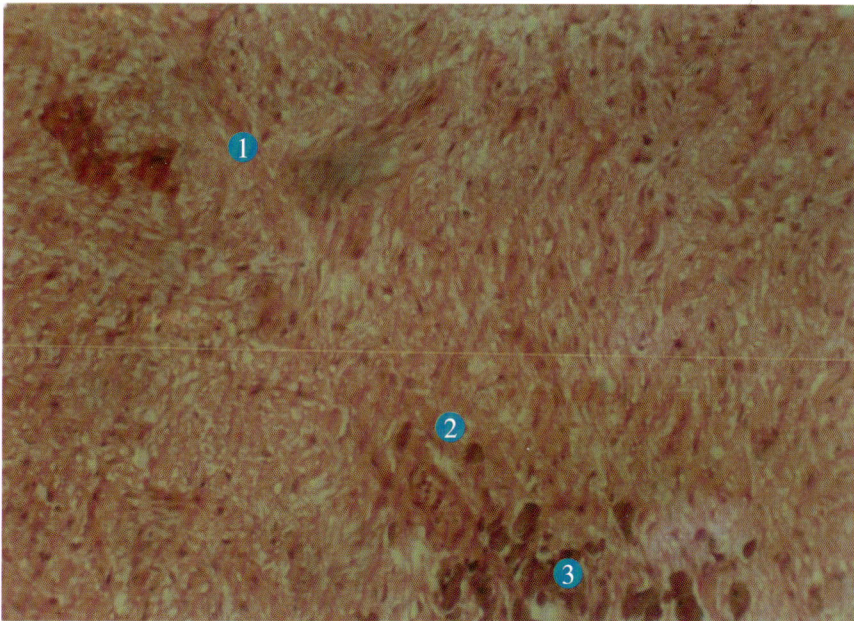

■ 图2-101　人神经部-远侧部经滤泡演化途径（1）
Masson染色　×100

图示腺后锥尖部。❶示后放线；❷示神经束细胞钝圆化；❸示腺后锥顶端嗜碱性细胞。

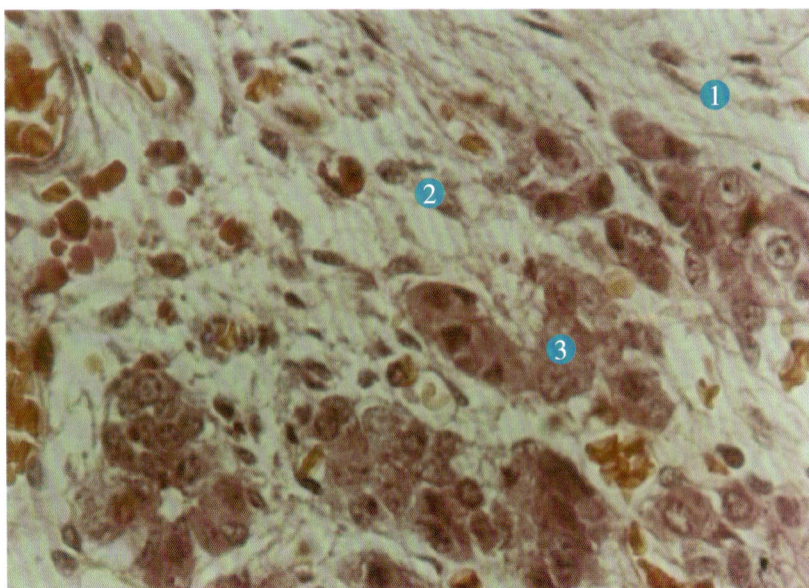

■ **图2-102 人神经部-远侧部经滤泡演化途径（2）**

Masson染色 ×400

图示腺后锥基部。❶示流线型神经束细胞；❷示神经束细胞钝圆化；❸示腺后锥顶端嗜碱性细胞。

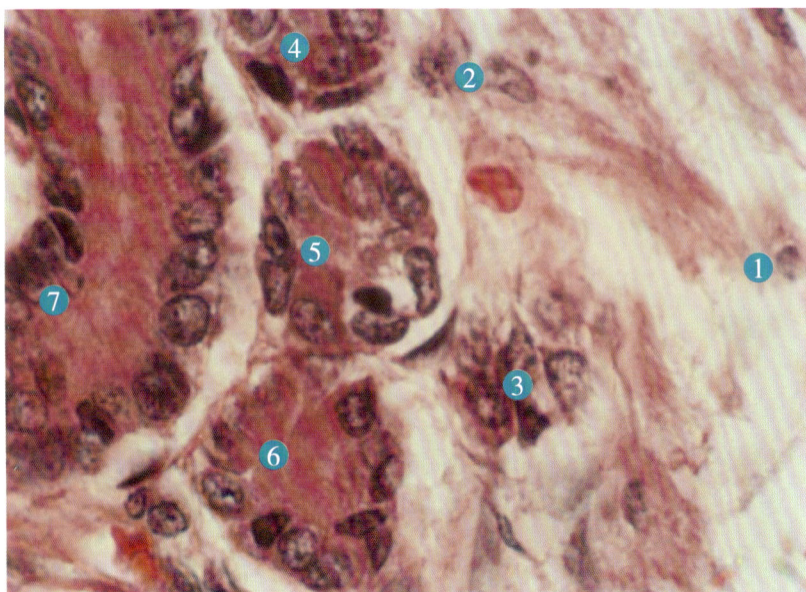

■ **图2-103 人神经部-中间部-远侧部经滤泡演化途径（1）**

Masson染色 ×1 000

❶示迁移中的神经束细胞；❷示神经束细胞钝圆化与透明化；❸示增殖形成的实心细胞团；❹~❼示逐渐积聚胶质，成为大小不等的中间部滤泡。

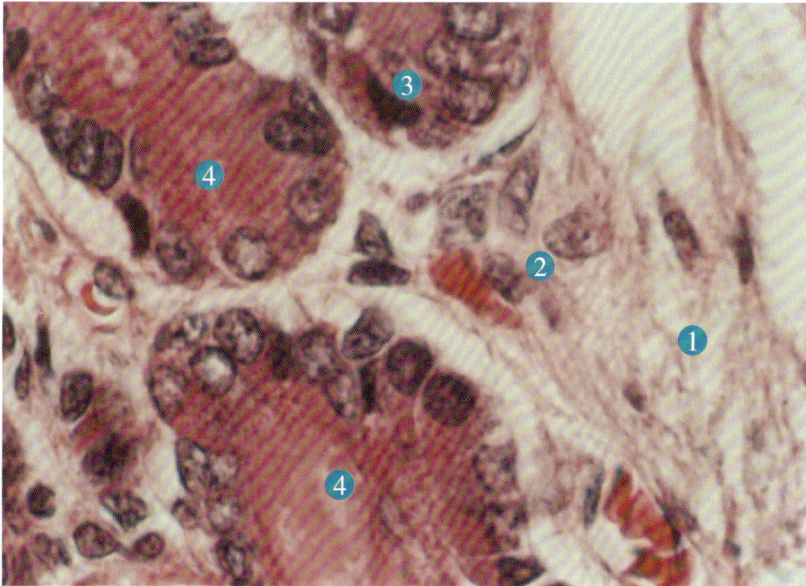

■ 图2-104　人神经部–中间部–远侧部经滤泡演化途径（2）

Masson染色　×1 000

❶示神经束细胞透明化；❷示细胞增殖，形成实心细胞团；❸和❹示逐步形成中间部滤泡。

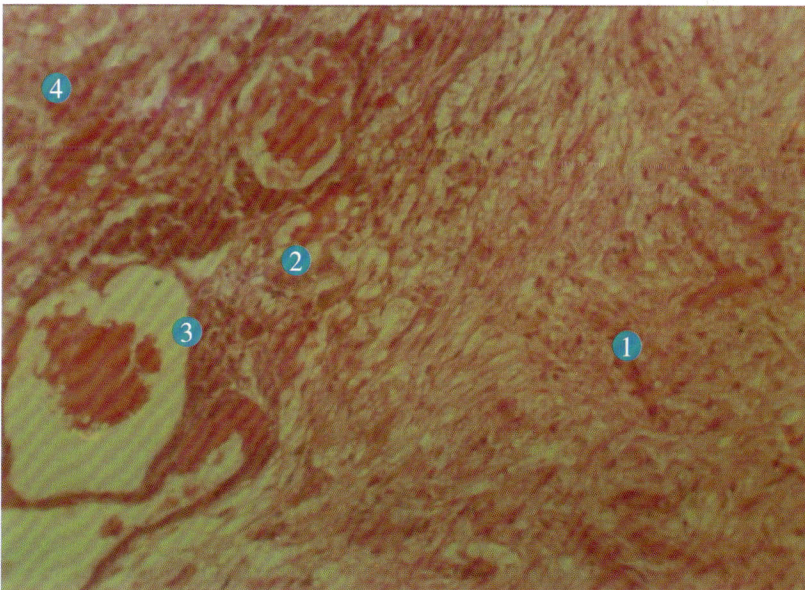

■ 图2-105　人神经部–中间部–远侧部经滤泡演化途径（3）

Masson染色　×100

图示神经部–远侧部交界活跃区。❶示神经部；❷示透明细胞区；❸示发育中的中间部滤泡；❹示远侧部。

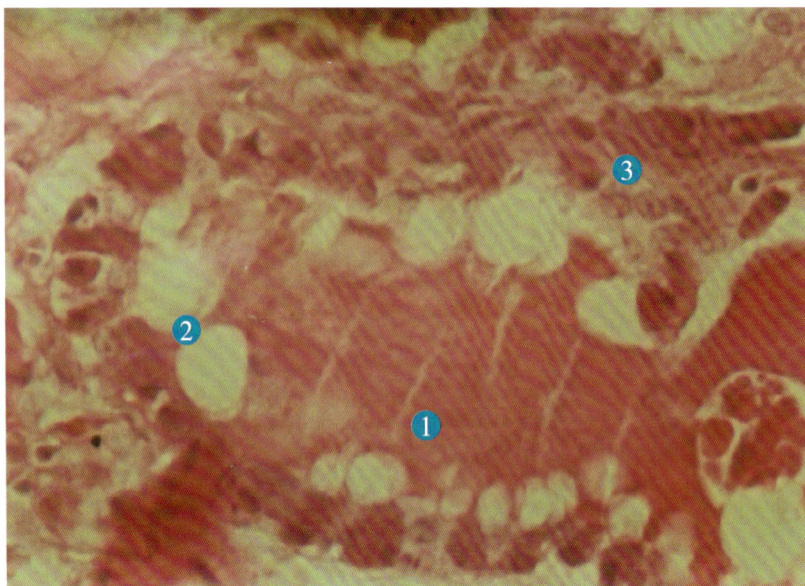

■ 图2-106　人神经部-中间部-远侧部经滤泡演化途径（4）

Masson染色　×400

①示衰老滤泡；②示滤泡腔内胶质边缘多空泡；③示一侧滤泡壁上皮细胞再干细胞化，脱离滤泡。

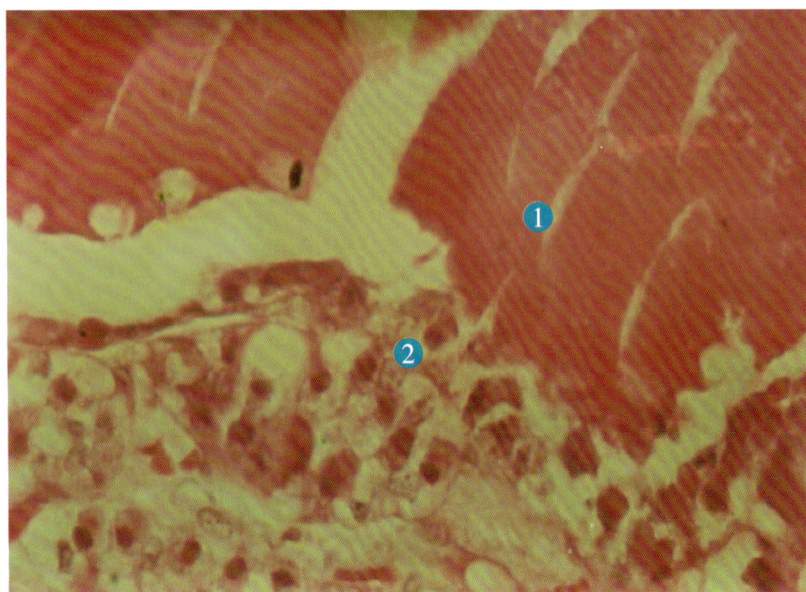

■ 图2-107　人神经部-中间部-远侧部经滤泡演化途径（5）

Masson染色　×400

①示衰老滤泡；②示滤泡壁上皮细胞再干细胞化，迁离滤泡。

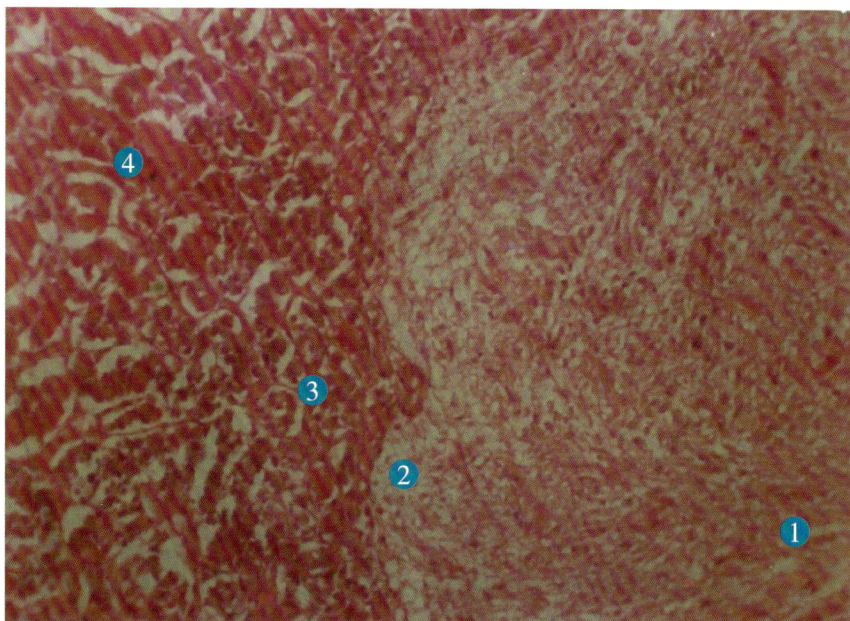

■ 图2-108　人神经部-远侧部非滤泡演化途径

Masson染色　×200

❶示神经部后放线；❷示透明细胞带；❸示远侧部嗜碱性细胞带；❹示远侧部嗜酸性细胞带。

（4）远侧部腺细胞演化梯度　紧邻中间部新形成的人脑垂体远侧部以嗜碱性细胞为主（图2-109），越向远侧部深部，腺细胞呈现嗜碱性-混合性-嗜酸性的演化梯度（图2-110、图2-111）。

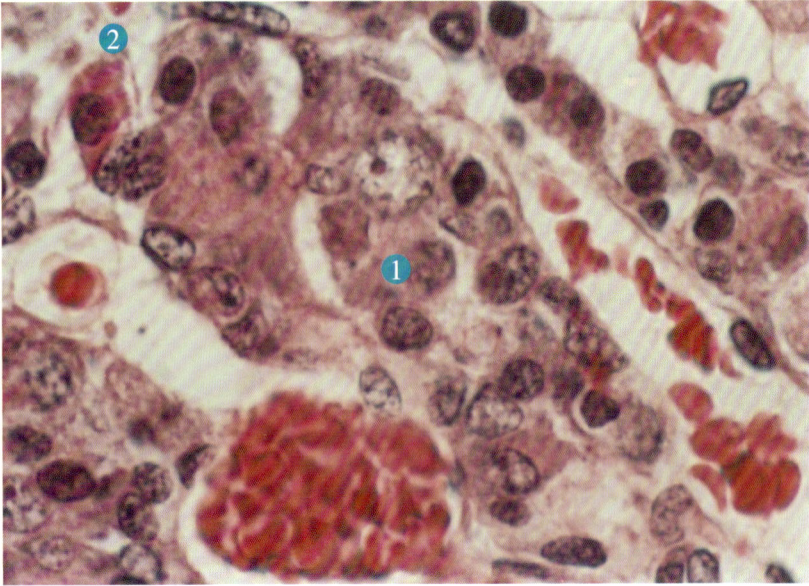

■ 图2-109 人脑垂体远侧部腺细胞演化梯度（1）

Masson染色 ×1 000

❶示嗜碱性细胞占绝对优势；❷示极少数嗜酸性细胞。

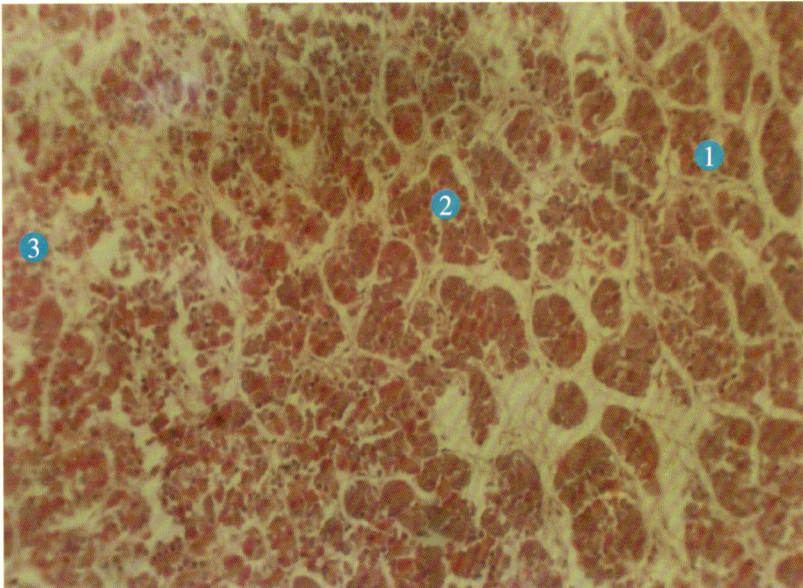

■ 图2-110 人脑垂体远侧部腺细胞演化梯度（2）

Masson染色 ×100

❶示嗜碱性细胞带；❷示混合性腺细胞带；❸示嗜酸性细胞带。

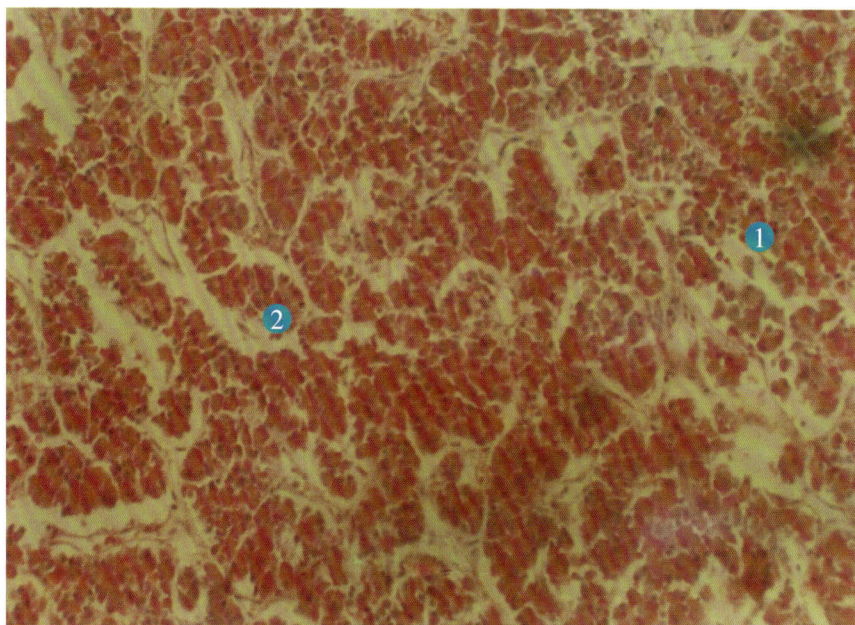

■ 图2-111 人脑垂体远侧部腺细胞演化梯度（3）

Masson染色　×100

❶示混合性腺细胞带；❷示嗜酸性细胞带。

**3．下丘脑–神经垂体束被膜支–腺细胞演化**　下丘脑–神经垂体束被膜支潜行于垂体后被膜内，其被膜细胞从外向内也显示由长梭形逐渐钝圆化的演化序（图2-112）。被膜支至脑垂体后下角演化形成腺细胞，称为腺垂体后角（图2-113）。被膜支流线型神经束细胞可先经历钝圆化、透明化过程（图2-114），逐步演化形成嗜碱性细胞（图2-115）。腺垂体后角下缘常有类中间部滤泡，并显示滤泡形成及其中胶质聚集、浓缩过程（图2-116、图2-117）。腺垂体后角基部滤泡壁常见纤毛化，此类滤泡寿命长，可延存于远侧部较深部（图2-118、图2-119）。

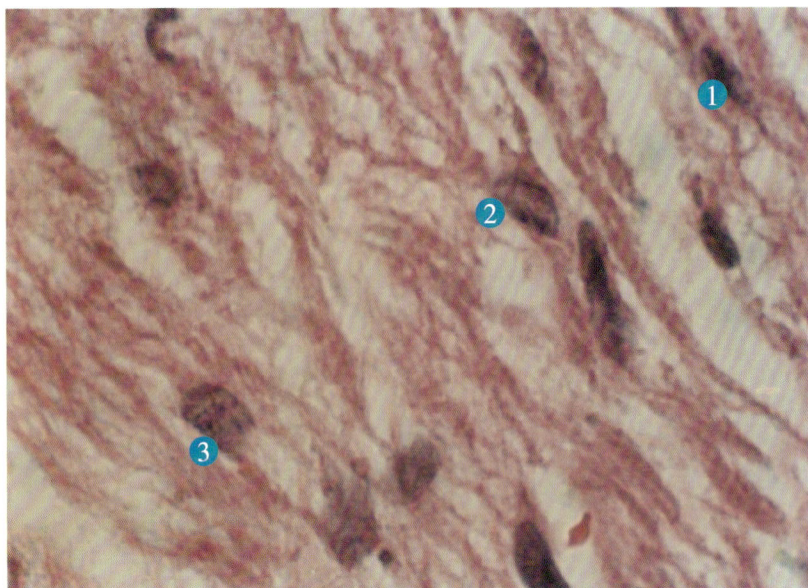

**■ 图2-112　人脑垂体后被膜细胞演化序**

Masson染色　×1 000

图示被膜细胞演化序。❶示外层被膜细胞核深染，长梭形；❷示中层被膜细胞核钝圆化；❸示内层细胞核浅染，椭圆形。

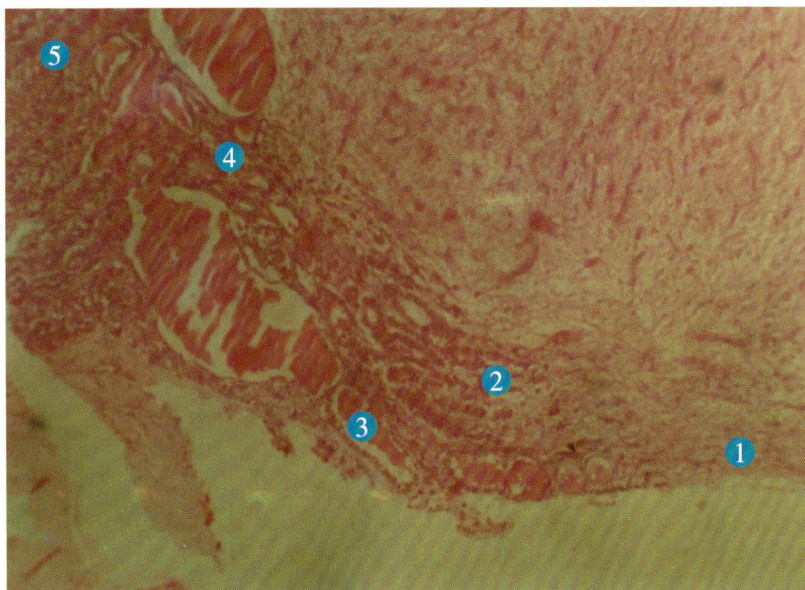

**■ 图2-113　人后被膜支-腺垂体后角细胞演化（1）**

Masson染色　×100

❶示后被膜支；❷示腺后角；❸示小滤泡；❹示大滤泡；❺示腺垂体远侧部。

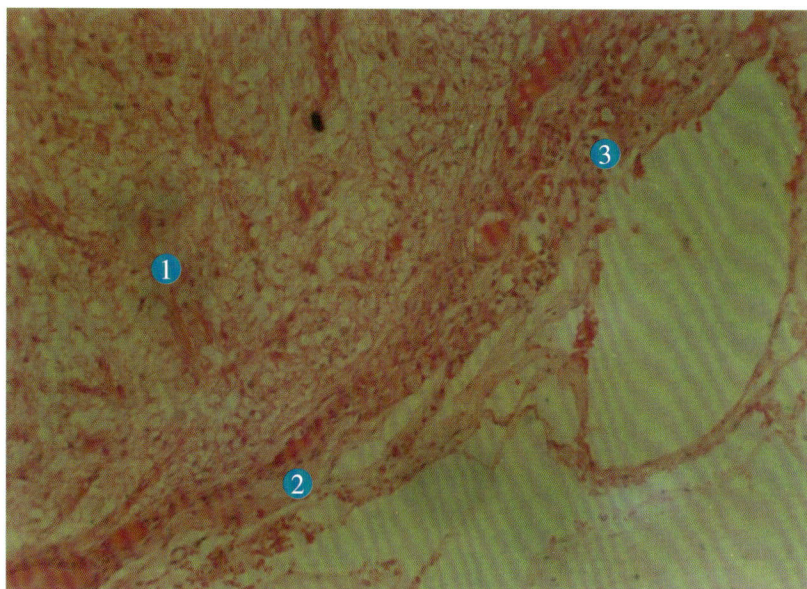

■ 图2-114 人后被膜支-腺垂体后角细胞演化（2）

Masson染色 ×100

❶示神经部；❷示后被膜支；❸示腺垂体腺后角尖端透明细胞。

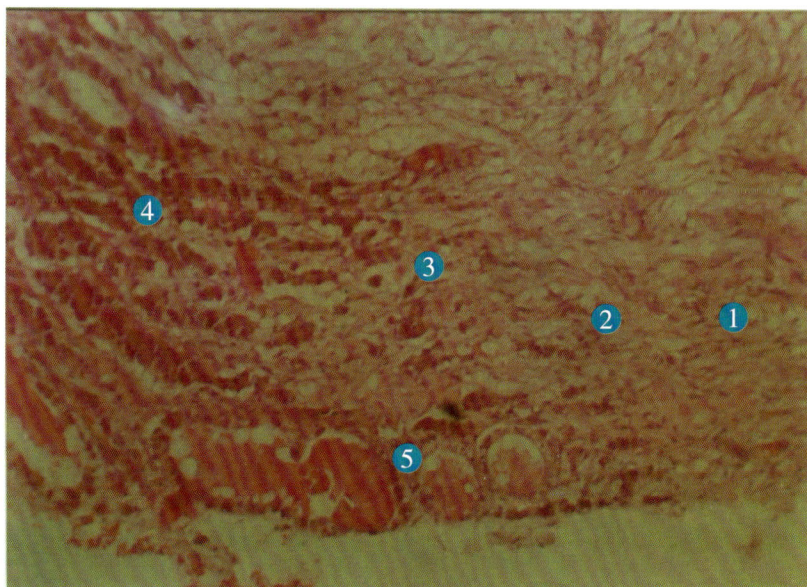

■ 图2-115 人后被膜支-腺垂体后角细胞演化（3）

Masson染色 ×200

❶示神经束细胞迁移流线；❷示神经束细胞钝圆化；❸示神经束细胞透明化；❹示腺垂体后角嗜碱性细胞；❺示类中间部滤泡。

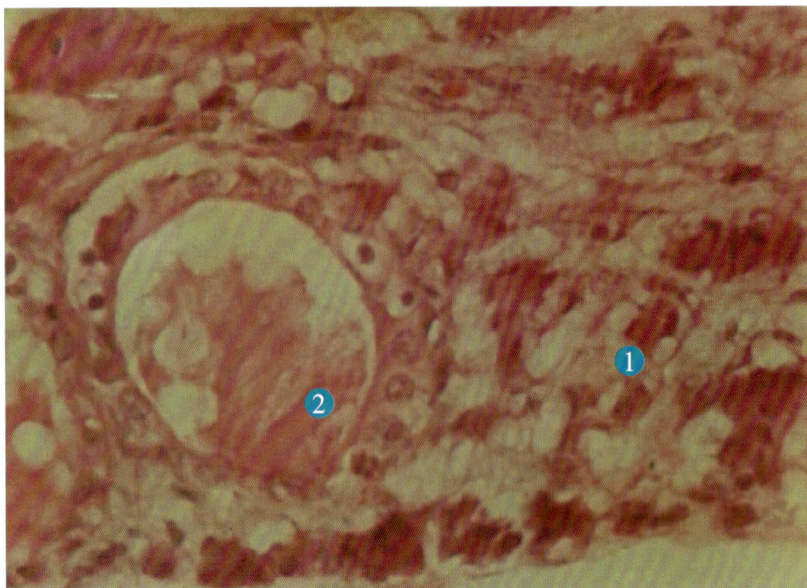

■ 图2-116 人后被膜支-腺垂体后角细胞演化（4）

Masson染色 ×400

❶示神经束细胞透明化；❷示早期滤泡。

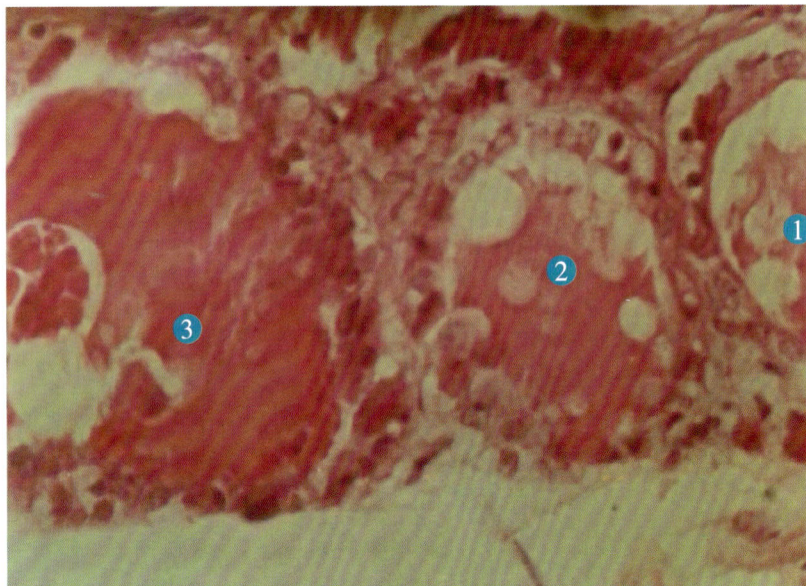

■ 图2-117 人后被膜支-腺垂体后角细胞演化（5）

Masson染色 ×400

图示腺垂体后角邻边滤泡演化。❶示较早期滤泡；❷示中期滤泡；❸示晚期滤泡。

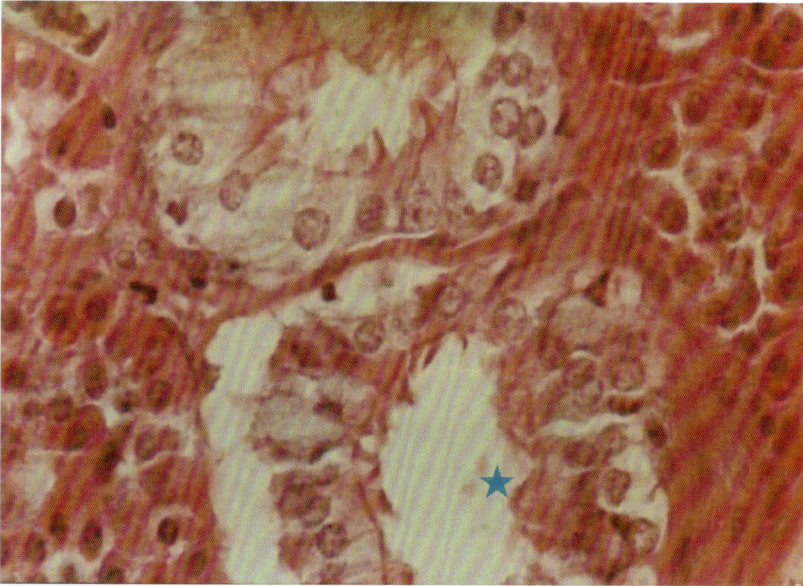

■ 图2-118　人后被膜支-腺垂体后角细胞演化（6）

Masson染色　×400

★ 示两个较早期纤毛柱状上皮滤泡，滤泡壁细胞拥挤，腔内胶质被吸收。

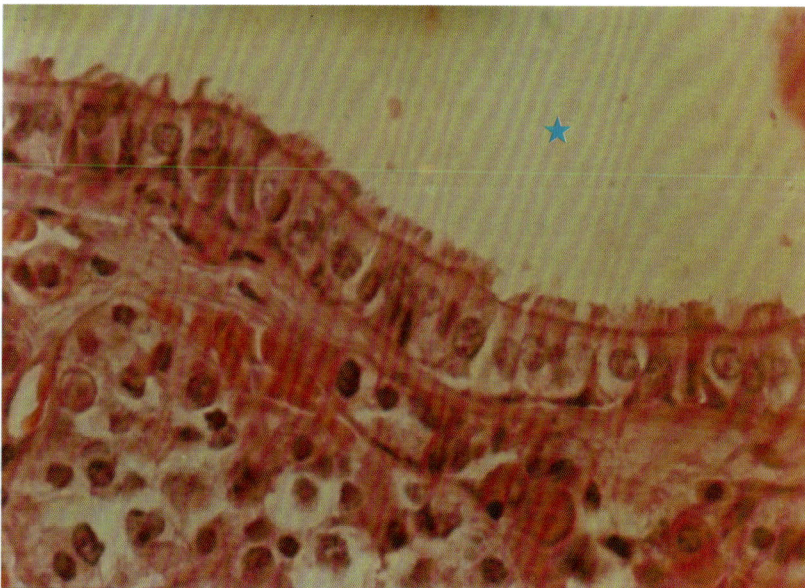

■ 图2-119　人后被膜支-腺垂体后角细胞演化（7）

Masson染色　×400

★ 示较晚期柱状纤毛上皮滤泡，滤泡壁细胞界限较明显，腔内胶质被吸收，滤泡初显塌陷。

## 四、人垂体茎组织动力学

脑垂体是下丘脑的衍生形成物，垂体茎是下丘脑和脑垂体远侧部与神经部连接部。漏斗室管膜细胞是垂体茎部分结节部腺细胞的演化来源。

### （一）漏斗室管膜细胞-腺细胞演化

1. **漏斗室管膜细胞增生与迁移**　幼年第三脑室下延的漏斗室管膜细胞增殖、下迁仍是脑垂体演化的干细胞来源途径之一（图2-120、图2-121）。

2. **漏斗室管膜细胞-结节部腺细胞演化**　成体第三脑室室管膜细胞不断增生、外迁（图2-122），外迁细胞形成细胞流线，经过渡性细胞增生形成无胶质滤泡，逐渐分泌胶质，成为含胶质的滤泡（图2-123、图2-124）。

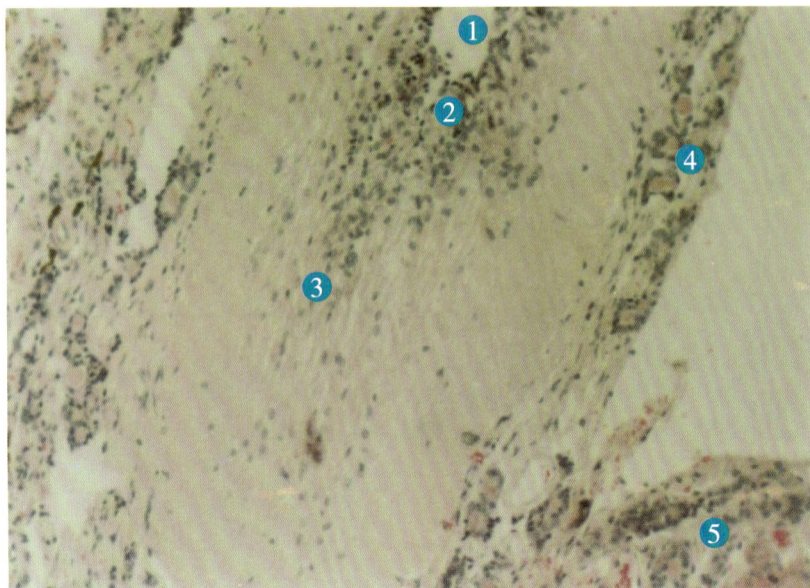

■ **图2-120　人幼年垂体茎漏斗室管膜细胞增生与迁移（1）**

苏木素-伊红染色　×100

❶示第三脑室；❷示室管膜细胞增生；❸示室管膜细胞经漏斗壁向垂体方向迁移；❹示结节部；❺示腺垂体远侧部。

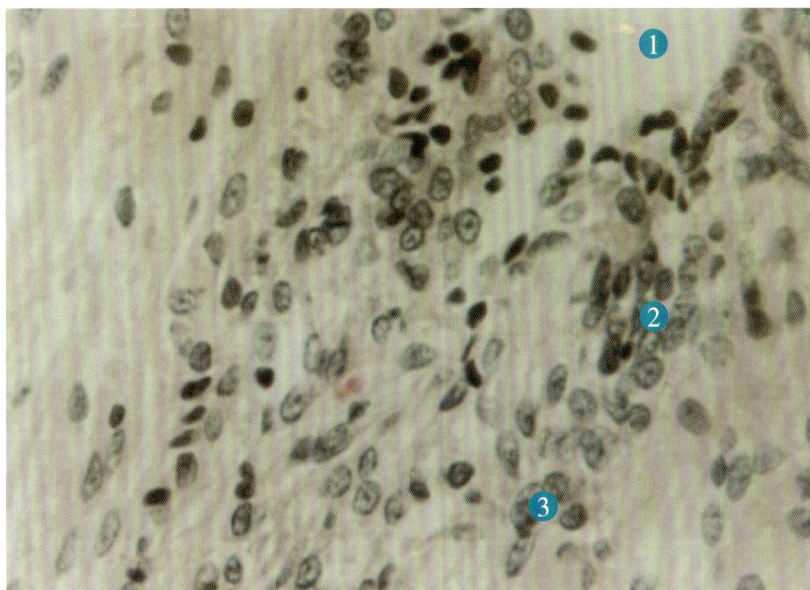

■ 图2-121　人幼年垂体茎漏斗室管膜细胞增生与迁移（2）

苏木素-伊红染色　×400

❶示第三脑室；❷示室管膜细胞增生；❸示室管膜细胞经漏斗壁向垂体方向迁移。

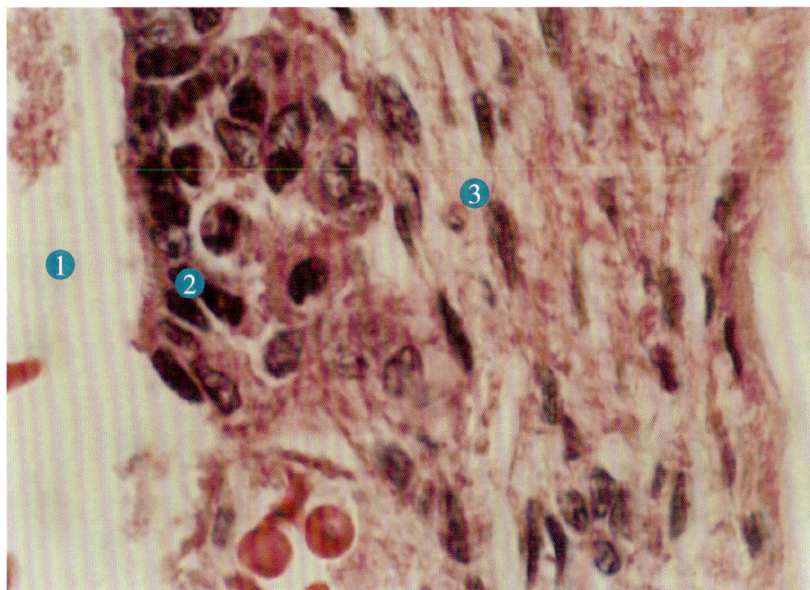

■ 图2-122　成人垂体茎漏斗室管膜细胞增生与迁移

Masson染色　×400

❶示第三脑室；❷示室管膜细胞增生；❸示神经束细胞流线。

187

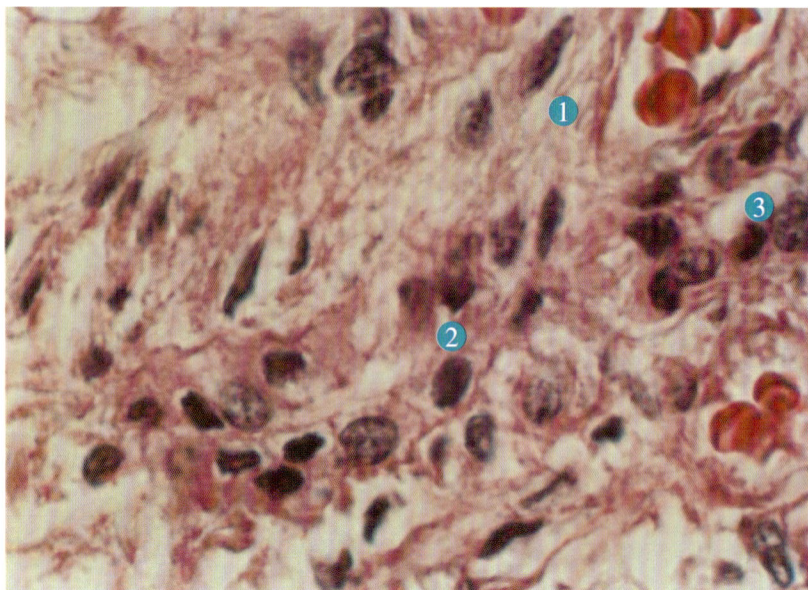

**■ 图2-123 成人室管膜–结节部演化（1）**

Masson染色 ×400

①示迁移神经束细胞流线；②示增生的过渡性细胞；③示无胶质滤泡。

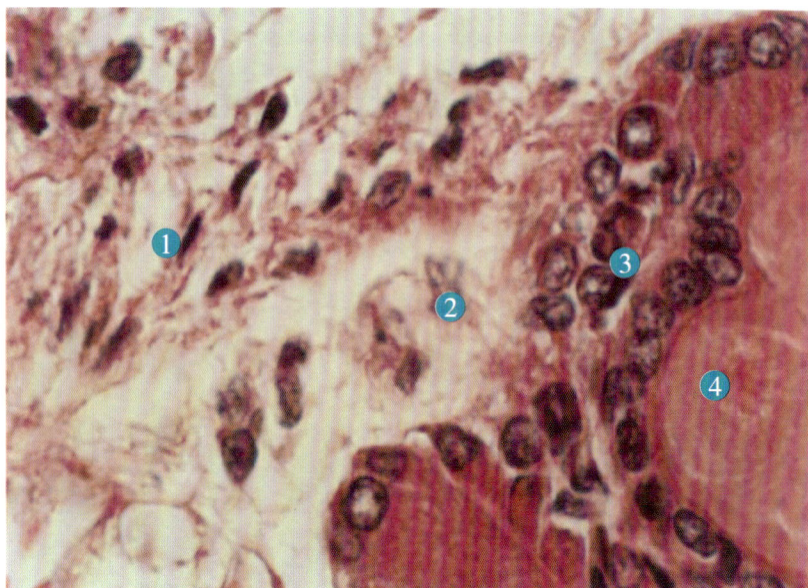

**■ 图2-124 成人室管膜–结节部演化（2）**

Masson染色 ×400

①示神经束细胞迁移流线；②示迁移神经束细胞透明化；③示细胞增生；④示滤泡形成。

## （二）垂体茎形态结构演变

脑垂体是一个时变系统，其细胞成员、内部结构与外部形态均随时间不断变化。随着年龄增加神经部逐渐减小，而远侧部逐渐增大，使整个脑垂体呈靴形。由于垂体茎前浅支自下而上纤维化牵拉"靴"尖上翘，远侧部随着"靴"尖上翘向上抬高，拉近与下丘脑的距离。受接近的老化远侧部腺组织诱导，下丘脑向前下方伸出垂体芽（图2-125），甚至诱生次垂体芽（图2-126、图2-127）。垂体芽逐渐接近远侧部，成为垂体芽前唇，其中部下延形成新的垂体中心支（图2-128、图2-129）。在上翘的垂体"靴"尖、垂体芽前唇、原垂体茎和原远侧部围成冗余区，其中包括原下丘脑-腺垂体束前缘层和前支及中心支变性残余，冗余区周围结构进一步围拢形成主要由变性肿胀的神经纤维束和血管组成的大致呈圆锥台形状的实心区（图2-130）。垂体芽最前面形成新的前缘层（图2-131）。总的结果使脑垂体的中心不断前移，垂体茎由细长变粗、变短。

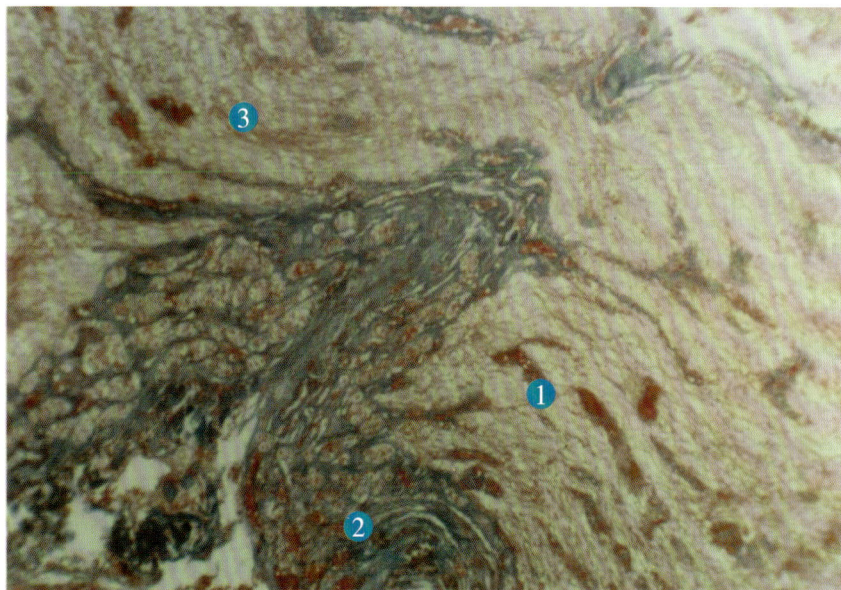

■ **图2-125  人垂体茎动态变化（1）**
Mallory 染色   ×100
❶示垂体芽；❷示垂体芽前唇；❸示丘脑下部。

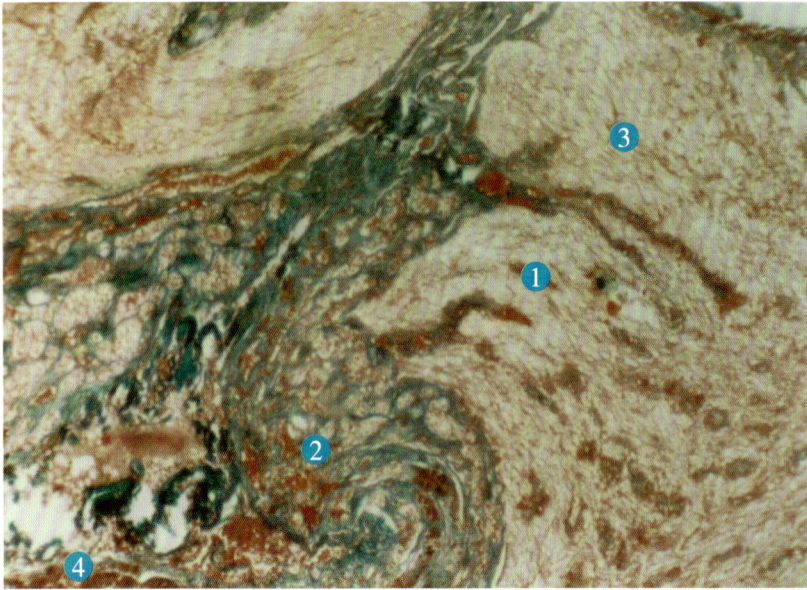

■ 图2-126　人垂体茎动态变化（2）

Mallory 染色　×100

❶示垂体芽；❷示垂体芽前唇；❸示次垂体芽；❹示远侧部。

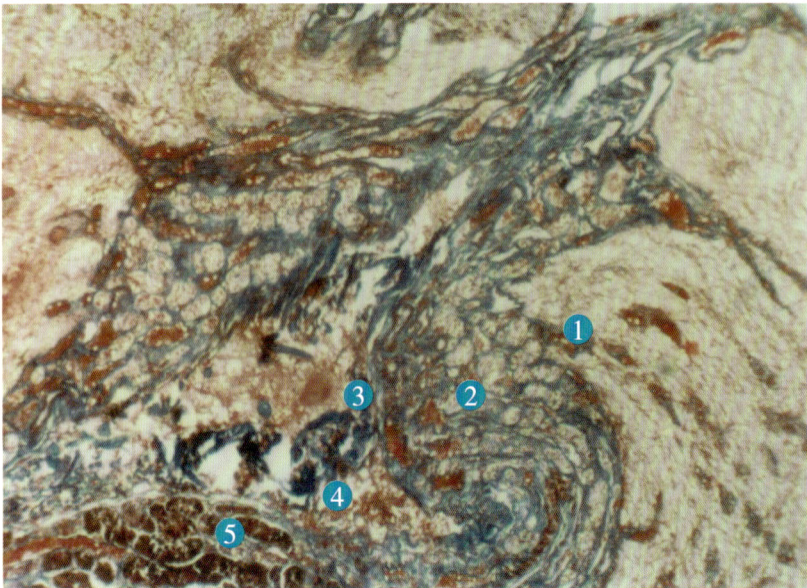

■ 图2-127　人垂体茎动态变化（3）

Mallory 染色　×100

❶示垂体芽；❷示垂体芽前唇；❸示被卷入的垂体茎前缘层；
❹示被卷入的远侧部被膜；❺示远侧部。

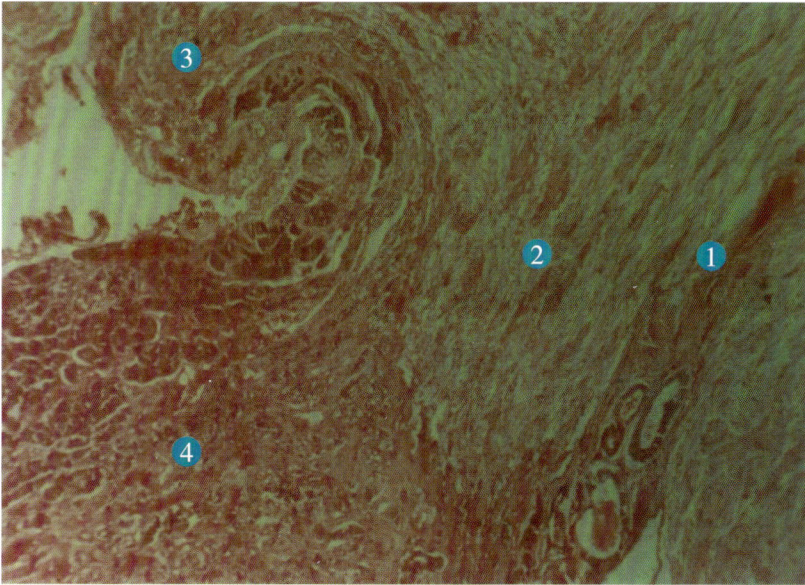

■ 图2-128　人垂体茎动态变化（4）

Masson染色　×100

❶示神经垂体束；❷示腺垂体束中心支；❸示垂体芽前唇；❹示腺垂体远侧部。

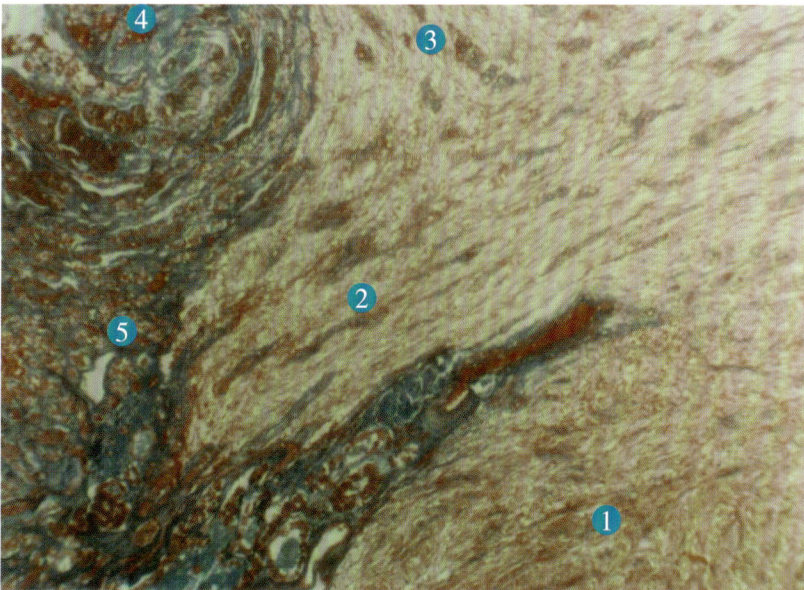

■ 图2-129　人垂体茎动态变化（5）

Mallory染色　×100

❶示神经垂体束；❷示腺垂体束中心支；❸示垂体芽前支；❹示垂体芽前唇；❺示冗余区。

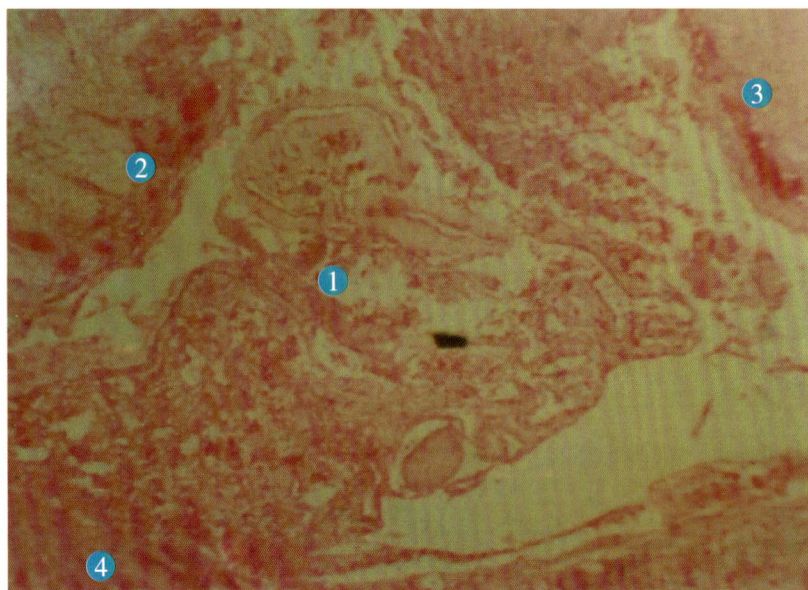

■ 图2-130　人垂体茎动态变化（6）

Masson染色　×100

❶示垂体茎冗余区；❷示垂体芽；❸示下丘脑；❹示腺垂体远
侧部。

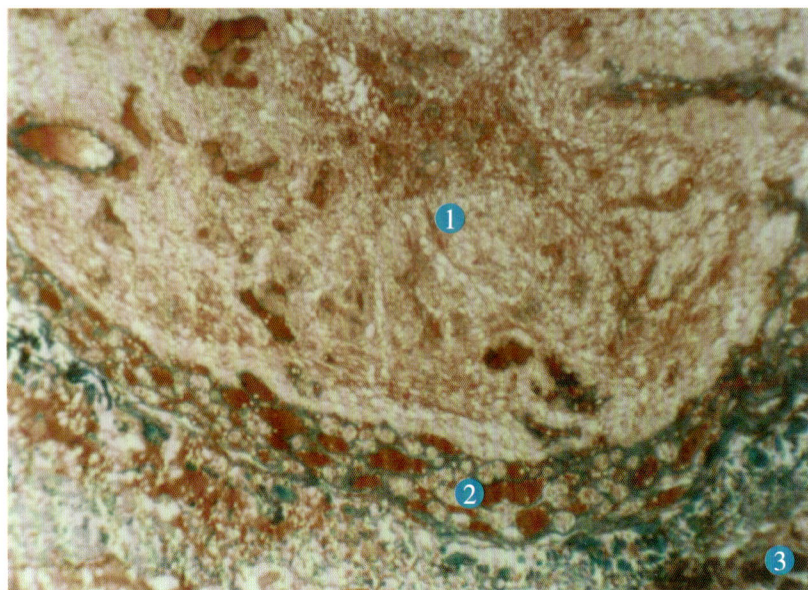

■ 图2-131　人垂体茎动态变化（7）

Mallory 染色　×100

❶示垂体芽前部；❷示新的前缘层；❸示远侧部。

## （三）垂体小体演化

脑垂体冗余区内的冗余物，包括内卷的垂体茎前缘层和废用的腺垂体束下端，神经纤维进一步肿胀（图2-132、图2-133），并血管化（图2-134、图2-135）。血管化使肿胀的神经纤维断裂（图2-136、图2-137）。断裂的神经纤维随着进入血流环境逐渐变成圆球状（图2-138），并经致密化、均质化过程（图2-139），最终因化学振荡演化形成具有多层同心圆结构的球形小体，称为垂体小体（图2-140、图2-141）。显然，垂体小体不像肾上腺髓质小体、胸腺小体等，后者都是在不协调环境中细胞克隆形成的封闭系统，而垂体茎小体是残留的变性神经纤维形成物，位于血窦腔内，是组织残余清除过程的形态表现。老化的垂体小体从中心或偏中心开始血管化（图2-142、图2-143），致使垂体茎小体碎粒化，便于随血流被清除（图2-144）。

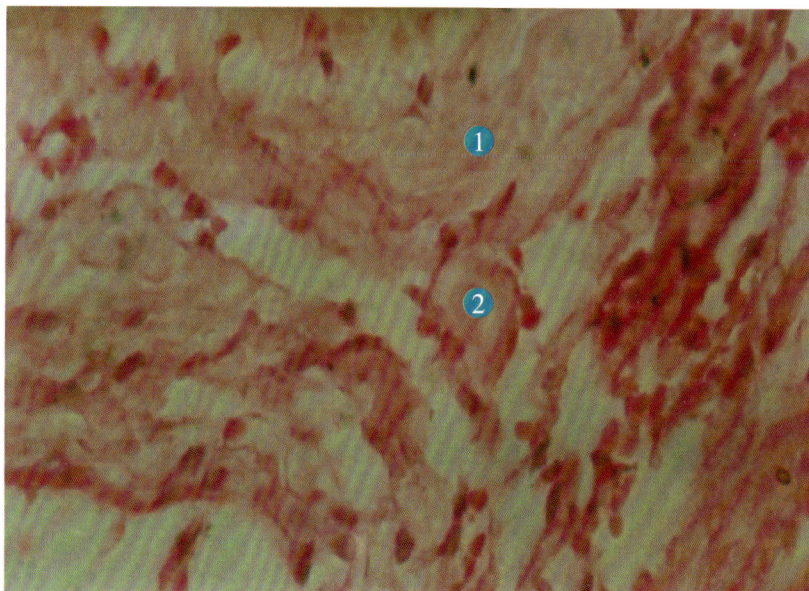

■ **图2-132　人垂体茎冗余区（1）**

Masson染色　×400

图示冗余区内肿胀神经纤维的纵断面❶和横断面❷。

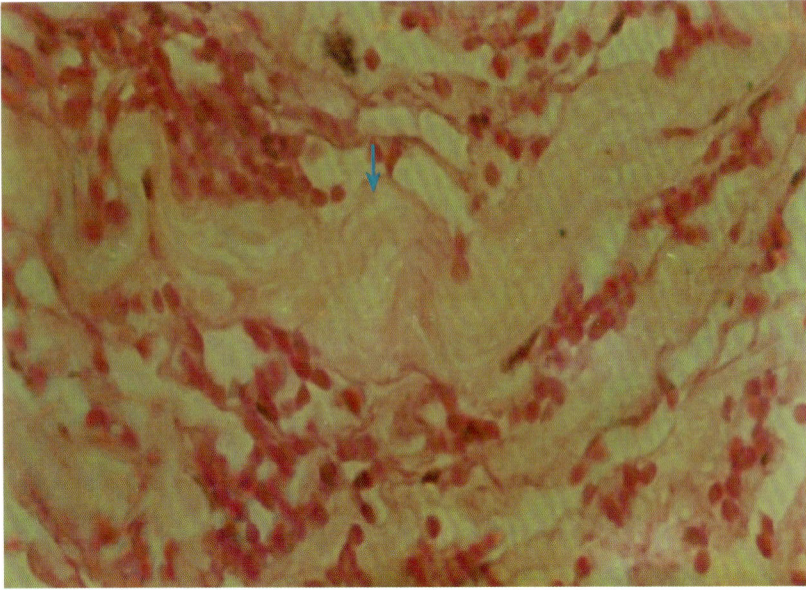

■ 图2-133　人垂体茎冗余区（2）

Masson染色　×400

↓示浸没于血液中肿胀变性的神经纤维。

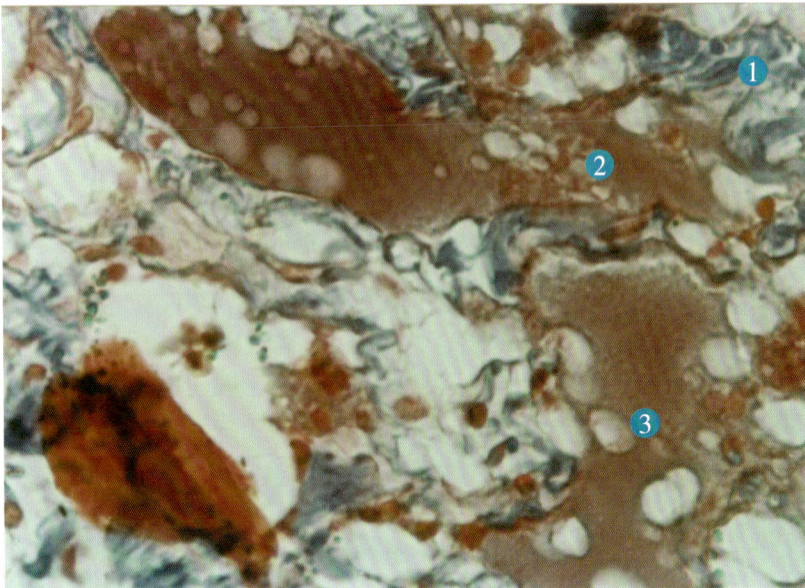

■ 图2-134　人垂体茎冗余区（3）

Mallory染色　×400

❶示凌乱的肿胀神经纤维；❷和❸示扩张的血窦。

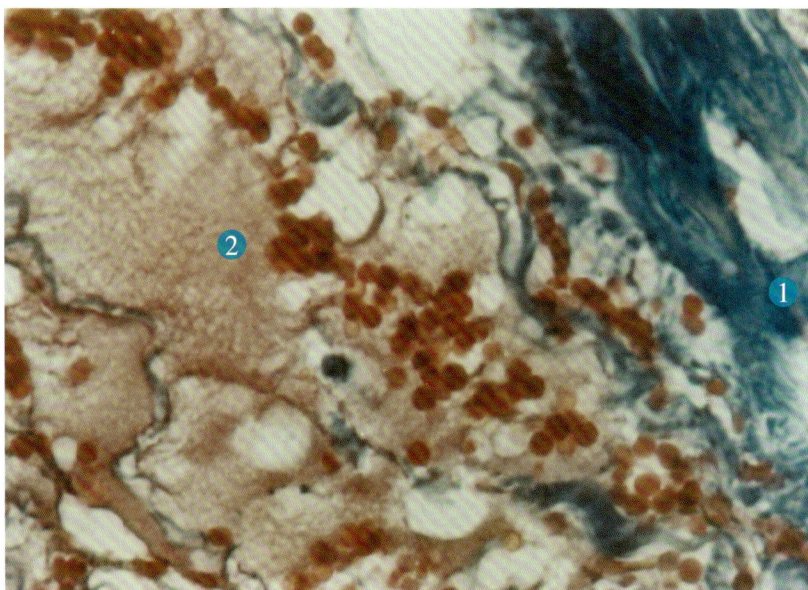

■ 图2-135　人垂体茎冗余区（4）

Mallory 染色　×400

❶示神经纤维；❷示进一步扩张的血窦。

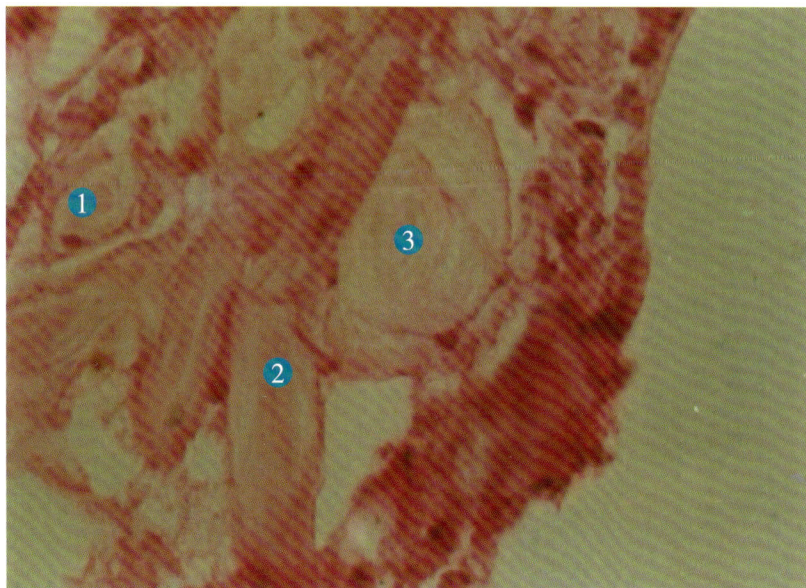

■ 图2-136　人脑垂体小体形成（1）

Masson染色　×400

❶～❸示肿胀神经纤维被血窦分割成不同形状、不同大小的片段。

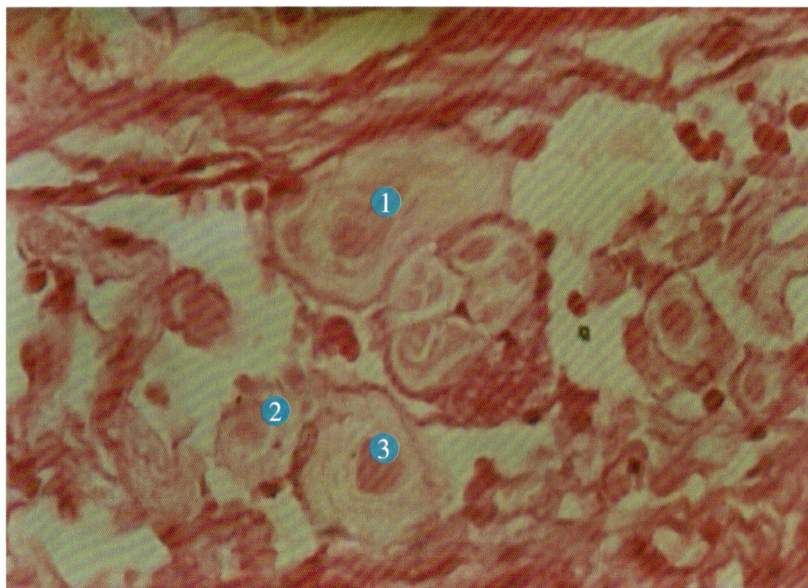

■ 图2-137　人脑垂体小体形成（2）

Masson染色　×400

①~③示肿胀神经纤维被血窦分割成不同形状、不同大小的小体样结构。

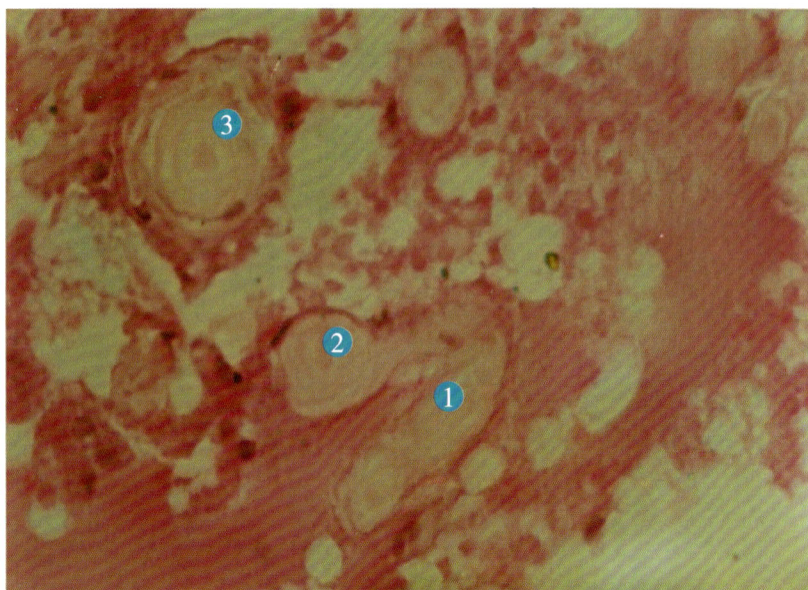

■ 图2-138　人脑垂体小体形成（3）

Masson染色　×400

①示肿胀的神经纤维；②示将被截断的小体样结构；③示正在游离变圆的脑垂体小体。

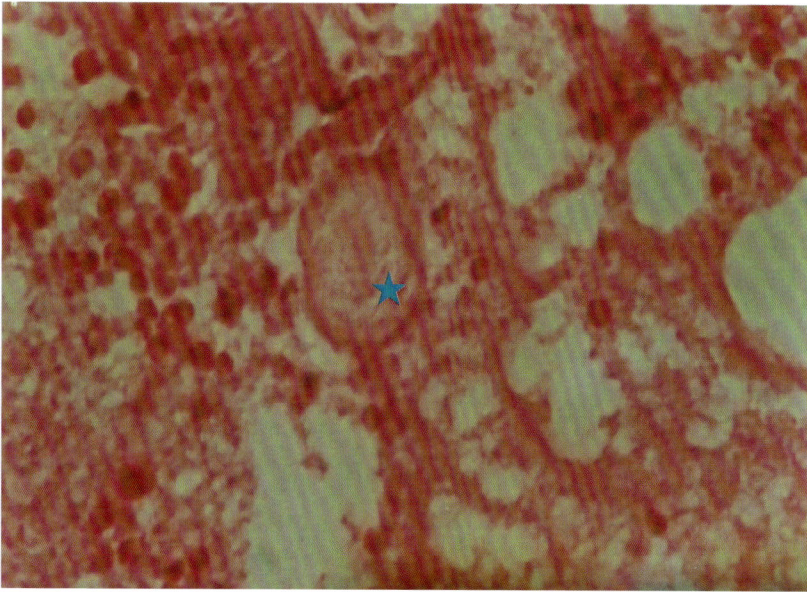

**■ 图2-139　人脑垂体小体形成（4）**

Masson染色　×400

★示一均质化的脑垂体小体。

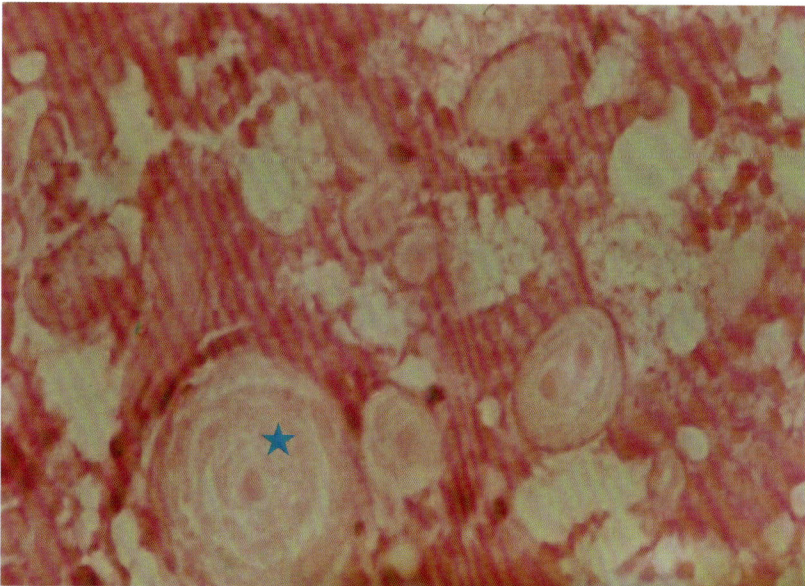

**■ 图2-140　人脑垂体小体形成（5）**

Masson染色　×400

★示一较大的脑垂体小体，略显分层同心圆结构。

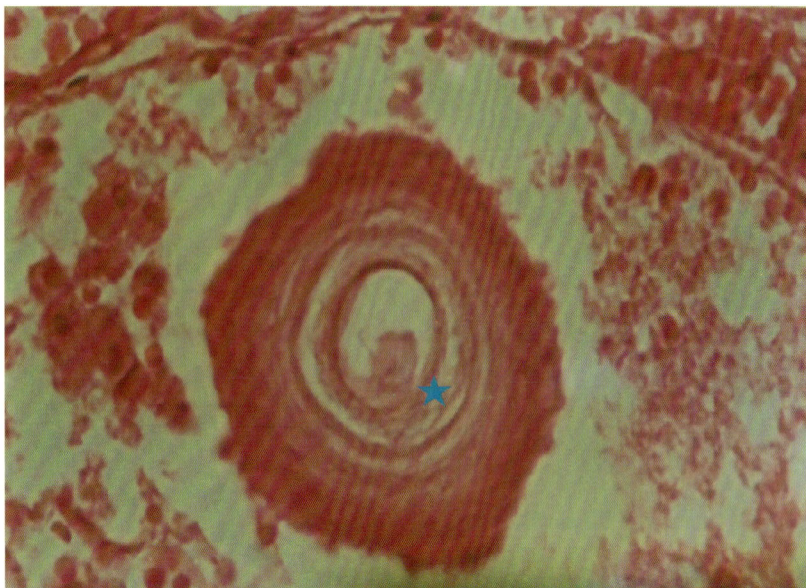

■ 图2-141　人脑垂体小体形成（6）

Masson染色　×400

★ 示血管腔内有一个致密的同心圆分层结构，脑垂体小体。

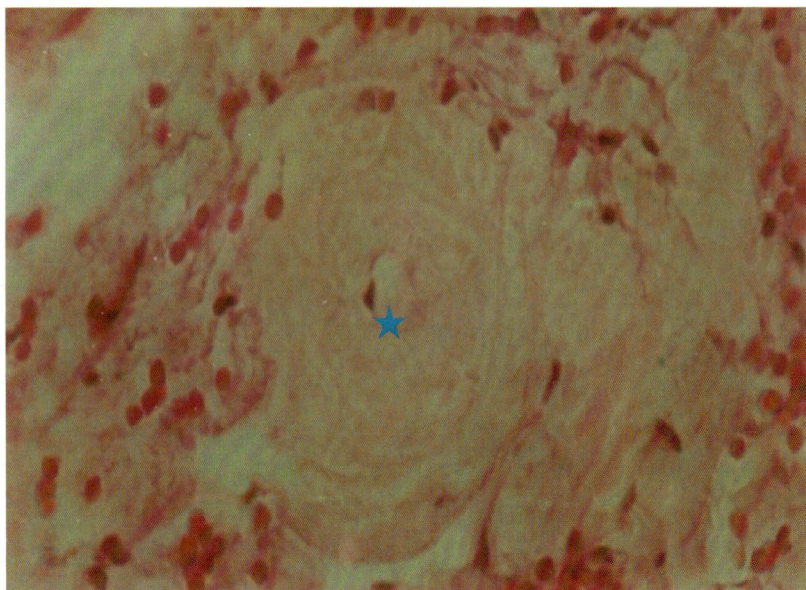

■ 图2-142　人脑垂体小体血管化（1）

Masson染色　×400

★ 示脑垂体小体中心血管形成。

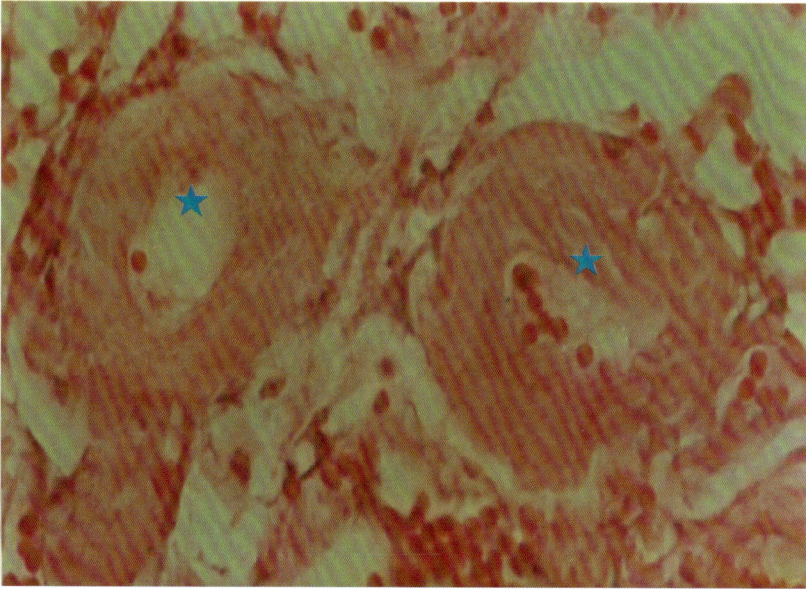

■ 图2-143　人脑垂体小体血管化（2）

Masson染色　×400

★示两个脑垂体小体中心血管形成。

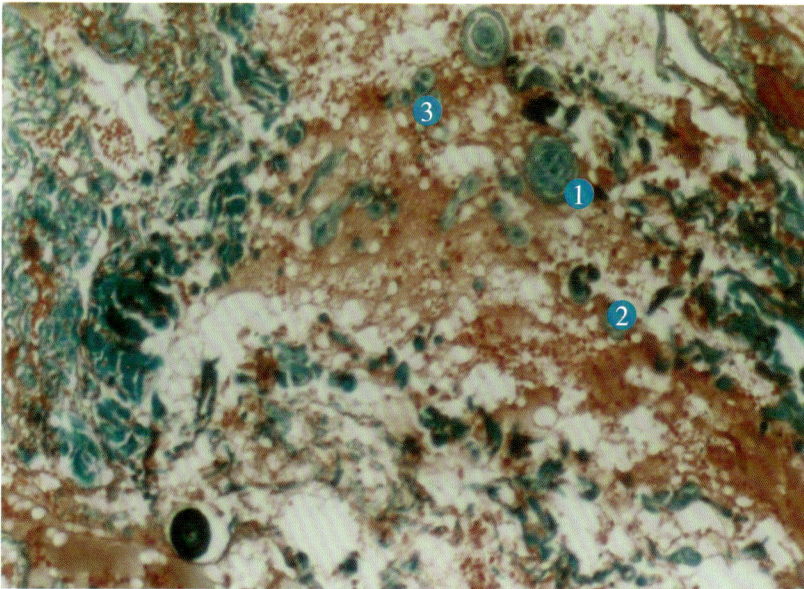

■ 图2-144　人脑垂体小体演化

Mallory染色　×100

❶～❸示逐步碎粒化的脑垂体小体。

## 第二节　狗脑垂体组织动力学

狗脑垂体组织动力学与人脑垂体组织动力学既有相似过程，又有其自身特点，本节仅简要描述结节部腺细胞演化、赫林体形成、远侧部腺细胞演化和迷宫腔壁演化，作为研究人脑垂体组织动力学的参照与补充。

### 一、狗脑垂体结节部细胞演化

狗脑垂体结节部向上延伸到垂体茎较高部位，大部结节部腺细胞直接由漏斗室管膜细胞外迁演化而来。

### （一）漏斗室管膜细胞外迁

漏斗室管膜细胞可向外迁移，形成细胞流线（图2-145、图2-146）。

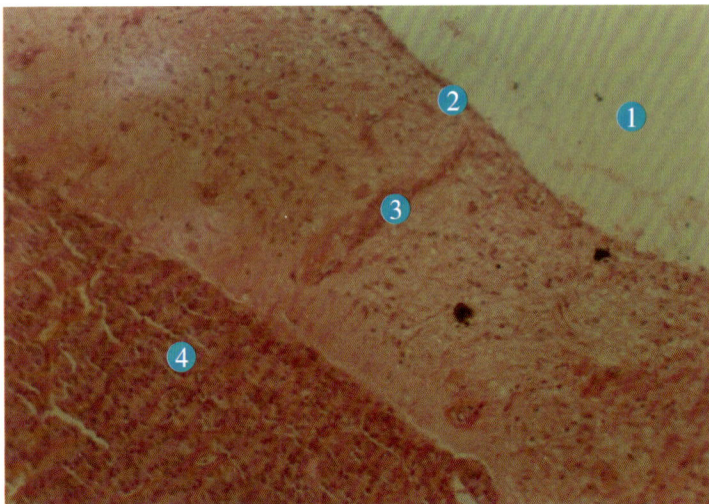

■ 图2-145　狗漏斗室管膜细胞迁移（1）

Masson染色　×100

❶示第三脑室；❷示室管膜；❸示由室管膜向外的细胞迁移流线；❹示结节部。

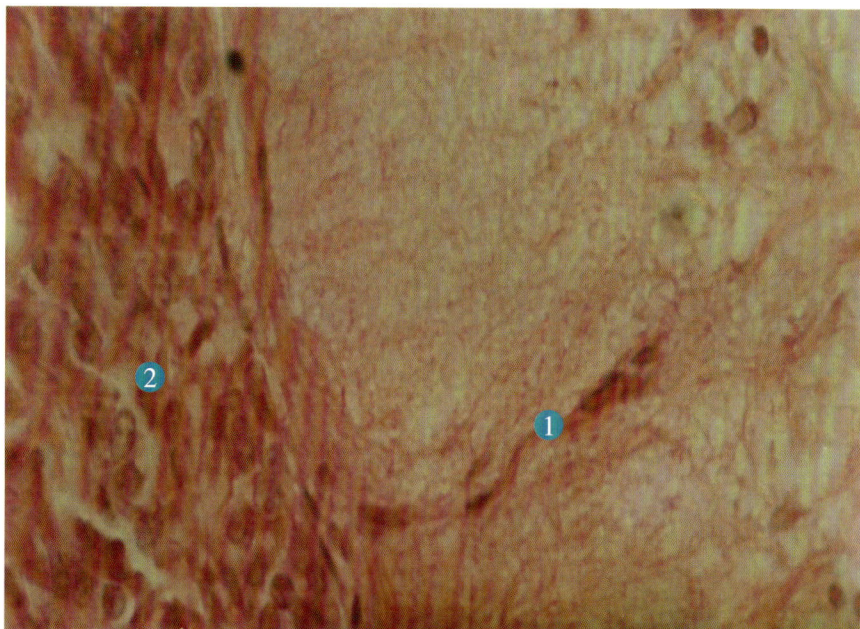

■ 图2-146　狗漏斗室管膜细胞迁移（2）

Masson染色　×400

❶示迁移细胞流线；❷示结节部。

## （二）结节部腺细胞演化

由室管膜外迁的细胞流线接近结节部，逐渐钝圆化、透明化并迅速增殖，经过渡性细胞演化形成结节部腺细胞，结节部腺细胞较小，多呈嫌色性（图2-147～图2-149），有时不到结节部，神经束细胞提早钝圆化、透明化或已演化形成弱嗜酸性细胞（图2-150、图2-151）。

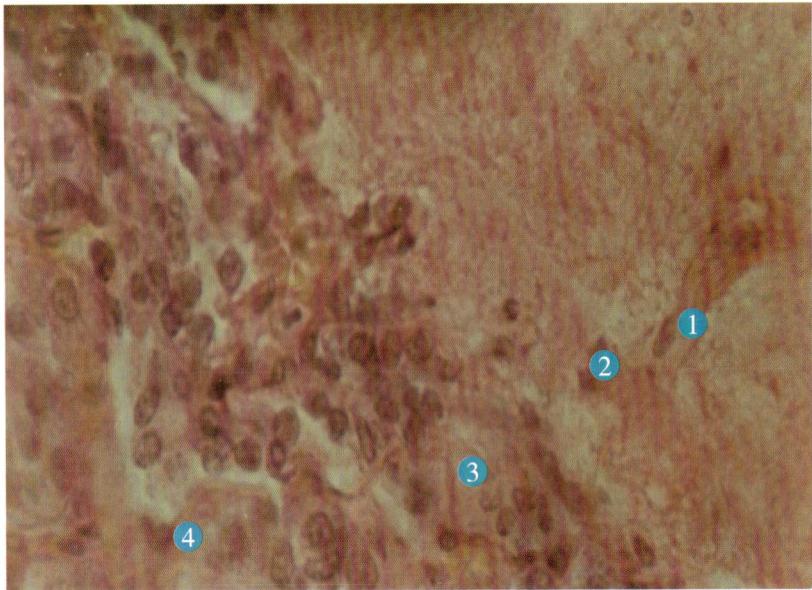

■ 图2-147　狗脑垂体结节部细胞演化（1）

Masson染色　×400

❶示流线型细胞；❷示细胞钝圆化；❸示细胞增殖；❹示结节部腺细胞。

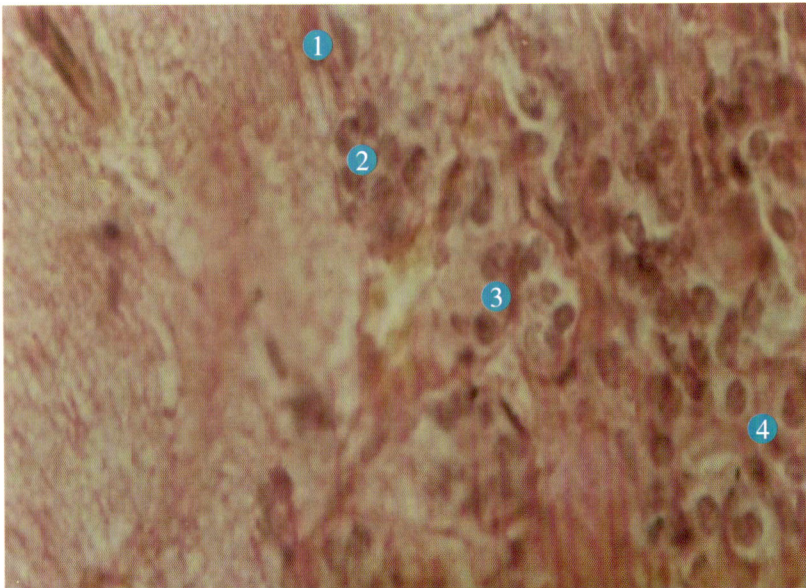

■ 图2-148　狗脑垂体结节部细胞演化（2）

Masson染色　×400

❶示细胞流线；❷示细胞钝圆化与增殖；❸示细胞透明化；❹示结节部腺细胞。

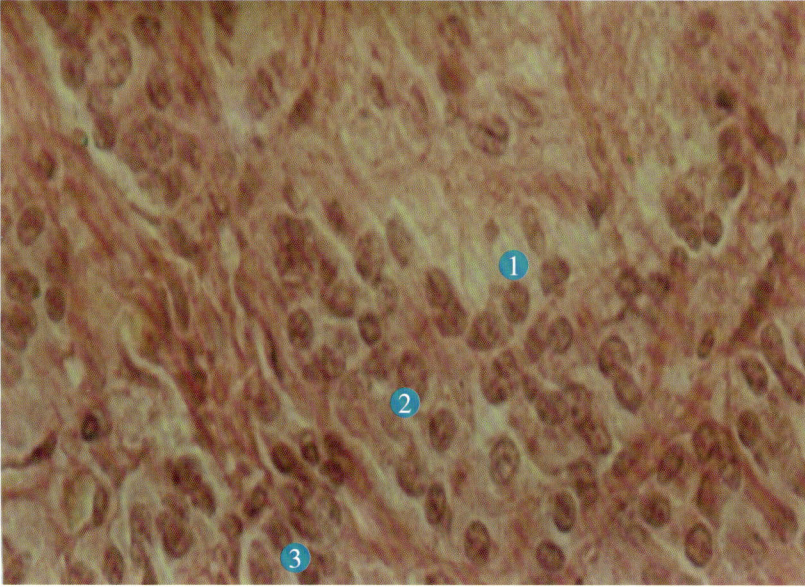

■ 图2-149　狗脑垂体结节部细胞演化（3）
Masson染色　×400
❶示细胞透明化；❷示细胞增殖；❸示结节部腺细胞。

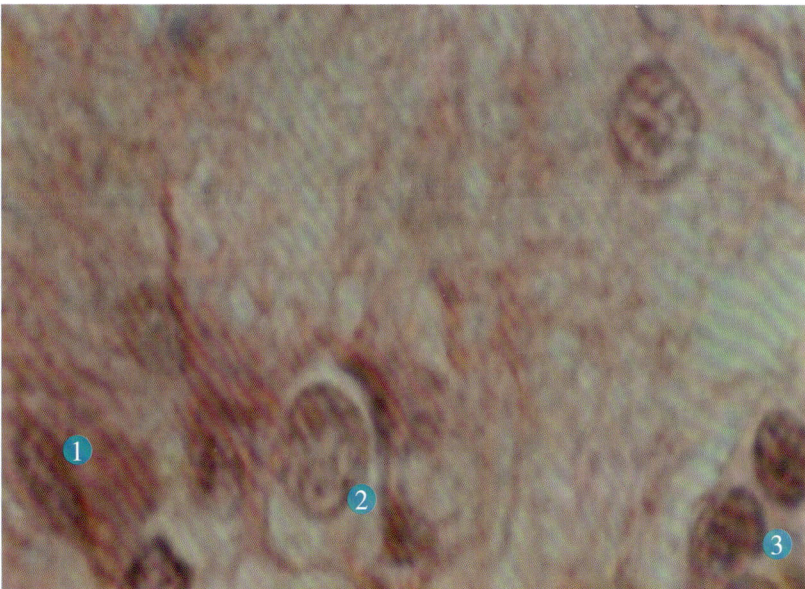

■ 图2-150　狗脑垂体结节部细胞演化（4）
Masson染色　×1 000
❶示流线型细胞；❷示细胞钝圆化、透明化；❸示结节部。

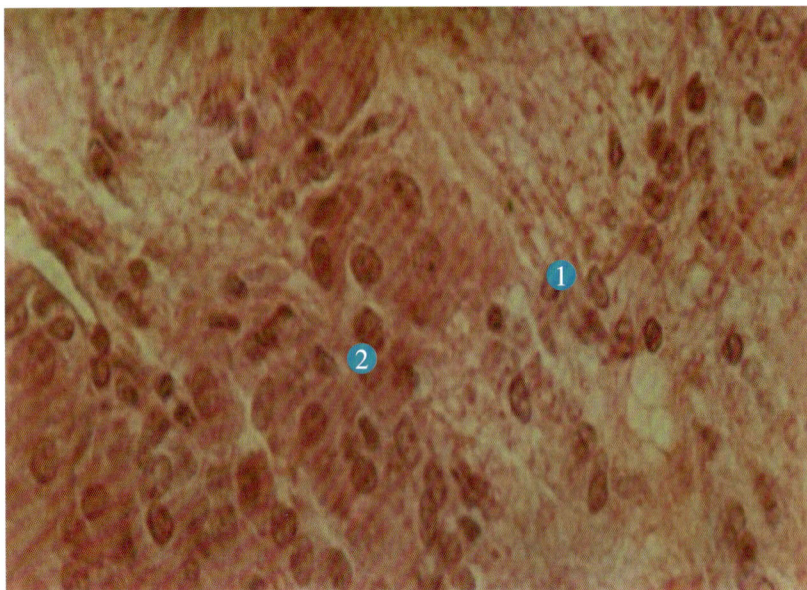

■ 图2-151　狗脑垂体结节部细胞演化（5）

Masson染色　×400

❶示漏斗神经组织内迁移中的细胞；❷示神经源细胞向腺细胞演化。

## 二、狗脑垂体神经部演化

神经部由漏斗后壁神经组织衍生而来，相当一部分迁移来的神经束细胞死亡，其细胞核变性形成赫林体；部分神经束细胞继续向远侧部迁移，演化形成远侧部腺细胞。

### （一）赫林体形成

狗脑垂体神经部更明显地存在大小不等的嗜酸性团块，称为赫林体（Herring body）（图2-152、图2-153）。赫林体不仅大小不等（图2-154），而且成熟程度也有差异（图2-155）。有的还能显示出不完全成熟时的结构（图2-156、图2-157），有的还呈现类似变性前细胞核分裂象（图2-158）。可见所谓的赫林体是迁移中逐渐玻璃样变性的神经束细胞核（图2-159），变性的细胞核失去主动迁移能力，留居于神经部内，认为是"运输中的分泌颗粒的集聚"的观点是一种误解。

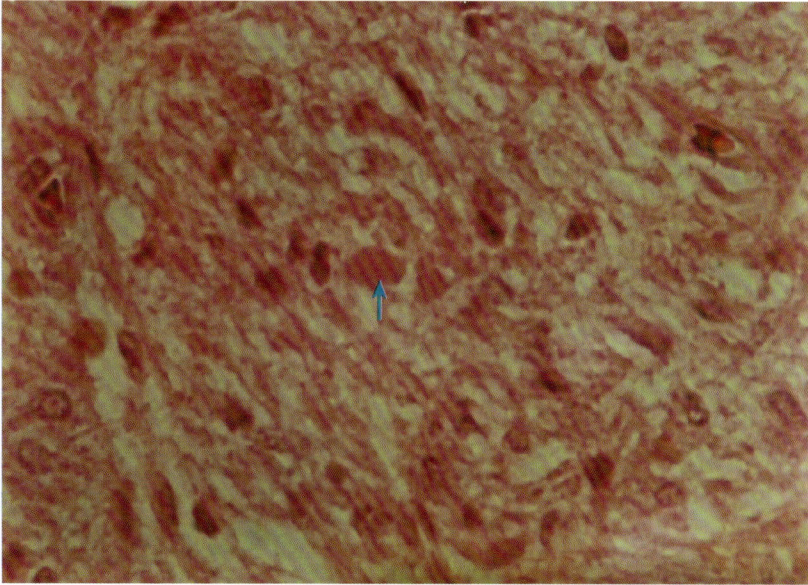

**■ 图2-152　狗脑垂体神经部赫林体**

Masson染色　×400

↑ 示赫林体。

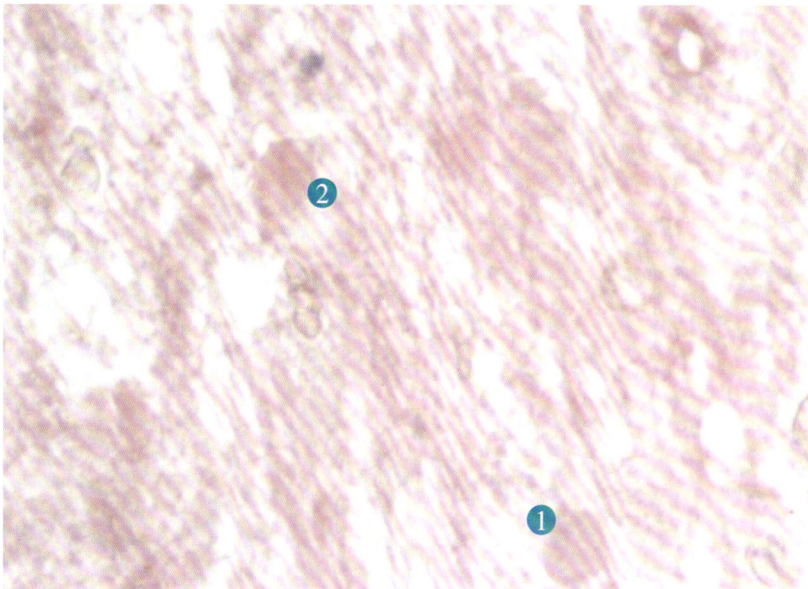

**■ 图2-153　狗赫林体形成（1）**

Masson染色　×1 000

❶示较成熟的赫林体；❷示正在形成的赫林体。

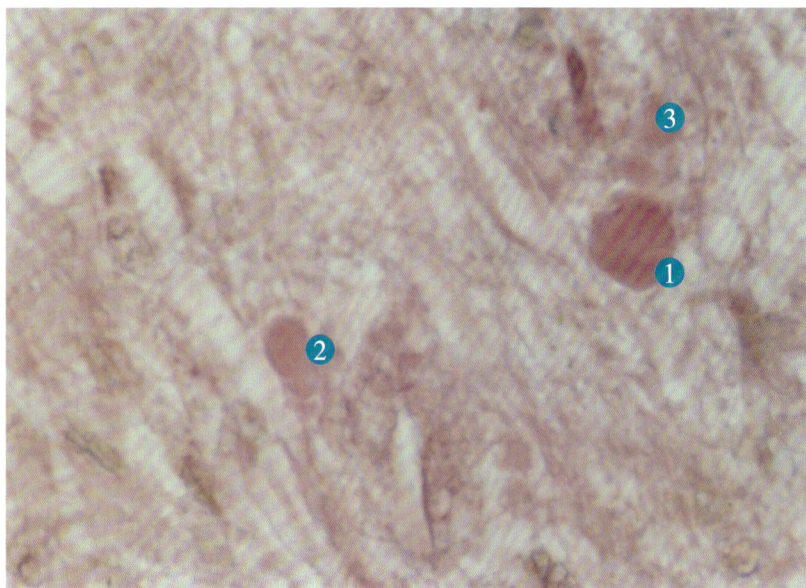

■ **图2-154 狗赫林体形成（2）**

Masson染色 ×1 000

**1**示较大的赫林体；**2**示较小的赫林体；**3**示更小的赫林体。

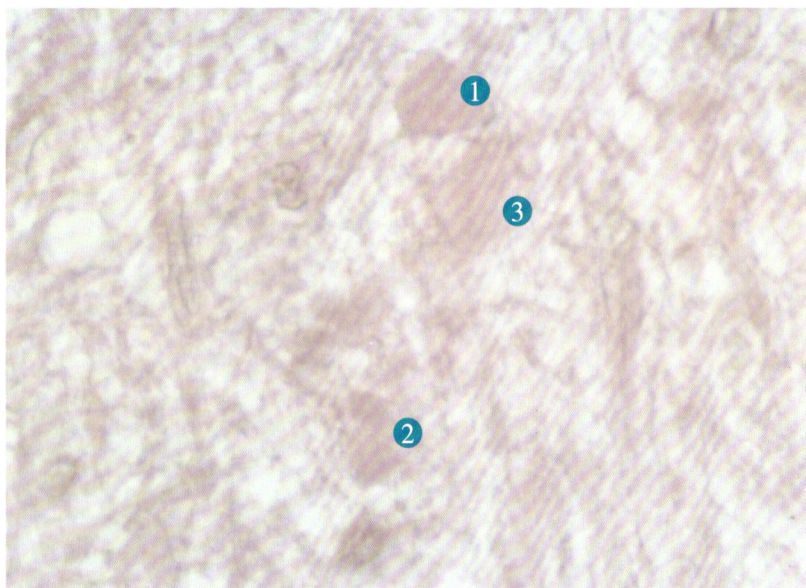

■ **图2-155 狗赫林体形成（3）**

Masson染色 ×1 000

**1**示较成熟的赫林体；**2**示正在形成的赫林体；**3**示开始形成的赫林体。

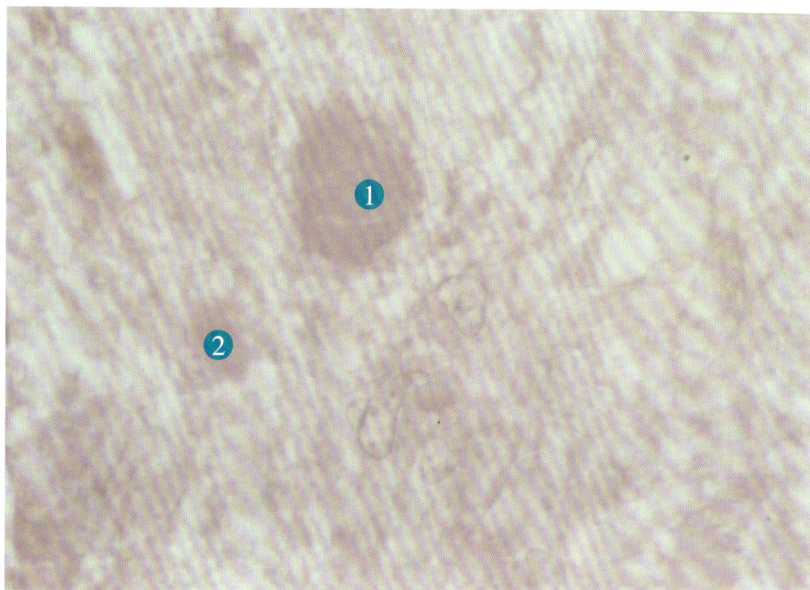

■ 图2-156　狗赫林体形成（4）

Masson染色　×1 000

❶示较大的赫林体，内有核样结构；❷示较小的赫林体。

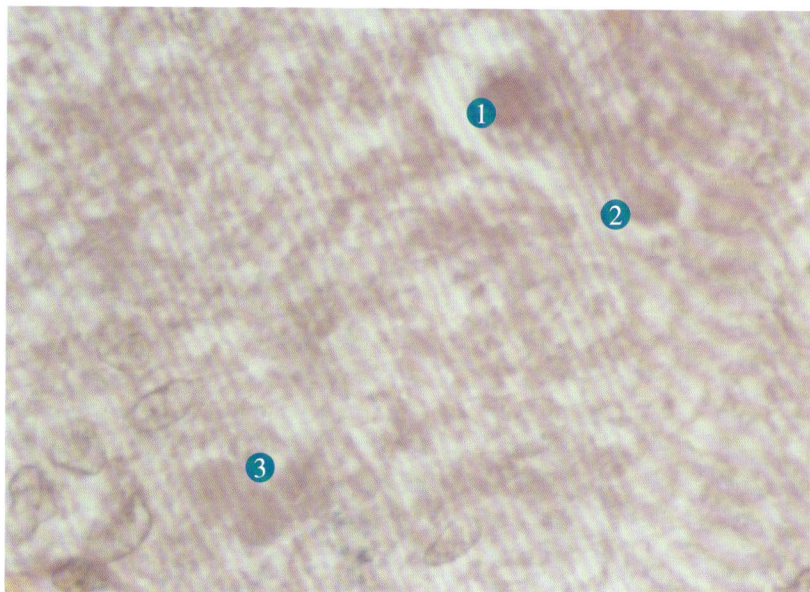

■ 图2-157　狗赫林体形成（5）

Masson染色　×1 000

❶示正逐步变性的两个细胞核；❷示一个核变性的细胞；❸示成熟程度不同的3个赫林体。

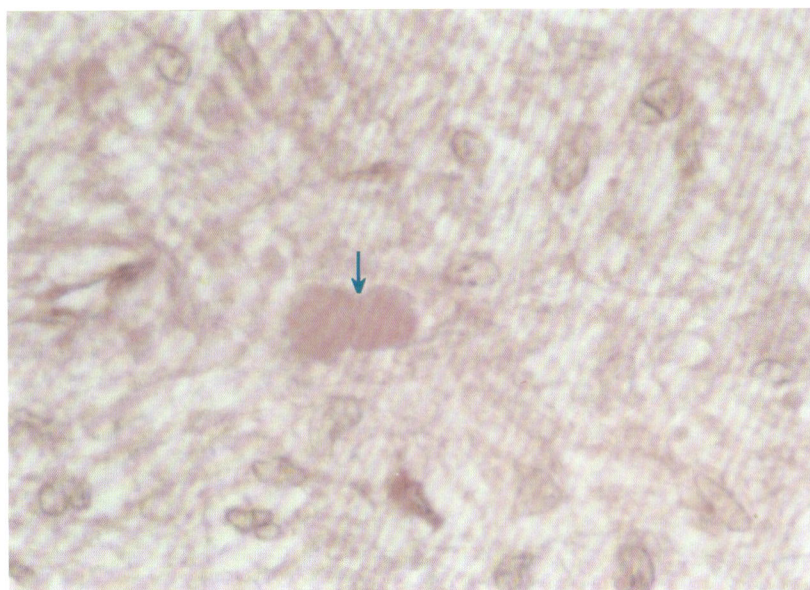

**■ 图2-158　狗赫林体形成（6）**

Masson染色　×1 000

↓示赫林体，很像正在进行横隔式分裂的细胞核。

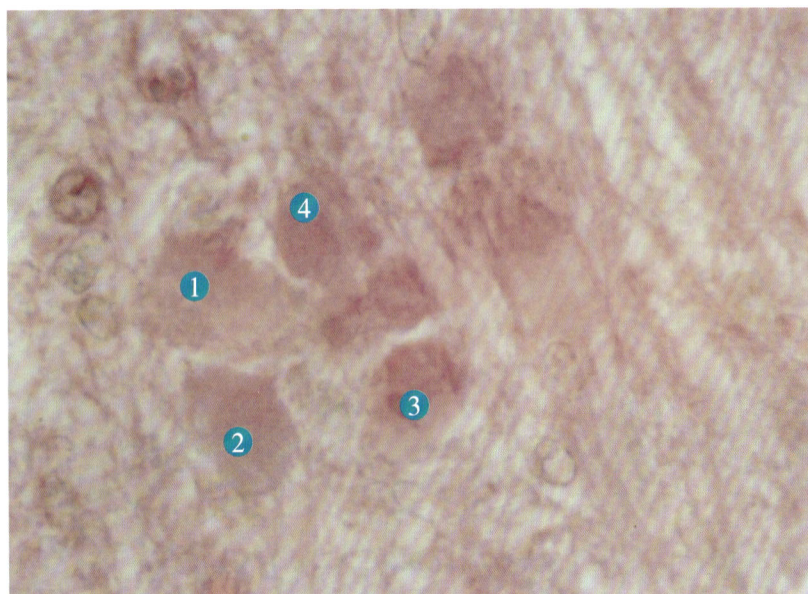

**■ 图2-159　狗赫林体形成（7）**

Masson染色　×1 000

❶~❹示变性形成赫林体过程的不同阶段。

## （二）神经部-远侧部腺细胞演化

狗神经部迁来的神经束细胞演化形成远侧部腺细胞的方式有渐变和激变两种。

**1. 渐变式神经部-远侧部腺细胞演化** 与人脑垂体相似，狗神经部迁移来的神经束细胞由流线型细胞开始钝圆化、增生、透明化（图2-160），细胞增生在邻近远侧部的神经部内即已明显（图2-161、图2-162）。增生细胞团逐渐中空，形成滤泡样结构，其腔内少见胶质（图2-163、图2-164）。初演化形成的腺细胞在苏木素-伊红染色标本上无特殊着色的嫌色细胞，是尚未形成特殊颗粒的新生细胞。这里的嫌色细胞可直接演化形成嗜酸性细胞（图2-165）。

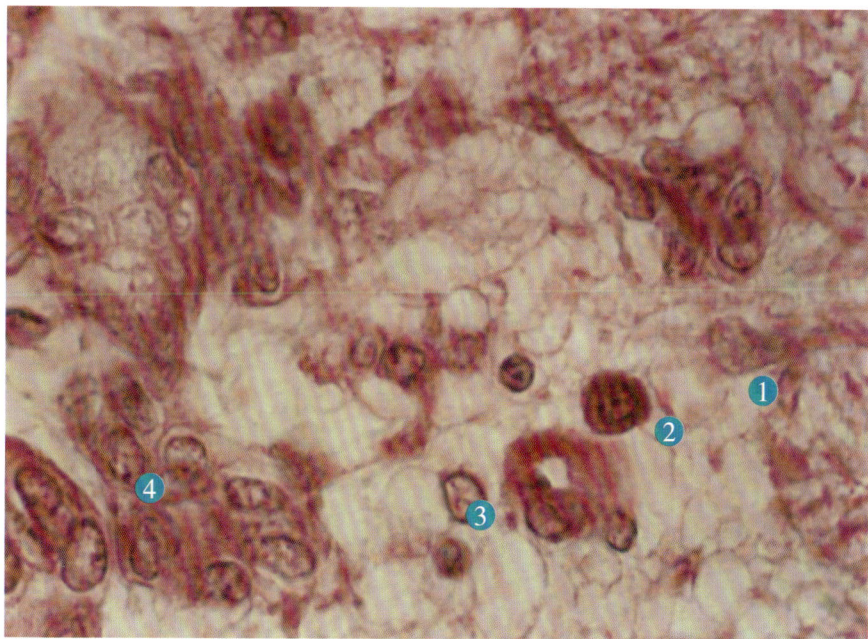

■ **图2-160　狗渐变式神经部-远侧部腺细胞演化（1）**
Masson染色　×400
❶示流线型神经束细胞；❷示细胞钝圆化；❸示细胞透明化；
❹示细胞增生。

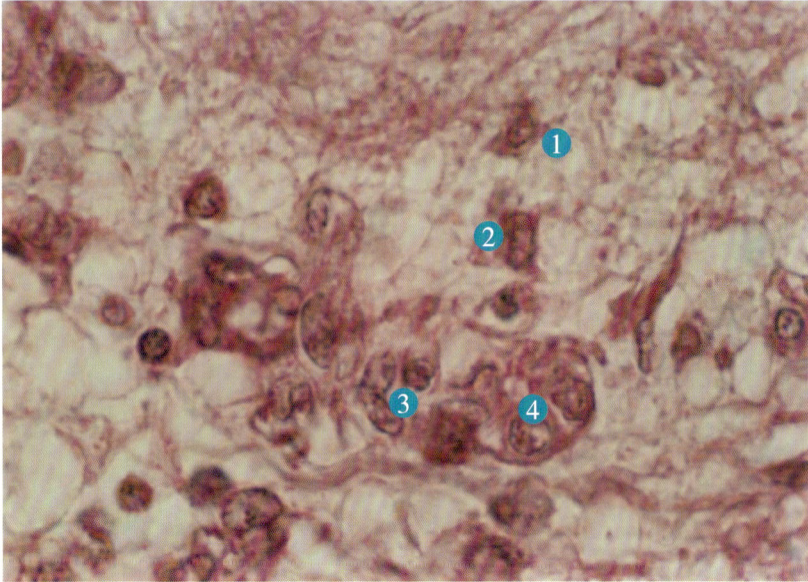

■ 图2-161 狗渐变式神经部-远侧部腺细胞演化（2）

Masson染色 ×400

❶示细胞钝圆化、透明化；❷示细胞增大；❸示过渡性细胞；
❹示细胞增生。

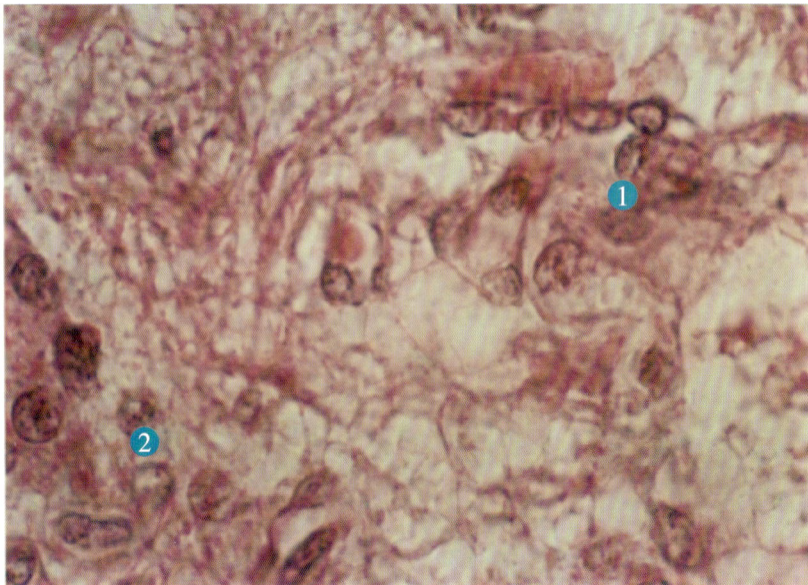

■ 图2-162 狗渐变式神经部-远侧部腺细胞演化（3）

Masson染色 ×400

❶示神经部内细胞增殖；❷示细胞透明化。

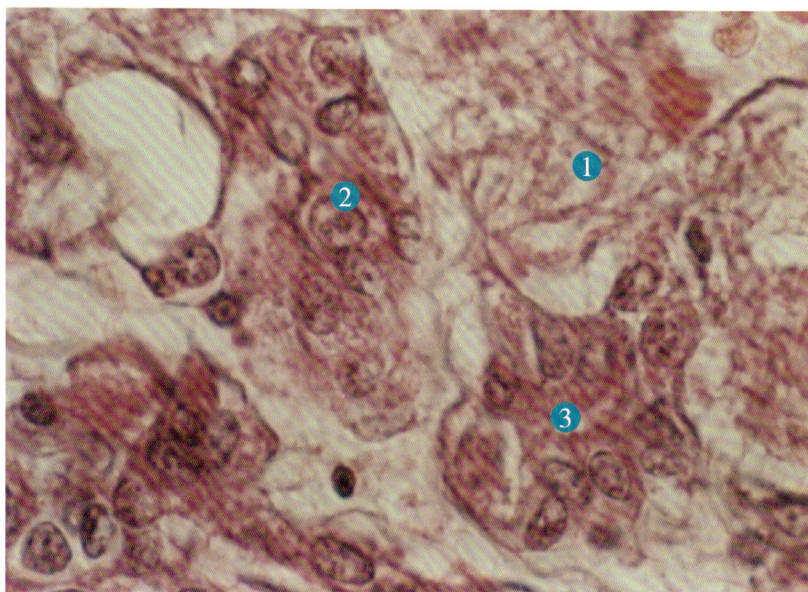

■ 图2-163　狗渐变式神经部-远侧部腺细胞演化（4）

Masson染色　×400

①示细胞透明化；②示细胞增生；③示细胞团中空。

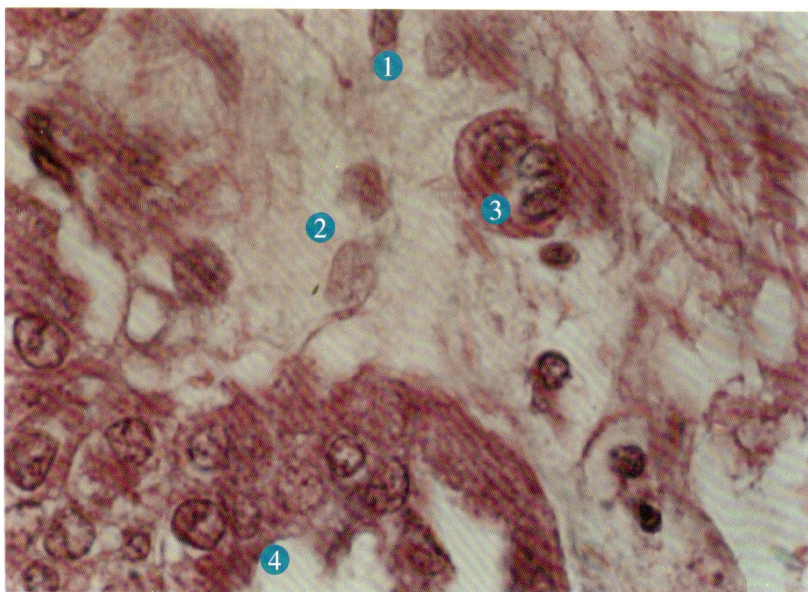

■ 图2-164　狗渐变式神经部-远侧部腺细胞演化（5）

Masson染色　×400

①示流线型细胞；②示细胞钝圆化；③示细胞增生；④示滤泡
腔形成。

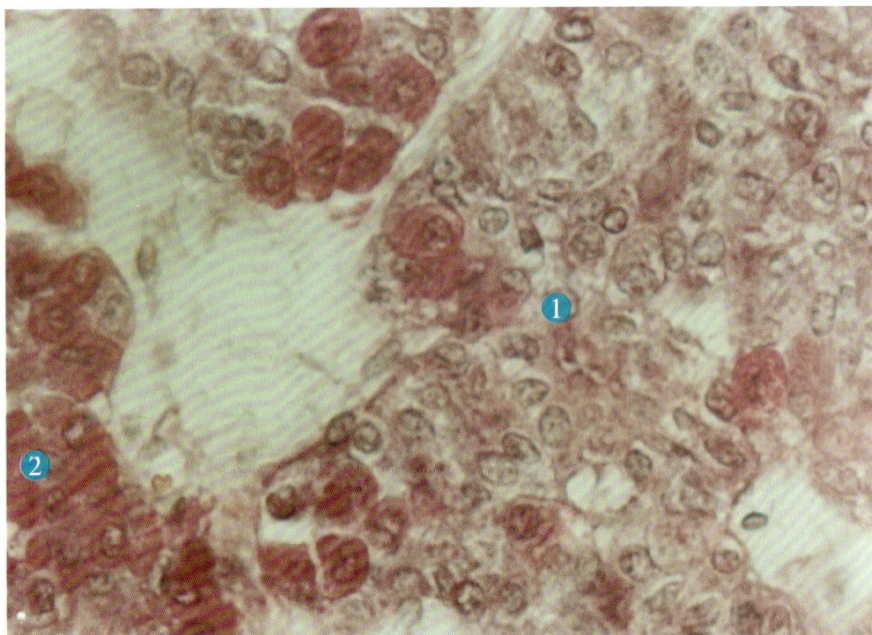

■ 图2-165　狗渐变式神经部-远侧部腺细胞演化（6）

Masson染色　×400

❶示嫌色细胞；❷示嗜酸性细胞。

**2.激变式神经部-远侧部腺细胞演化**　激变式神经部-远侧部腺细胞演化部位可见神经部细胞干细胞化，继续迁移、分散、增殖，演化形成远侧部腺细胞滤泡（图2-166、图2-167），也可见多个干细胞同步增殖，形成细胞团，逐步中空形成腺细胞滤泡（图2-168、图2-169）。

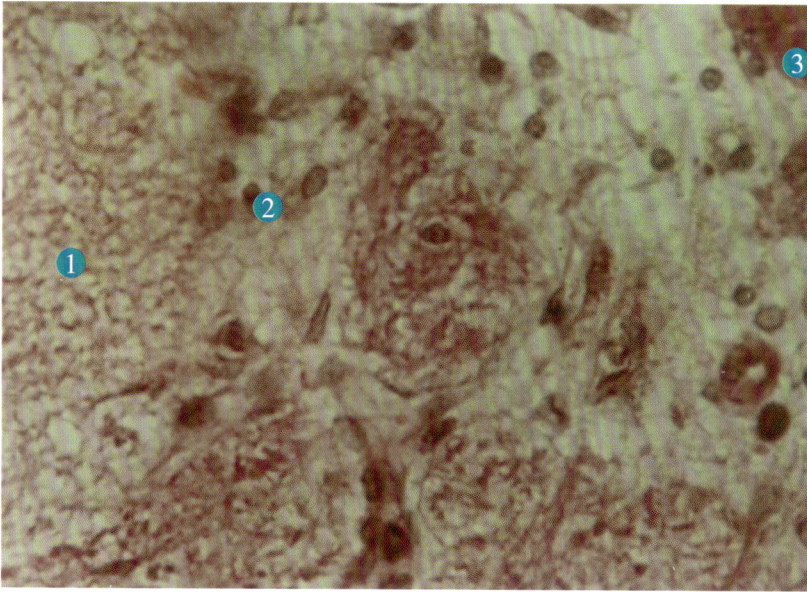

■ 图2-166　狗激变式神经部–远侧部腺细胞演化（1）
Masson染色　×400
❶示神经部；❷示迁移的干细胞；❸示细胞增殖演化为腺细胞。

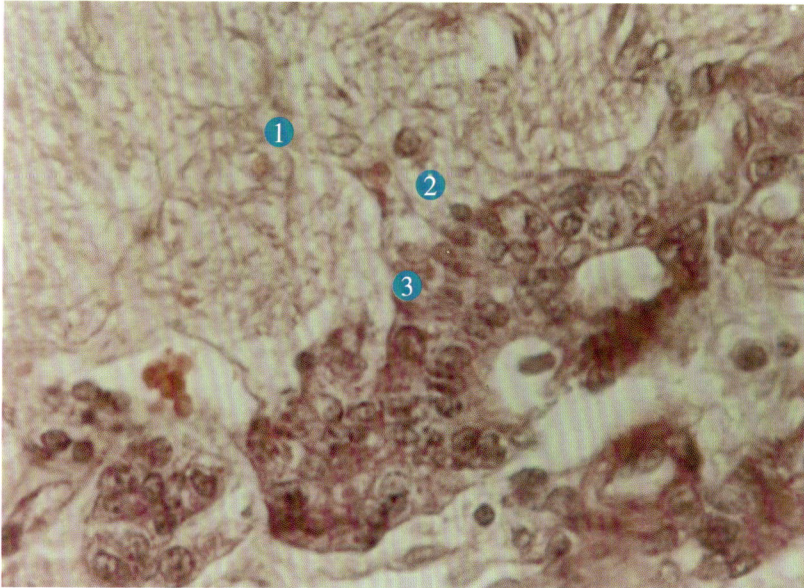

■ 图2-167　狗激变式神经部–远侧部腺细胞演化（2）
Masson染色　×400
❶示神经部；❷示迁移的干细胞；❸示细胞增殖演化为腺细胞。

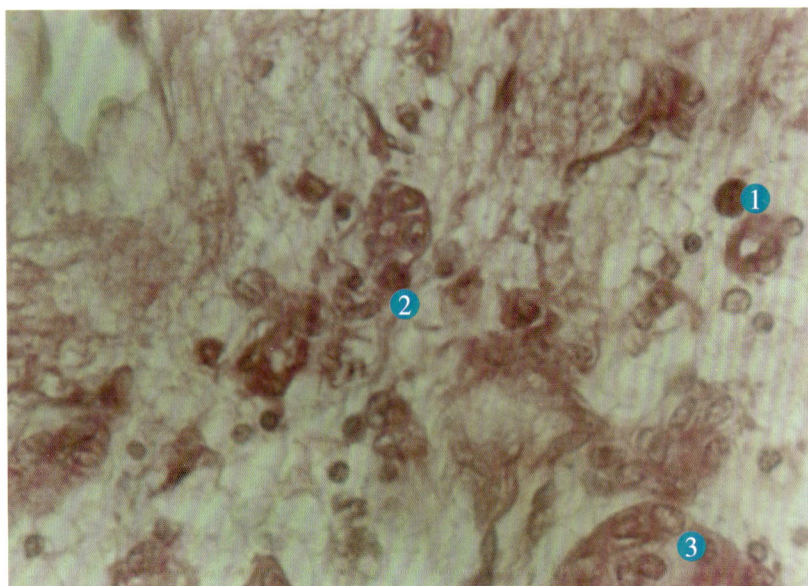

■ 图2-168　狗激变式神经部–远侧部腺细胞演化（3）

Masson染色　×400

①示迁移的干细胞；②示干细胞群体演化；③示细胞增殖形成
腺细胞团。

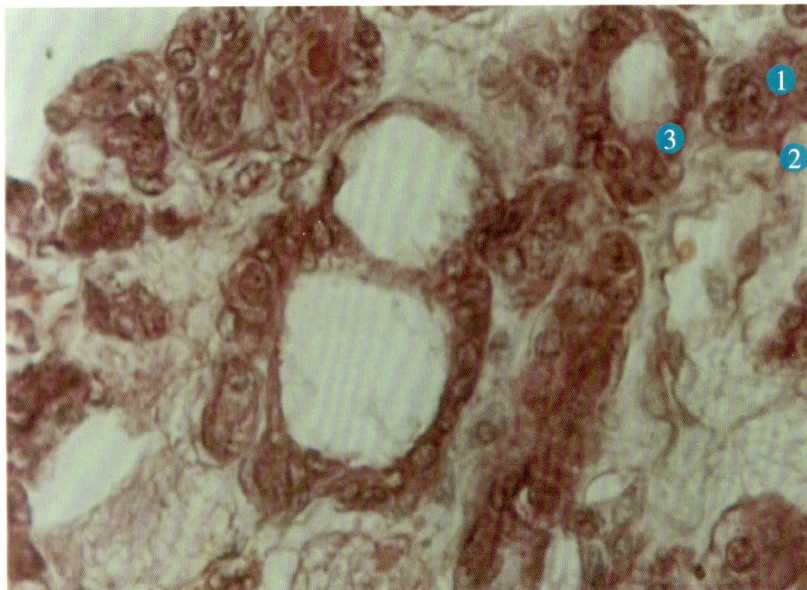

■ 图2-169　狗激变式神经部–远侧部腺细胞演化（4）

Masson染色　×400

①示迁移的干细胞；②示细胞增殖成团；③示细胞团中空为滤泡。

## 三、狗垂体茎迷宫演化

狗脑垂体垂体茎的结节部常见由漏斗脑室下陷、分支形成的迂曲管道，类似迷宫（图2-170），其管壁为复层上皮，可离散演化形成结节部腺细胞（图2-171、图2-172）。迷宫管道可下延直达脑垂体，成为中间裂隙，裂隙前壁可直接演化形成远侧部腺细胞，后壁也可通过裂隙桥参与远侧部腺组织的形成（图2-173）。

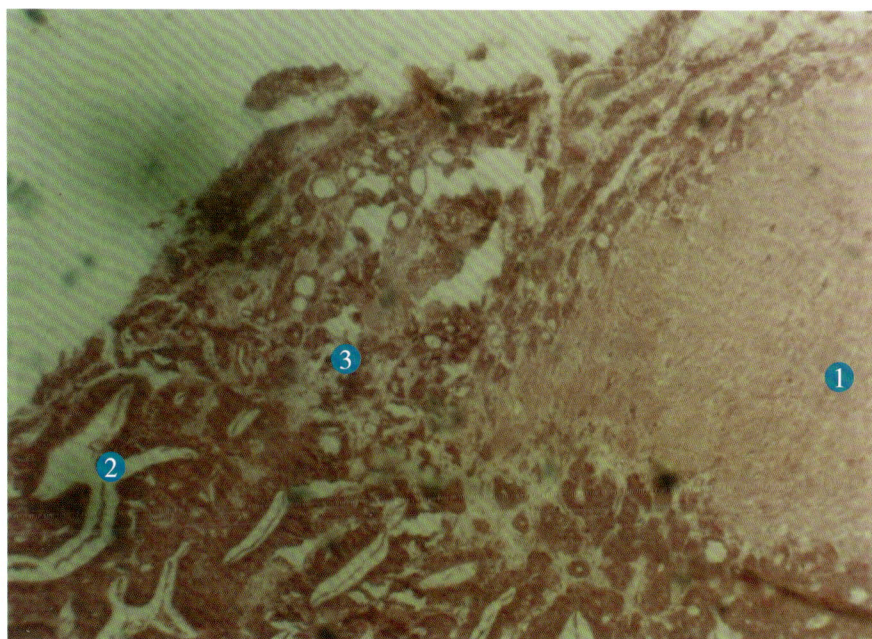

■ **图2-170　狗垂体茎迷宫（1）**
Masson染色　×100
❶示漏斗壁；❷示垂体茎迷宫；❸示结节部。

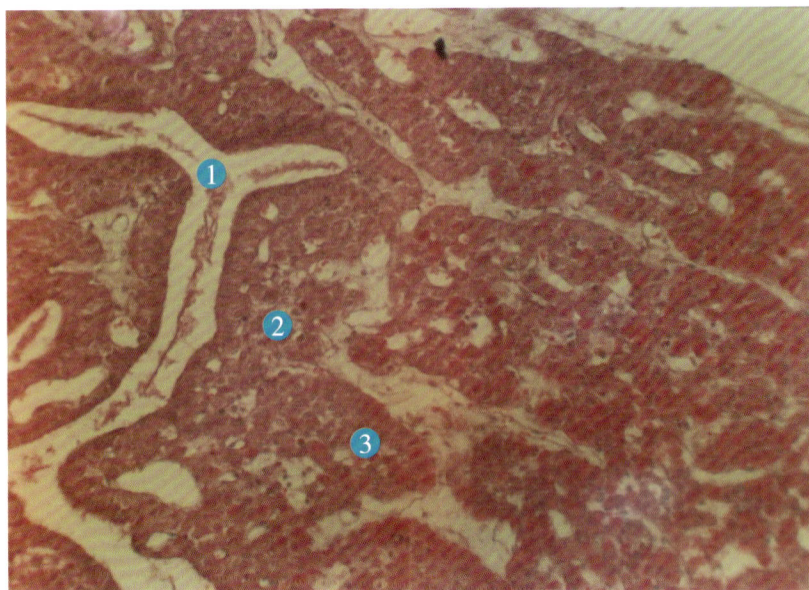

■ 图2-171　狗垂体茎迷宫（2）

Masson染色　×200

❶示垂体茎迷宫腔；❷示过渡性腺组织；❸示结节部腺组织。

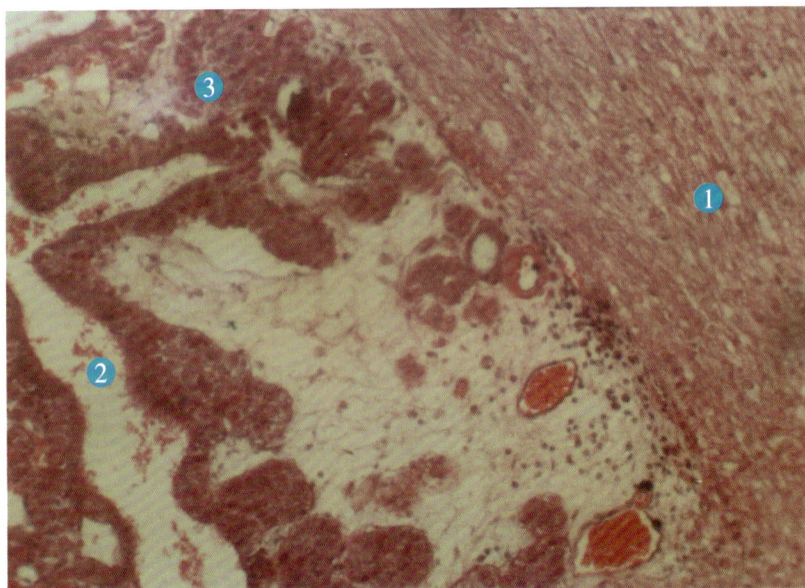

■ 图2-172　狗垂体茎迷宫（3）

Masson染色　×200

❶示漏斗神经束；❷示垂体茎迷宫；❸示结节部腺组织。

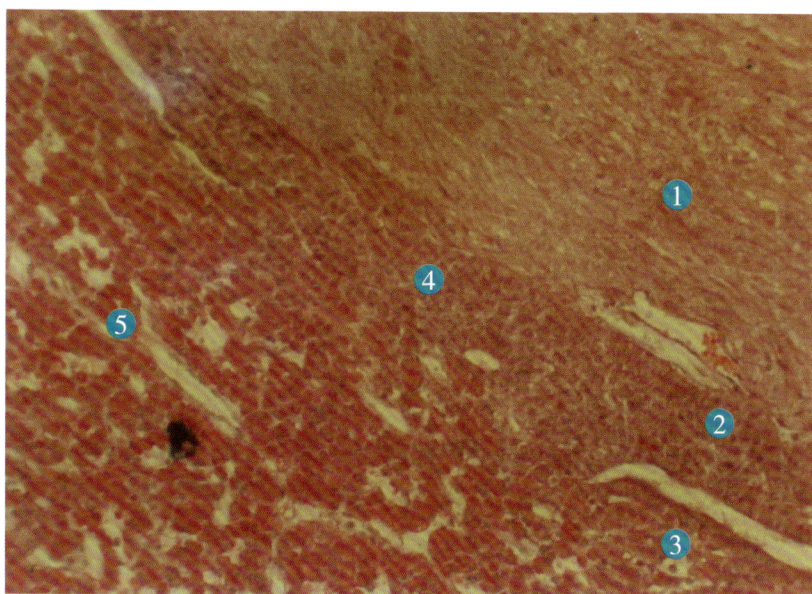

■ 图2-173　狗脑垂体中间裂隙
Masson染色　×200

❶示神经部；❷示中间裂隙后壁；❸示中间裂隙前壁；❹示裂隙桥；❺示远侧部。

## 小　结

　　脑垂体是下丘脑神经组织的衍生物。胚胎发育中由原始口腔顶部拉特克囊与第三脑室漏斗相互诱导形成脑垂体胚胎组织场，在成体只有印记，并无实质存留。成体脑垂体远侧部是脑垂体组织场的中心，远侧部腺细胞呈现一元性发生及增生与衰亡的动力过程。腺细胞克隆构成远侧部的基本单位，腺单位也有时变特征，不断有腺单位新生与衰亡。脑垂体组织动力学主要是受脑垂体组织场诱导，下丘脑神经细胞向下迁移，逐渐演化形成远侧部腺细胞的过程。神经细胞的下迁主要通过下丘脑–腺垂体束和下丘脑–神经垂体束两大途径，下丘脑–腺垂体束可分为前支、中心支和后支，其神经束细胞多经钝圆化、透明化直接演化形成腺细胞；而下丘脑–神经垂体束神经束细胞多先要形成中间部滤泡，滤泡壁细胞再干细胞化，再演化形成远侧部腺细胞。但这种区分并不绝对，下丘脑–腺垂体束后支可演化形成中间部顶端滤泡；而部分神经部神经束细胞也可直接演化形成远侧部腺细胞。新形成的腺细胞多为细胞质无特殊嗜色颗粒的嫌色细胞，继而演化为嗜碱性细胞，而后演化形成嗜酸性细胞，失色细胞为脱颗粒的衰老腺细胞，由此形成局部的腺细胞嗜色性梯度。第三脑室室管膜细胞增生外迁是结节部腺细胞演化的来源，也是循垂体茎下迁神经束细胞的来源。脑垂体是一个时变系统，不仅表现在其组成细胞、结构随时间的变化，其外形也有明显的时变性，随增龄神经部变小，组织场中心前移。

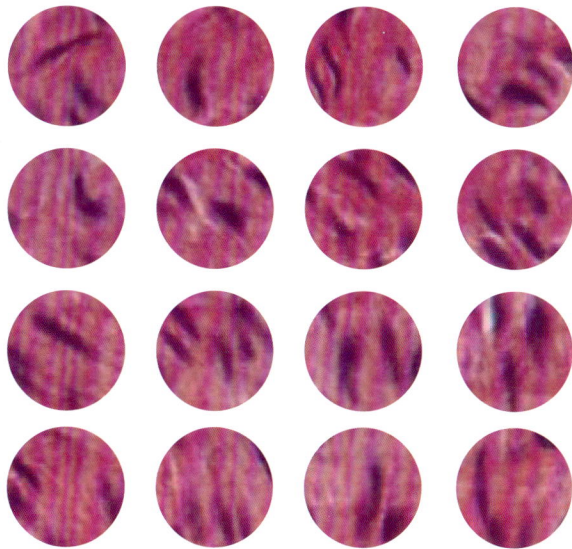

# 第三章
# 甲状腺组织动力学

正常成人甲状腺位于颈部喉的前方，分左、右两叶，中间由峡部相连。

甲状腺是咽肠底部内胚层的衍生物，该处上皮增厚并下陷为甲状腺囊，后形成实心甲状腺细胞团，随动脉干向尾侧延伸迁移，留有狭长的甲状舌管开口于咽底壁上皮，而后该管闭锁消失，甲状腺细胞团扩散、增生，形成滤泡。第Ⅲ对、第Ⅳ对咽囊背侧上皮增生，向下迁移至甲状腺原基背侧，分别形成下、上各一对甲状旁腺。第Ⅴ对咽囊上皮细胞增生成团，即后鳃体，其部分细胞迁入甲状腺内演化形成滤泡旁细胞。甲状腺、甲状旁腺与后鳃体不仅存在着密切的位置关系，还有复杂的组织演化与功能联系。

# 第一节　甲状腺细胞演化系

　　甲状腺外包薄层结缔组织被膜，内含许多大小不等的甲状腺滤泡（图3-1）。传统观点认为甲状腺实质细胞有滤泡旁细胞和滤泡上皮细胞两种。实际上二者同属甲状腺亮细胞-滤泡上皮细胞演化系，可简称甲状腺细胞演化系。所谓滤泡旁细胞处于演化系上游；而滤泡上皮细胞是演化系的下游细胞。按细胞核灰度与细胞质嗜酸性着色深浅，可见甲状腺细胞的连续演化序。狗甲状腺细胞演化过程较易观察，大致可分出六级甲状腺细胞：其中一级和二级分别相当于早期和稍晚期的亮细胞，即滤泡旁细胞；三级、四级与五级分别相当于早、中、晚期的暗细胞，即滤泡上皮细胞；六级是以核固缩及核脱色为特征的衰亡甲状腺细胞（图3-2、图3-3）。因为细胞系演化是连续的，故这样的区分显得生硬。其实，在各级内都有多级连续的亚型，各级之间又都有多梯次过渡细胞类型，因此截然区分分别代表滤泡旁细胞与滤泡上皮细胞的二级甲状腺细胞和三级甲状腺细胞是极为简化的人为划分。

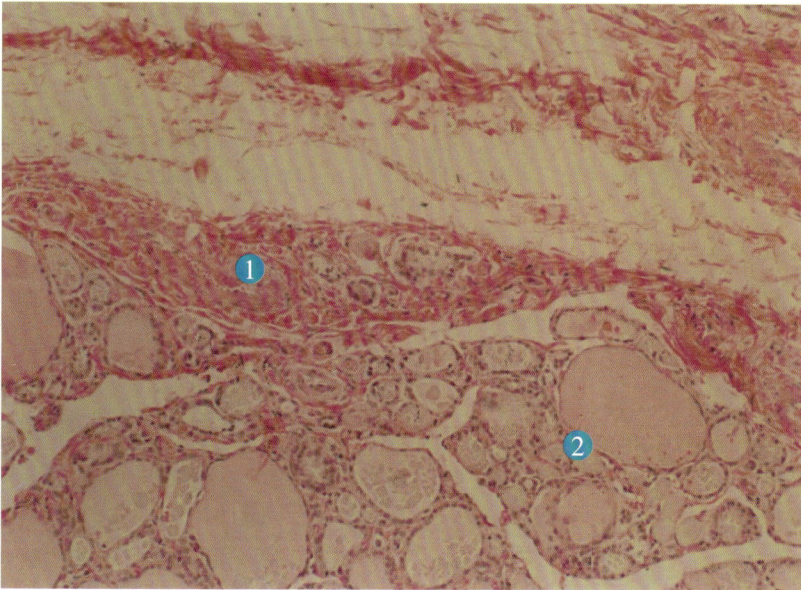

■ 图3-1　狗甲状腺

苏木素-伊红染色　×100

❶示被膜；❷示大小不等的甲状腺滤泡。

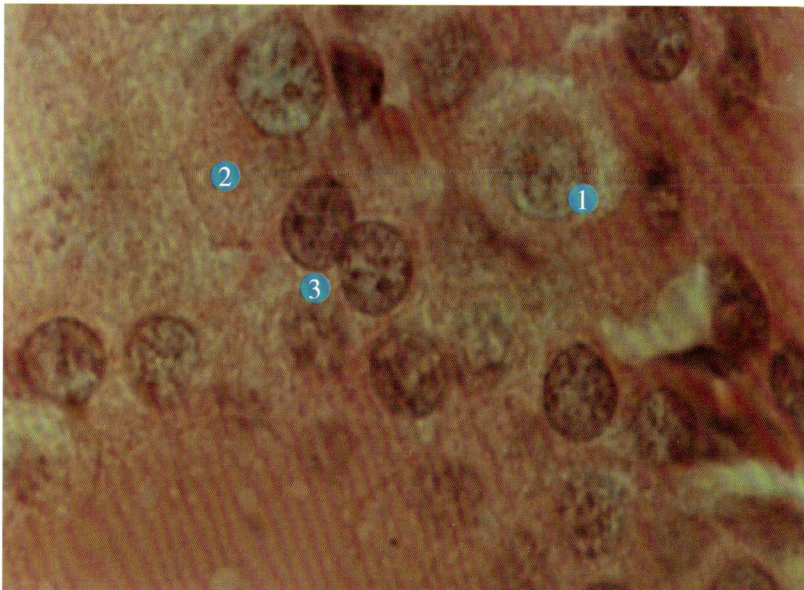

■ 图3-2　狗甲状腺亮细胞

苏木素-伊红染色　×1 000

❶示一级甲状腺细胞，细胞质较清亮；❷示二级甲状腺细胞，细胞质浊染；❸示三级甲状腺细胞，细胞核灰度增加，直接分裂象。

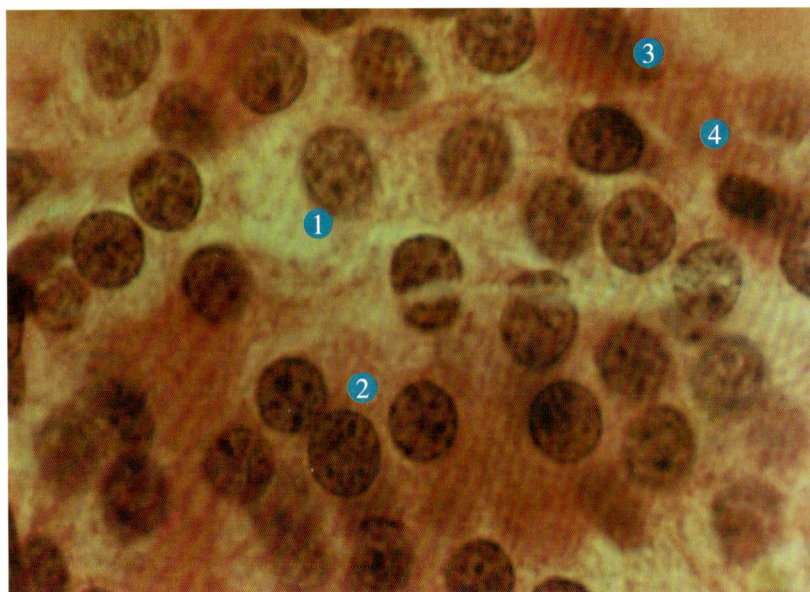

■ **图3-3 狗甲状腺滤泡间细胞异质性**

苏木素－伊红染色 ×1 000

❶示三级甲状腺细胞；❷示四级甲状腺细胞；❸示五级甲状腺细胞；❹示六级甲状腺细胞，细胞核固缩或核褪色。

# 第二节 甲状腺结构动力学

　　甲状腺滤泡是甲状腺的特征性结构，是甲状腺细胞系的演化形成物，随着甲状腺细胞的演化呈现生成、增长与衰亡的动态过程。因甲状腺细胞演化的不同步，造成滤泡结构的复杂性和多样性。在塑料包埋超薄切片上更容易观察到大白鼠甲状腺滤泡演化的全过程（图3-4）。狗甲状腺结构动力学大致可分为亮细胞增生、初始滤泡、早期滤泡、中期滤泡、晚期滤泡和衰老滤泡6个阶段。

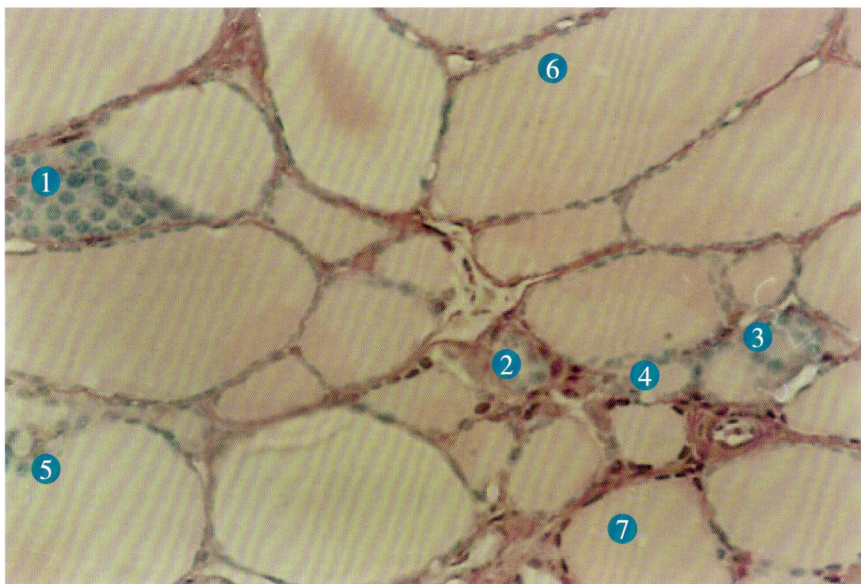

■ **图3-4　大白鼠甲状腺滤泡结构动力学**

苏木素-伊红染色 亮绿复染 ×100

❶示亮细胞增生；❷示初始滤泡；❸和❹示早期滤泡；❺和❻示中期滤泡；❼示晚期滤泡。

（塑料包埋薄切片标本由任知春高级实验师提供）

## 一、亮细胞增生阶段

亮细胞是细胞演化中普遍存在的细胞类型，代表细胞经历激变演化途径。心脏束细胞与甲状腺滤泡旁细胞是最为典型的亮细胞。甲状腺滤泡之间的甲状腺干细胞常可增生形成亮细胞团（图3-5、图3-6）。随着亮细胞团继续增生扩大，亮细胞出现初步分化，细胞核开始变小，染色稍深，部分细胞质逐渐开始出现嗜酸性成分（图3-7），而后亮细胞稀薄分泌物弥漫于细胞之间（图3-8）。

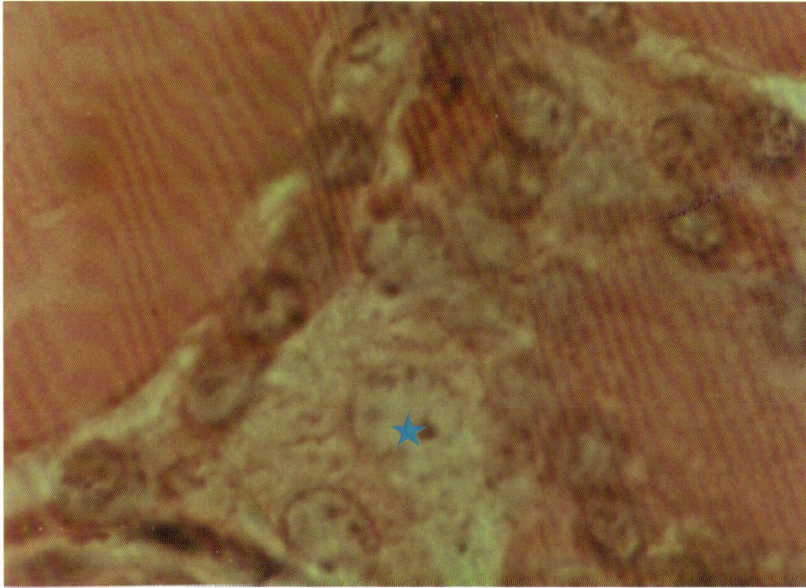

■ 图3-5　狗甲状腺亮细胞增生（1）
苏木素-伊红染色　×1 000
★ 示甲状腺滤泡之间亮细胞团。

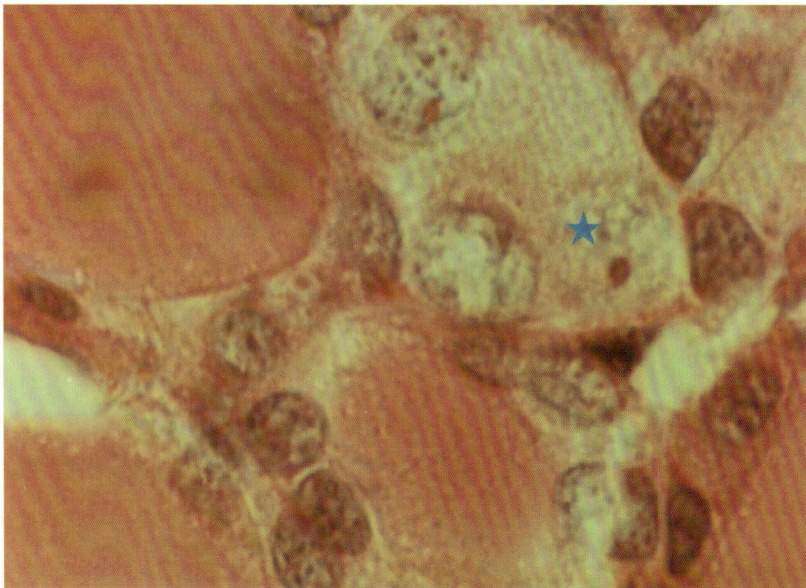

■ 图3-6　狗甲状腺亮细胞增生（2）
苏木素-伊红染色　×1 000
★ 示演化早期的亮细胞团。

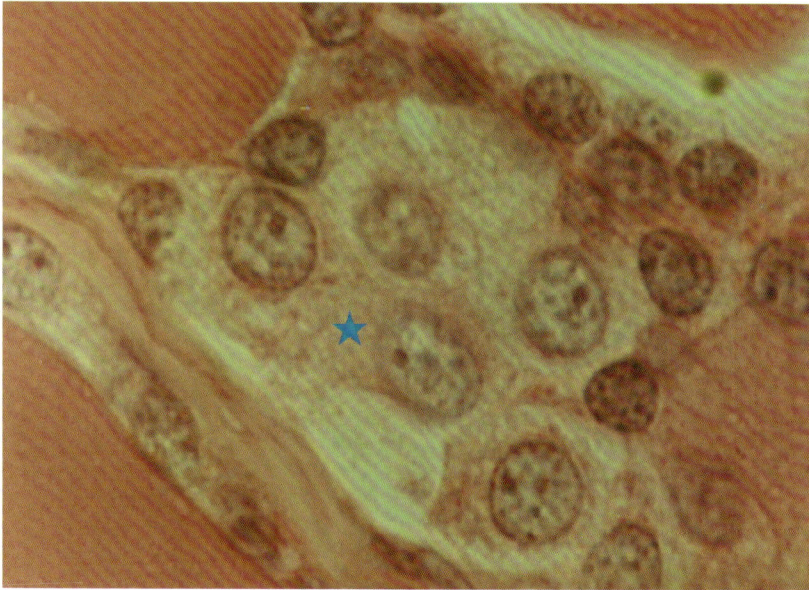

**■ 图3-7　狗甲状腺亮细胞增生（3）**

苏木素–伊红染色　×1 000

★ 示演化早期的亮细胞团，少数细胞胞质开始嗜酸化。

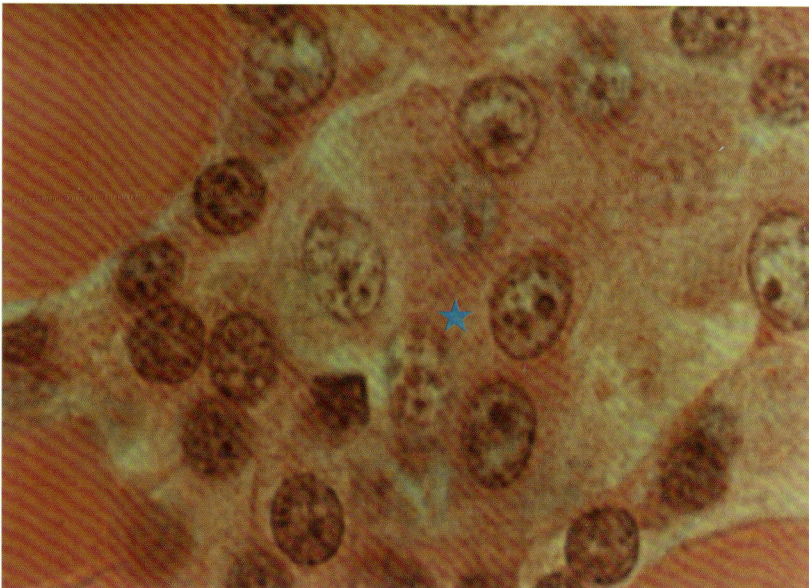

**■ 图3-8　狗甲状腺亮细胞增生（4）**

苏木素–伊红染色　×1 000

★ 示进一步演化的较早期亮细胞团，部分细胞核开始染色加深，多数细胞胞质嗜酸化并分泌稀薄分泌物弥漫于细胞之间。

## 二、初始滤泡阶段

初始滤泡阶段即亮细胞滤泡阶段。亮细胞团中心细胞以核固缩或核脱色的方式死亡而形成空腔，分泌物积聚其中，周边保留成为腔壁，逐步形成亮细胞围成的滤泡（图3-9、图3-10）。而后腔内分泌物浓缩，成为胶质。大部分滤泡壁的亮细胞变小，细胞核变暗，演化成为二级亮细胞（图3-11、图3-12）。

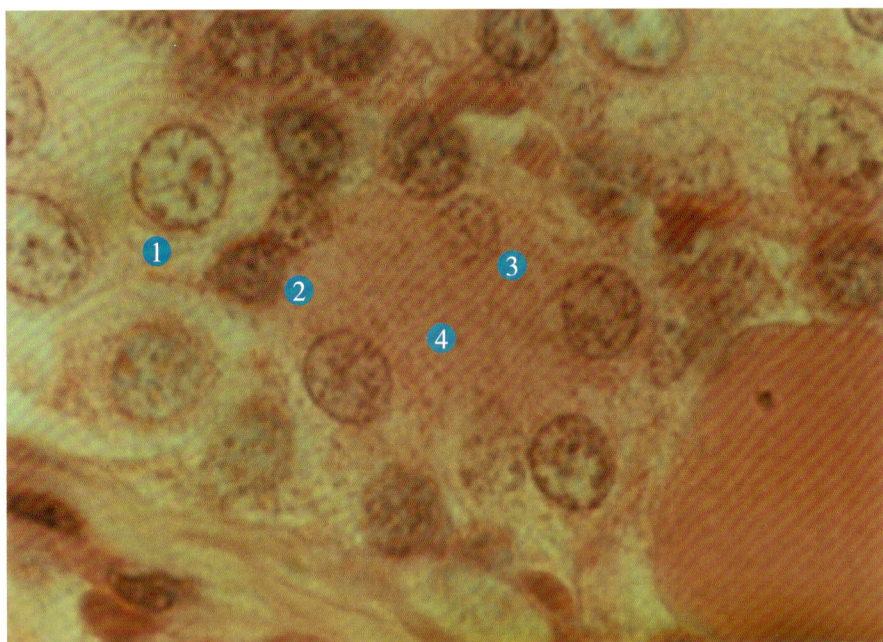

■ **图3-9　狗亮细胞滤泡形成**
苏木素-伊红染色　×1 000
❶示周边亮细胞；❷示中部细胞核固缩；❸示核褪色；❹示细胞团中央积聚弱嗜酸性分泌物。

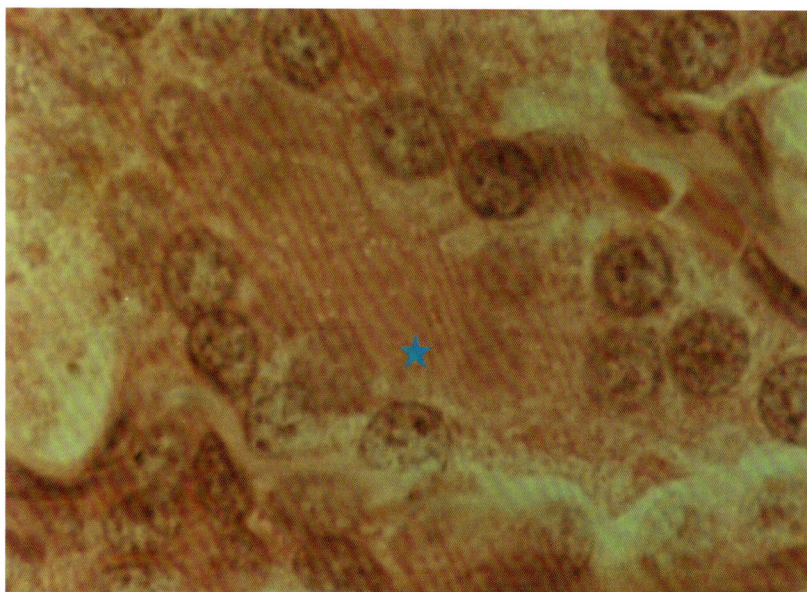

**■ 图3-10  狗甲状腺初始滤泡（1）**

苏木素-伊红染色  ×1 000

★示亮细胞团中央积聚胶质增多，初步形成亮细胞滤泡。

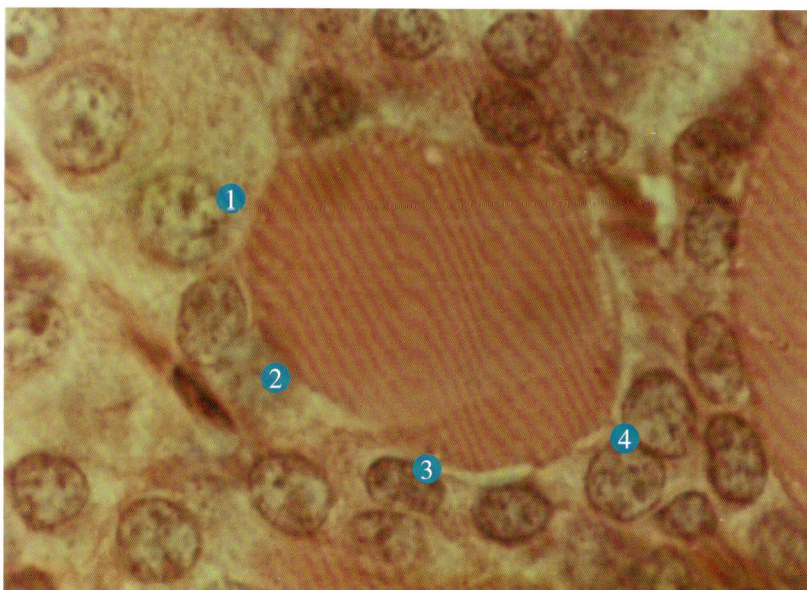

**■ 图3-11  狗甲状腺初始滤泡（2）**

苏木素-伊红染色  ×1 000

❶示一级亮细胞；❷示立方形二级亮细胞；❸示扁平形滤泡细胞；❹示直接分裂中的二级亮细胞。

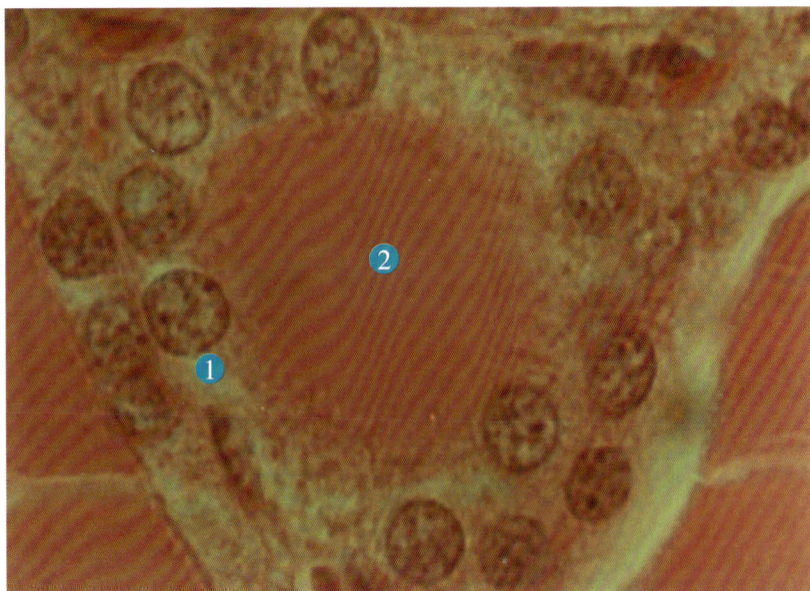

**■ 图3-12　狗甲状腺初始滤泡（3）**

苏木素-伊红染色　×1 000

**❶**示大部滤泡壁是二级亮细胞；**❷**示滤泡分泌物较浓缩。

## 三、早期滤泡阶段

由于滤泡壁细胞演化不同步，早期滤泡常为混合性滤泡。可见不同演化阶段的甲状腺细胞同处一个滤泡（图3-13、图3-14）。滤泡旁的亮细胞有趋胶质特性，可逐渐挤进滤泡壁（图3-14、图3-15），以至代替原有滤泡壁细胞，直面胶质，实现滤泡壁的局部更新（图3-16、图3-17），更增加了早期滤泡结构的多样性。静态组织学长期认为所谓滤泡旁细胞位于滤泡上皮细胞与基膜之间，是将亮细胞替补滤泡壁过程的某一瞬时状态误为恒定态。这犹如看到豆芽曾被土层遮盖，就认为豆芽永远不会出土一样，可作为组织动力学与传统组织学对图像观察解说差别的范例。

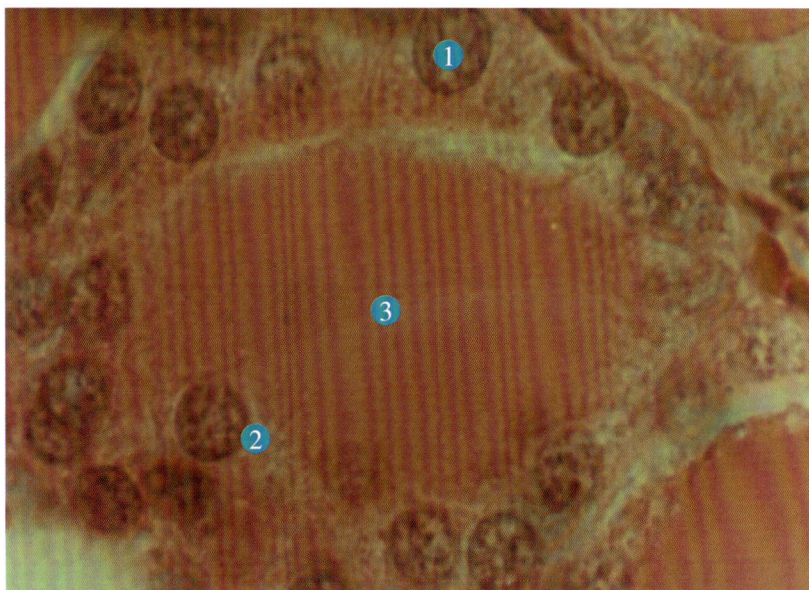

■ 图3-13 狗甲状腺早期滤泡（1）

苏木素-伊红染色 ×1 000

❶示二级亮细胞；❷示三级甲状腺细胞；❸示较浓集的胶质。

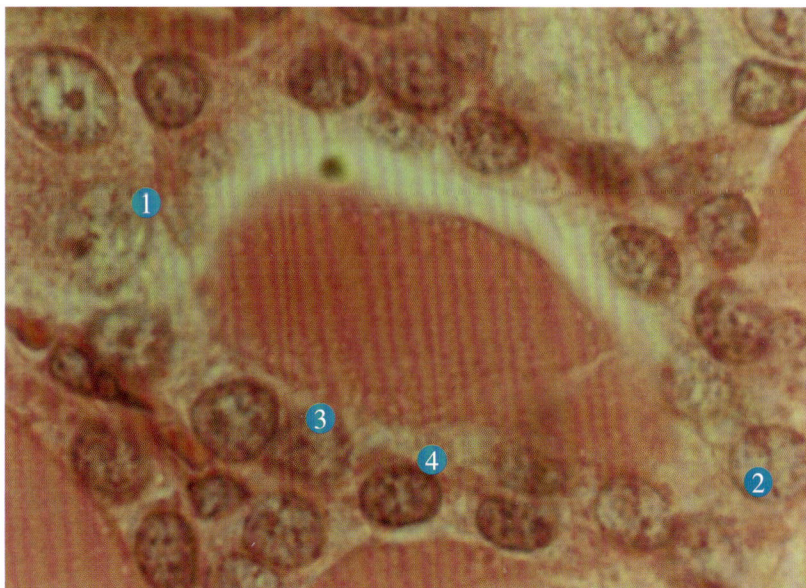

■ 图3-14 狗甲状腺早期滤泡（2）

苏木素-伊红染色 ×1 000

❶示一级亮细胞；❷示二级亮细胞；❸示三级甲状腺细胞；❹示
四级甲状腺细胞。

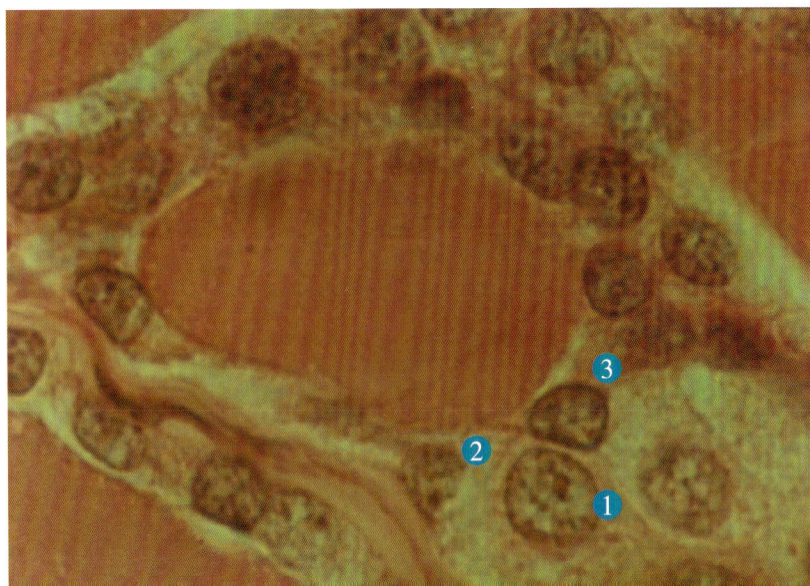

**■ 图3-15　狗甲状腺早期滤泡（3）**

苏木素-伊红染色　×1 000

**❶**示一级亮细胞；**❷**示二级甲状腺细胞；**❸**示三级甲状腺细胞，亮细胞暂位于甲状腺细胞之下。

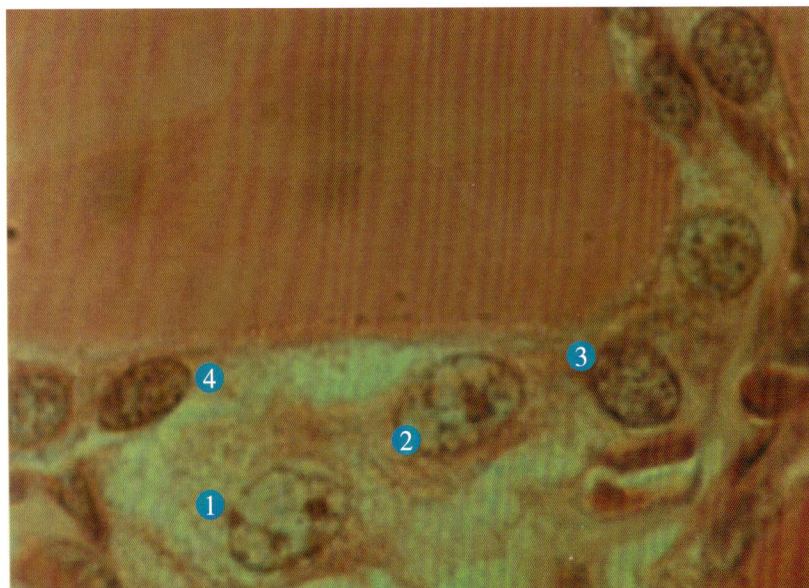

**■ 图3-16　狗甲状腺早期滤泡（4）**

苏木素-伊红染色　×1 000

**❶**和**❷**示一级亮细胞和二级亮细胞将要替补成为滤泡壁细胞；**❸**示三级甲状腺细胞；**❹**示四级甲状腺细胞。

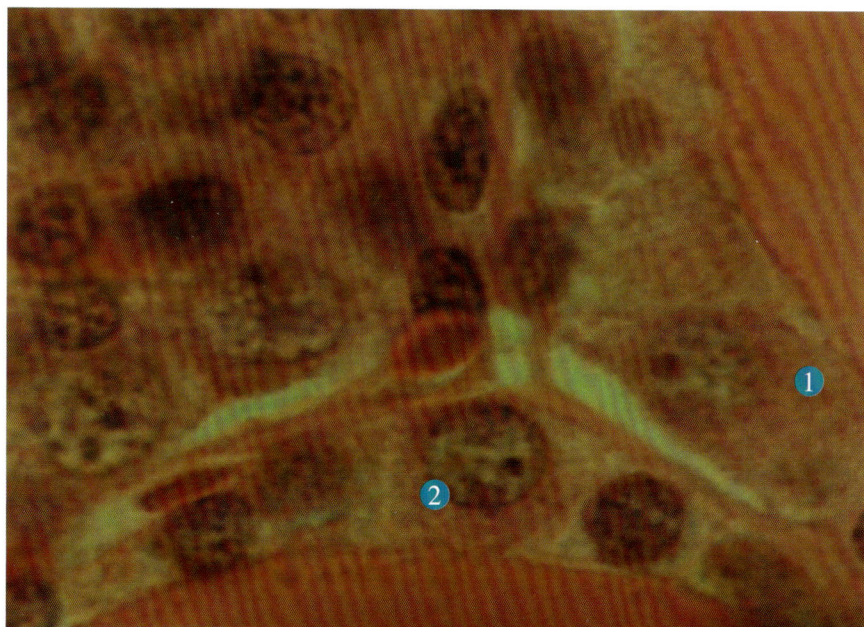

■ 图3-17　狗甲状腺早期滤泡（5）

苏木素-伊红染色　×1 000

❶和❷示直接邻接腔面胶质的滤泡壁上的亮细胞。

## 四、中期滤泡阶段

　　主要由三级甲状腺细胞围成的滤泡为中期滤泡。滤泡继续增大，胶质浓缩，滤泡壁细胞核灰度增加，细胞质着色较暗，成为三级甲状腺细胞，仍可见直接分裂象（图3-18），并可有少数四级甲状腺细胞出现（图3-19）。四级甲状腺细胞逐渐增多，即演变为晚期滤泡（图3-20）。

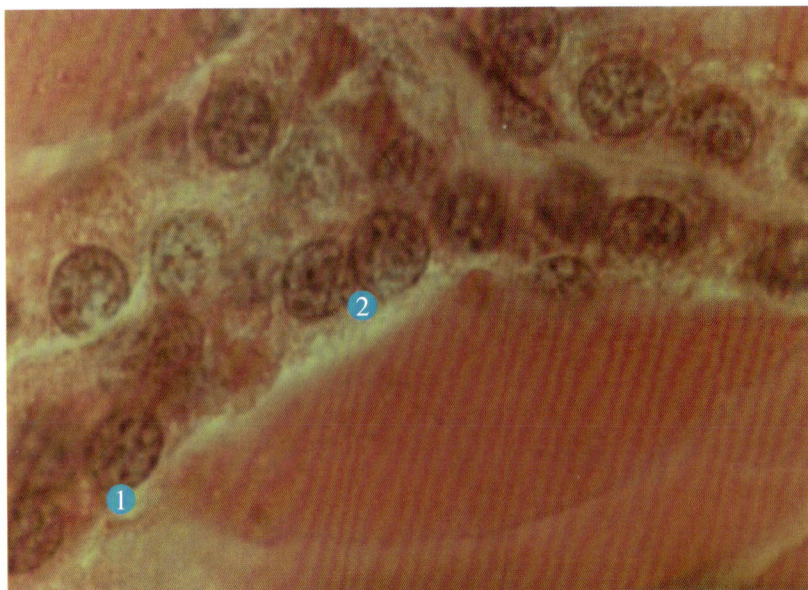

■ 图3-18　狗甲状腺中期滤泡（1）

苏木素–伊红染色　×1 000

❶示三级甲状腺细胞；❷示直接分裂象。

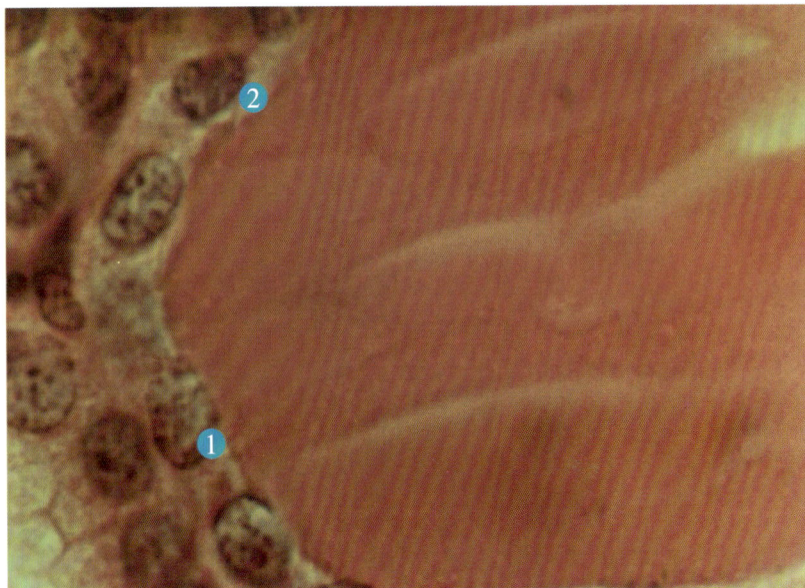

■ 图3-19　狗甲状腺中期滤泡（2）

苏木素–伊红染色　×1 000

❶示三级甲状腺细胞；❷示四级甲状腺细胞。

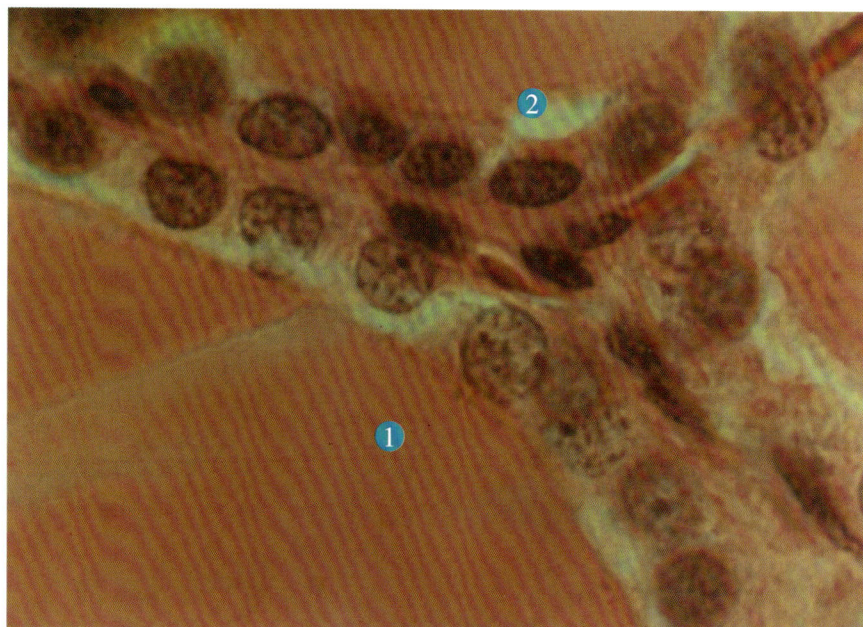

**■ 图3-20 狗甲状腺中期滤泡（3）**

苏木素–伊红染色 ×1 000

❶示中期滤泡，滤泡壁以三级甲状腺细胞为主；❷示晚期滤泡，滤泡壁以四级甲状腺细胞为主。

## 五、晚期滤泡阶段

主要由四级甲状腺细胞围成的滤泡是晚期滤泡（图3-21）。晚期滤泡壁常见甲状腺细胞核固缩、核渍污（图3-22）。

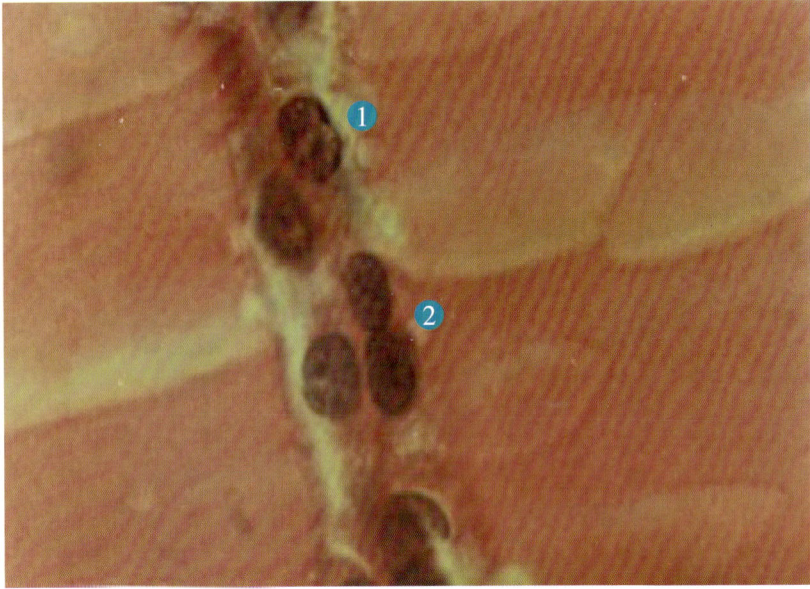

■ 图3-21　狗甲状腺晚期滤泡（1）

苏木素–伊红染色　×1 000

❶示滤泡壁以四级甲状腺细胞为主；❷示仍可见直接分裂象。

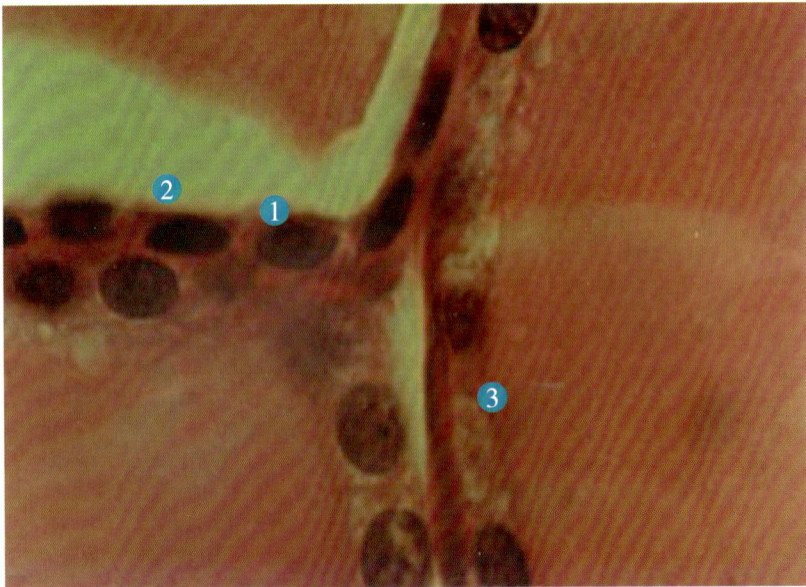

■ 图3-22　狗甲状腺晚期滤泡（2）

苏木素–伊红染色　×1 000

❶示五级甲状腺细胞；❷示六级甲状腺细胞核固缩；❸示核渍污。

## 六、末期滤泡阶段

滤泡壁大部细胞出现核固缩、核渍污、核脱色时为衰退滤泡（图3-23）。甲状腺细胞可逐步梭形变，形成类似成纤维细胞（图3-24）。滤泡衰亡可表现为胶质溶解（图3-25），紧邻被膜的衰亡滤泡胶质固缩或滤泡破裂、被吸收，壁细胞纤维样变，最终融合于被膜纤维组织中（图3-26）。人甲状腺衰亡滤泡可见胶质高度浓缩，滤泡壁塌陷（图3-27）。

以甲状腺细胞动力学为基础，甲状腺滤泡呈现出形成、生长、成熟和衰老的动力学过程。演化不同步造成组织标本上所见的甲状腺细胞与甲状腺滤泡的差异。而传统组织学将这些差异归结为"在功能活跃时，滤泡上皮细胞增高呈低柱状，腔内胶质减少；反之，细胞变矮呈扁平状，腔内胶质增多"，这是一种似有道理的虚假动态观点。诚然，滤泡上皮细胞高，腔内胶质少的滤泡功能较活跃（分泌甲状腺素多），而细胞扁平，腔内胶质多的滤泡分泌甲状腺素少，但机体甲状腺素水平取决于同时进入成熟期的滤泡统计数量，而决不是由甲状腺细胞及滤泡即时的形态改变来实现的。否则，按几何学推理，在细胞数量不变的情况下，甲状腺细胞形态临时变化会造成滤泡结构破坏，诸多滤泡同时增大与缩小，则导致甲状腺局部的极度挤压或严重撕裂，这也有违机体组织的最高原则——经济原则。这些形态改变动力何来？耗能几多？效益几何？细胞与结构是机体功能的基础，自然的细胞生长和结构发育是机体功能变化的根据，而不必求助于完全不可能实现急剧的应时变化。

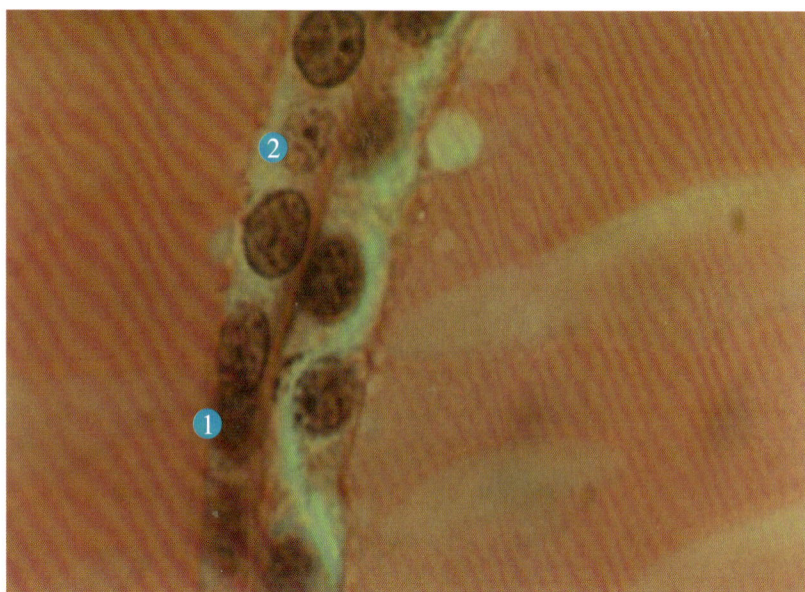

■ 图3-23 狗甲状腺滤泡衰亡（1）

苏木素-伊红染色 ×1 000

❶示核渍污；❷示核褪色。

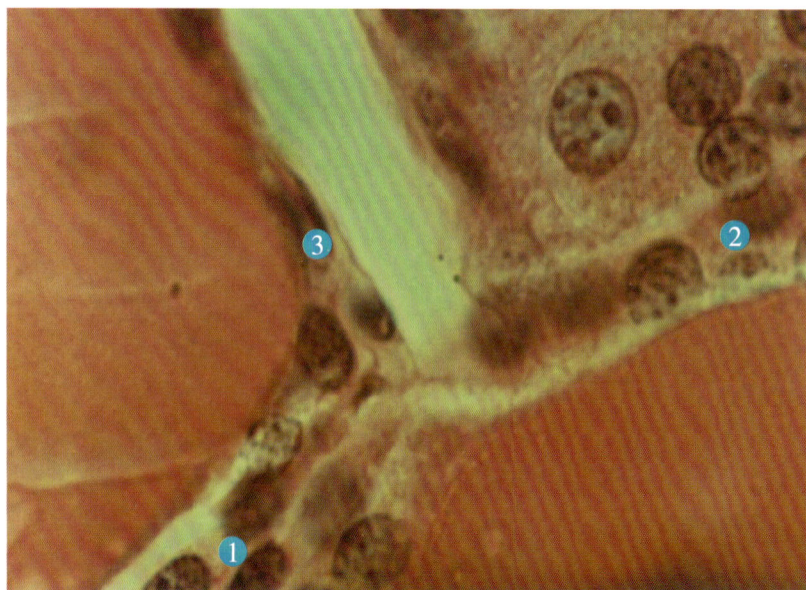

■ 图3-24 狗甲状腺滤泡衰亡（2）

苏木素-伊红染色 ×1 000

❶示六级甲状腺细胞；❷示核固缩；❸示极扁平的滤泡上皮细胞。

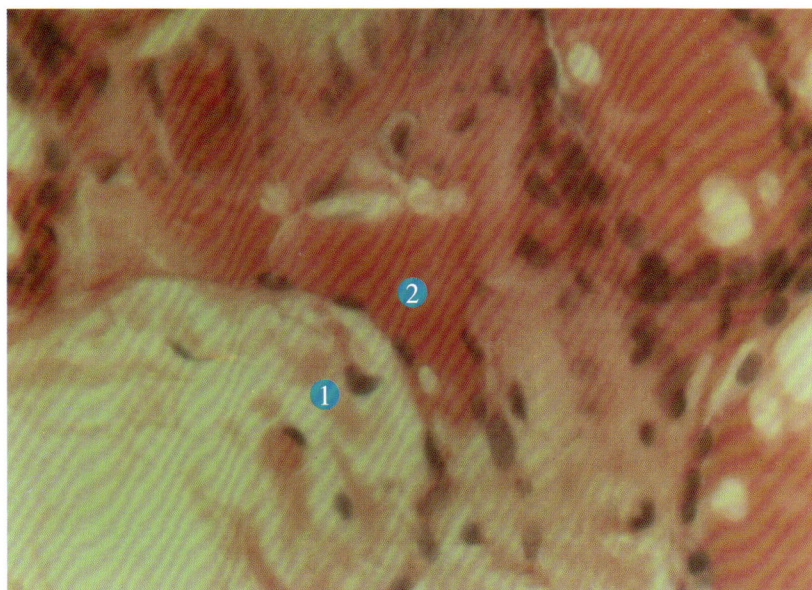

■ 图3-25　狗甲状腺滤泡衰亡（3）

苏木素-伊红染色　×400

❶示胶质溶解，被吸收，细胞内侵，滤泡壁不完整，滤泡壁细胞纤维化；❷示胶质浓缩，滤泡壁不完整，滤泡壁细胞纤维化。

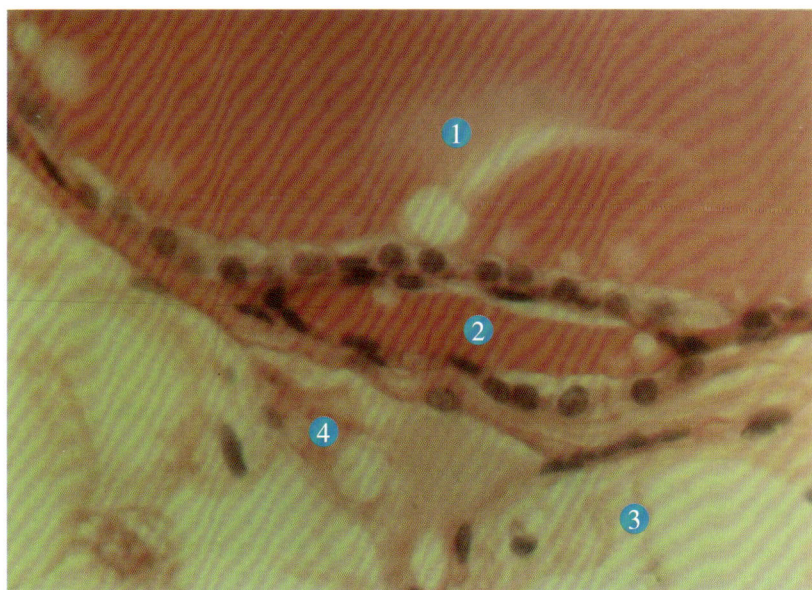

■ 图3-26　狗甲状腺滤泡衰亡（4）

苏木素-伊红染色　×400

❶示中期滤泡；❷示边缘的衰亡滤泡，胶质浓缩，滤泡壁细胞纤维样变；❸示衰亡滤泡残迹，滤泡壁完全纤维化，胶质被吸收；❹示消失后的滤泡残迹。

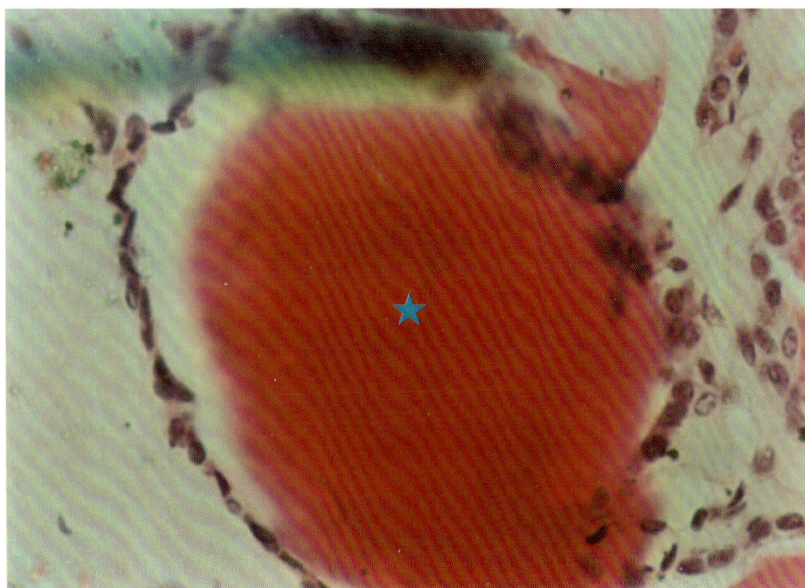

**■ 图3-27　人甲状腺滤泡衰亡**

苏木素-伊红染色　×400

★示一衰亡滤泡，胶质浓缩、深染，滤泡壁细胞退化，且不完整，局部塌陷。

# 第三节　甲状腺组织动力学

　　甲状腺组织动力学要回答的是新生甲状腺细胞的干细胞来源问题。研究表明，甲状腺干细胞来源有被膜-甲状腺细胞演化系、迁移干细胞巢-甲状腺细胞演化系、腺内干细胞巢-甲状腺细胞演化系、后鳃体-甲状腺细胞演化系和甲状旁腺-甲状腺细胞演化系。

## 一、被膜-甲状腺细胞演化系

　　人的甲状腺被膜-滤泡上皮细胞演化系较为显著。与甲状腺锥体叶相延续的被膜较厚，此处被膜具有生发组织特征，被膜内可见新生甲状腺滤泡，被膜下可见明显的新生甲状腺组织区（图3-28）。被膜内可见神经束（图3-29）。神经束内神经束细胞逐渐演化并形成小血管，也可逐渐演化离散（图3-30），神经束解体，神经束细胞逐步离散（图3-31、图3-32），也可增殖形成被膜下干细胞巢（图3-33），之后逐渐离散演化，开始分泌胶质样物质（图3-34、图3-35）。甲状腺被膜细胞演化形成滤泡是一个随机过程，只有甲状腺细胞演化、分泌胶质积聚与滤泡壁合围协同进行，才能形成完整的滤泡。若包围聚集分泌物的滤泡壁不完整，甚至只有部分滤泡壁，则不能完成滤泡的正常发育（图3-36）。若细胞演化中途停止，则滤泡发育顿挫（图3-37、图3-38）。

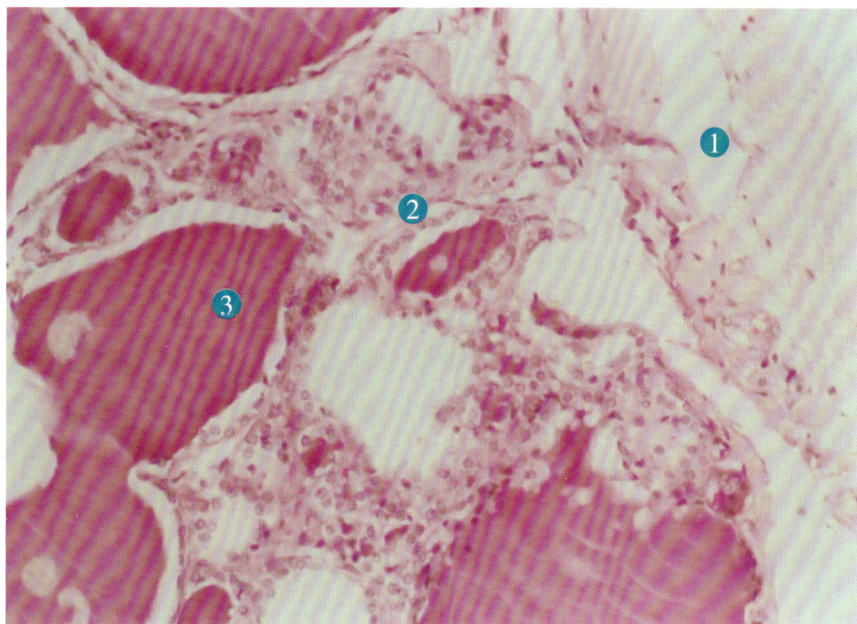

■ **图3-28　狗被膜下甲状腺生发区**
**苏木素-伊红染色　×100**
❶示被膜；❷示新生甲状腺组织及其新形成的小滤泡；❸示成熟甲状腺组织区及其滤泡。

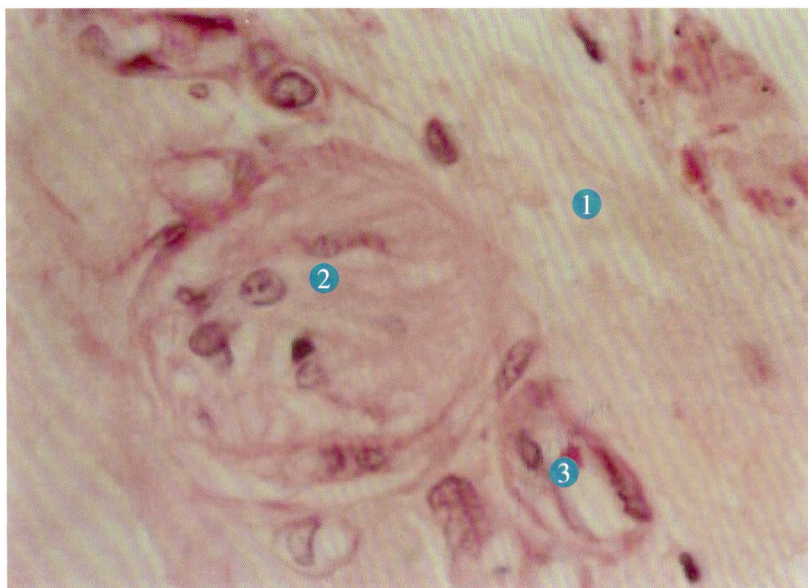

■ **图3-29　狗甲状腺被膜神经束**

苏木素–伊红染色　×1 000

❶示被膜；❷示神经束；❸示新形成小血管。

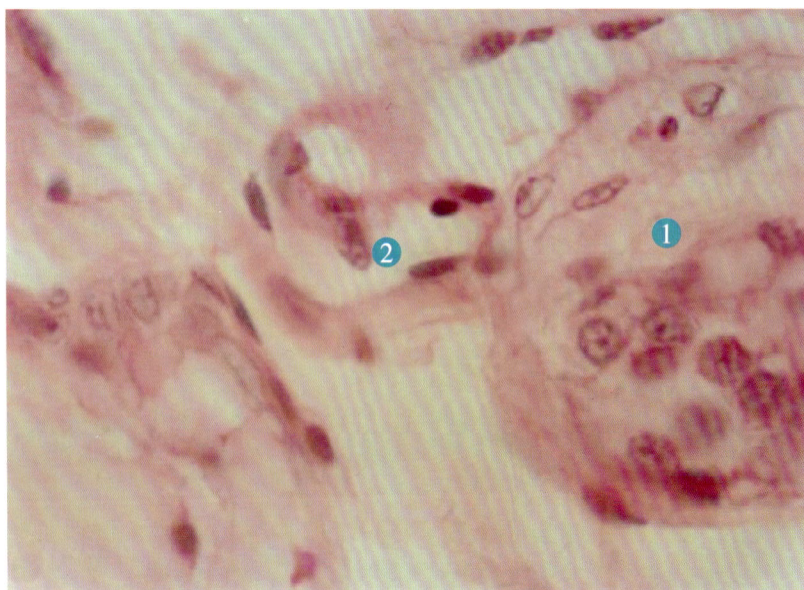

■ **图3-30　狗被膜神经束–甲状腺细胞演化系（1）**

苏木素–伊红染色　×1 000

❶示演化中的神经束；❷示新形成的小血管。

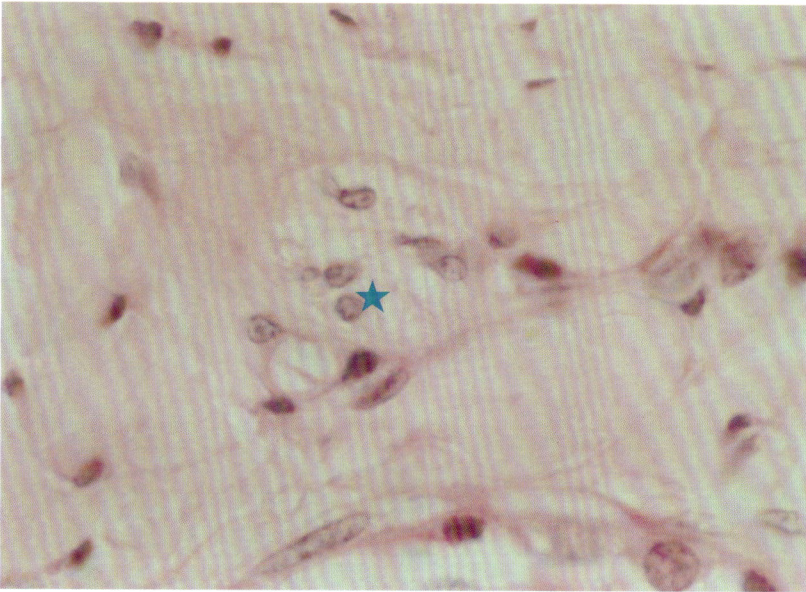

■ 图3-31　狗被膜神经束-甲状腺细胞演化系（2）
苏木素-伊红染色　×1 000
★示神经束趋于解体，神经束细胞趋于离散。

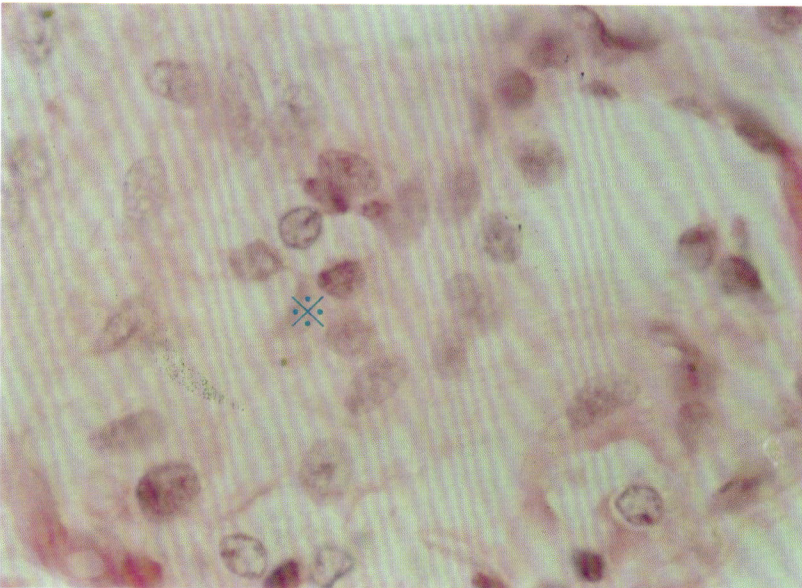

■ 图3-32　狗被膜神经束-甲状腺细胞演化系（3）
苏木素-伊红染色　×1 000
※示神经束解体，神经束细胞分散腺细胞化。

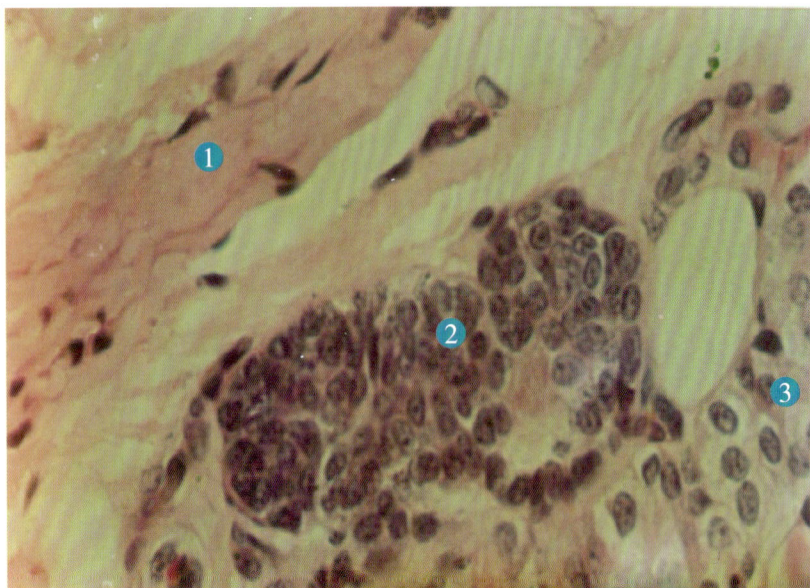

**■ 图3-33　狗被膜下干细胞巢–甲状腺细胞演化系**

苏木素–伊红染色　　×400

❶示被膜；❷示被膜下干细胞巢；❸示干细胞离散、透明化。

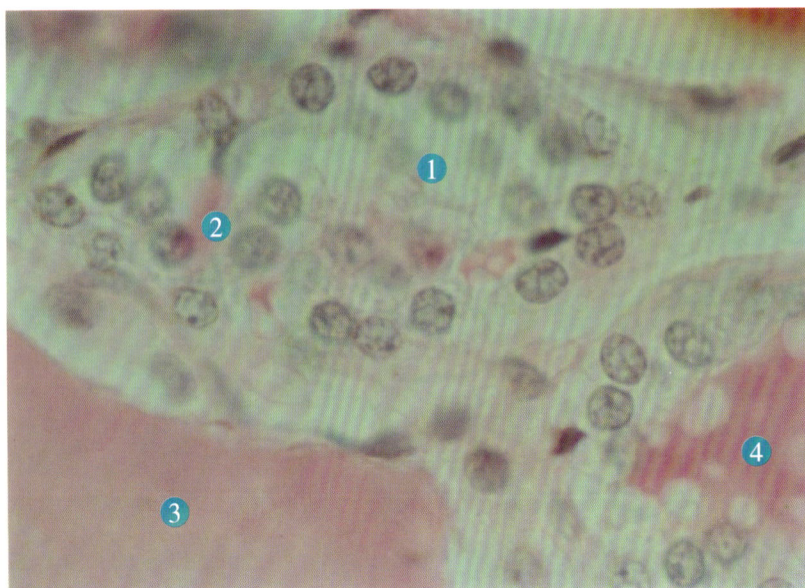

**■ 图3-34　狗被膜细胞–甲状腺细胞演化系（1）**

苏木素–伊红染色　　×1 000

❶示新生甲状腺组织；❷示细胞之间的分泌物；❸示演化停滞
的滤泡；❹示正常演化的滤泡。

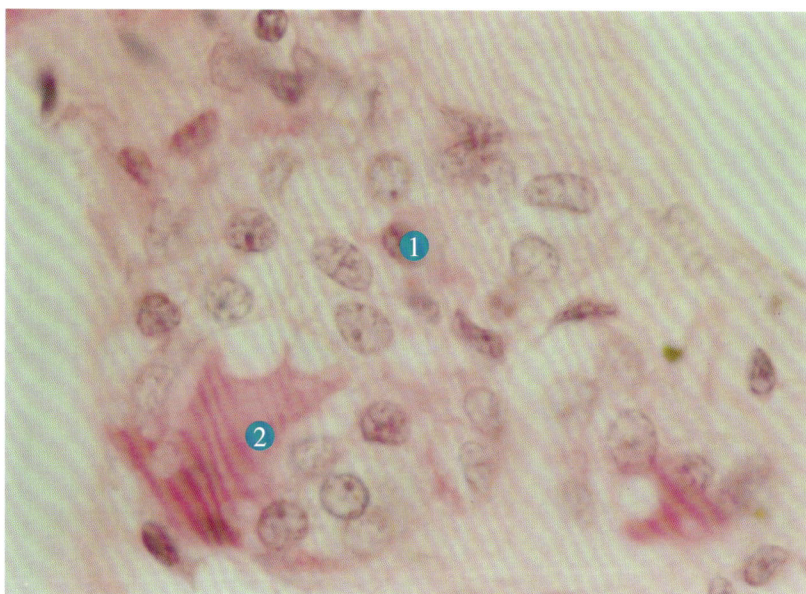

**■ 图3-35　狗被膜细胞–甲状腺细胞演化系（2）**

苏木素–伊红染色　×1 000

❶示新生甲状腺组织；❷示自组织失败的滤泡。

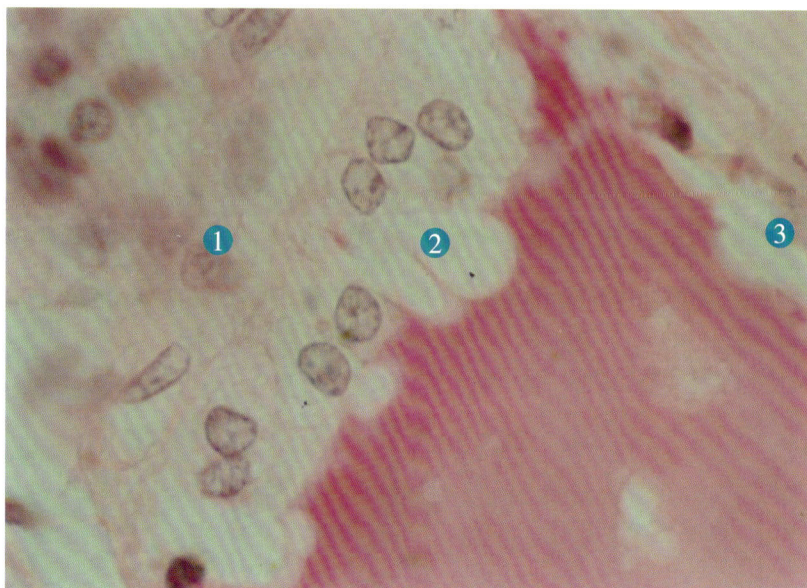

**■ 图3-36　狗被膜细胞–甲状腺细胞演化系（3）**

苏木素–伊红染色　×1 000

❶示新生亮细胞区；❷示新形成滤泡一侧亮细胞壁；❸示另一侧上皮缺如。

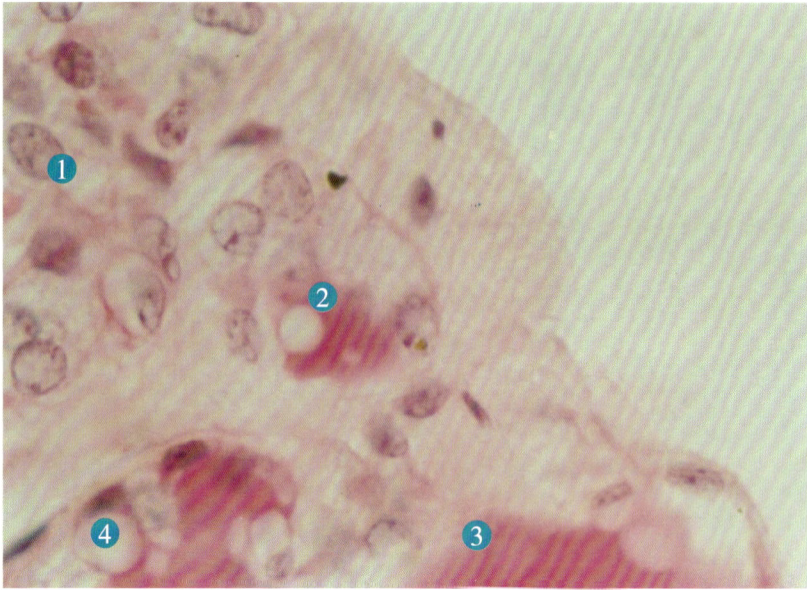

■ **图3-37　狗被膜细胞-甲状腺细胞演化系（4）**

苏木素-伊红染色　×1 000

❶示新生甲状腺组织；❷示包围不完整的假滤泡；❸示滤泡壁尚不完全确定的滤泡；❹示滤泡壁超前演化而停止发育的滤泡。

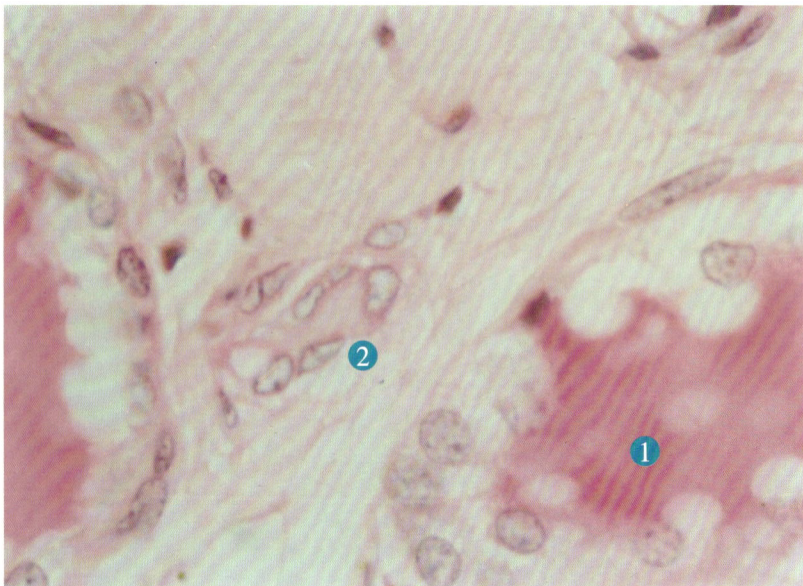

■ **图3-38　狗被膜细胞-甲状腺细胞演化系（5）**

苏木素-伊红染色　×1 000

❶示演化中的甲状腺滤泡；❷示演化失败的新生成甲状腺细胞团。

244

## 二、迁移干细胞巢-甲状腺细胞演化系

人甲状腺旁，伴随甲状腺血管及其分支较远处即可见实心的小细胞团，即迁移中的干细胞巢（图3-39），根据迁移细胞流线型转钝圆形及多分化潜能，支持迁移干细胞巢的神经性来源的推断（图3-40）。随着接近甲状腺，干细胞巢内逐渐出现滤泡样结构（图3-41）。干细胞巢内的干细胞可由流线型逐渐钝圆化，并经直接分裂形成细胞克隆（图3-42）。克隆内共同的分泌物积聚形成完整或不完整的滤泡（图3-43）。随着逐渐趋近的甲状腺，干细胞透明化益见明显（图3-44），亮细胞可围成含稀薄分泌物的亮细胞滤泡（图3-45），或继而演化为腔内分泌物仍较稀薄的初始滤泡（图3-46）。邻近甲状腺主体的干细胞巢内滤泡样结构更多（图3-47）。其中，干细胞的透明化更为明显，所形成的亮细胞滤泡内的分泌物浓缩为胶质（图3-48、图3-49）。

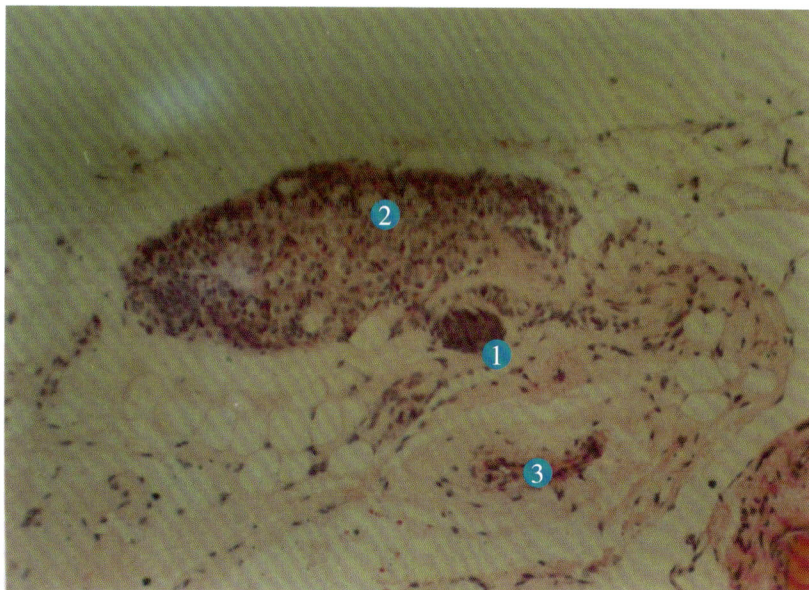

■ **图3-39  人远甲状腺的迁移干细胞巢（1）**
苏木素-伊红染色  ×100
❶示致密的干细胞巢；❷示较疏松的干细胞巢；❸示小血管。

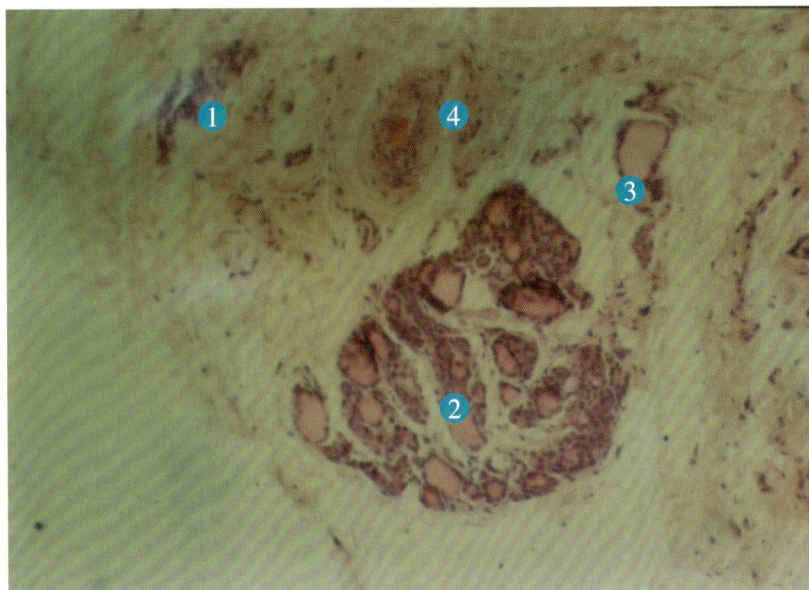

■ **图3-40　人远甲状腺的迁移干细胞巢（2）**
苏木素–伊红染色　×100
❶示致密的干细胞巢；❷示有较多小滤泡形成的干细胞巢；
❸示零散的滤泡；❹示动脉血管。

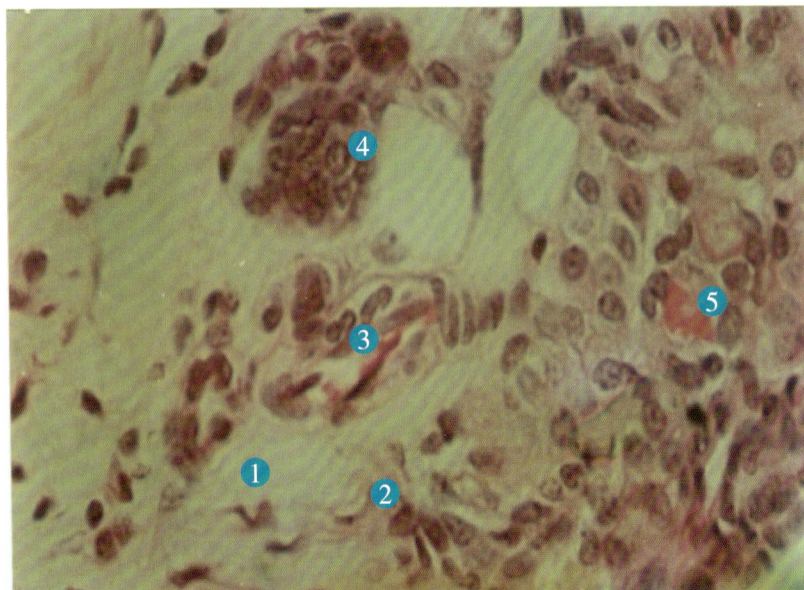

■ **图3-41　人迁移的远干细胞巢–甲状腺细胞演化系（1）**
苏木素–伊红染色　×400
❶示迁移的流线型细胞；❷示细胞钝圆化；❸示演化形成中的
小血管；❹示干细胞克隆；❺示滤泡样结构。

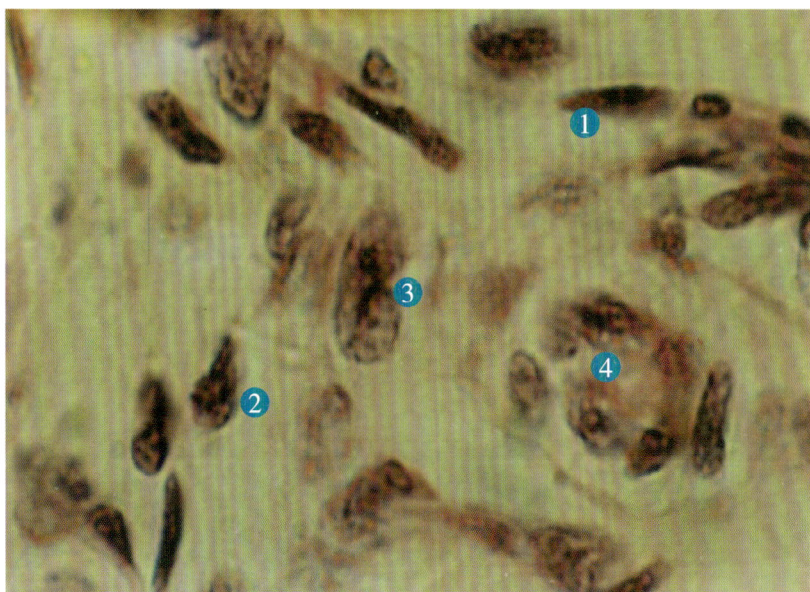

**■ 图3-42　人迁移的远干细胞巢-甲状腺细胞演化系（2）**

**苏木素-伊红染色　×1 000**

图示远离甲状腺主体的干细胞巢。❶示流线型干细胞；❷示干细胞钝圆化；❸示直接分裂；❹示增生细胞团。

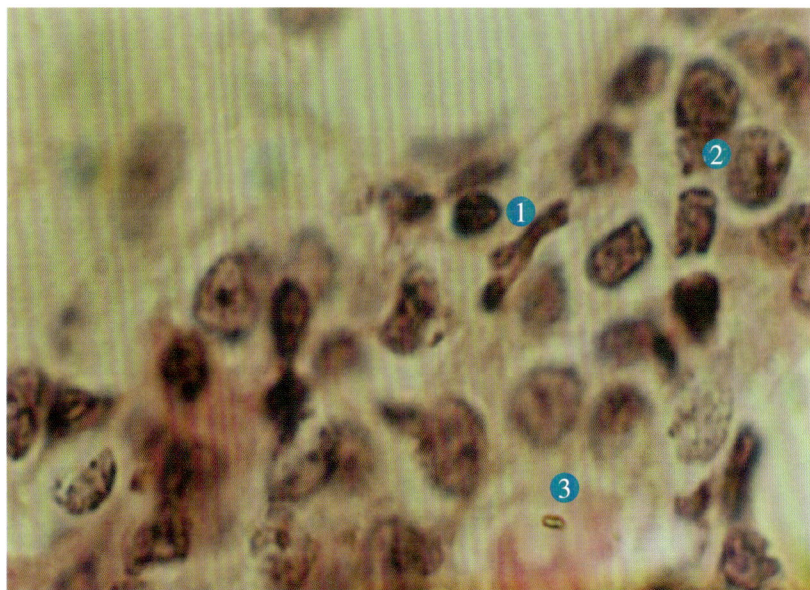

**■ 图3-43　人迁移的远干细胞巢-甲状腺细胞演化系（3）**

**苏木素-伊红染色　×1 000**

❶示早期干细胞；❷示演化中的干细胞；❸示演化细胞分泌物与不完整滤泡。

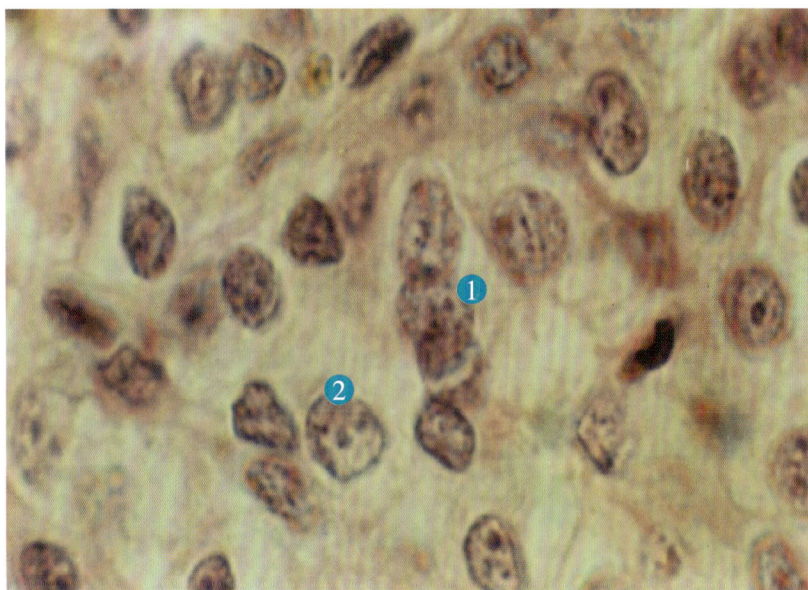

■ **图3-44 人迁移的远干细胞巢–甲状腺细胞演化系（4）**
苏木素–伊红染色 ×1 000
❶示细胞核直接分裂；❷示细胞透明化。

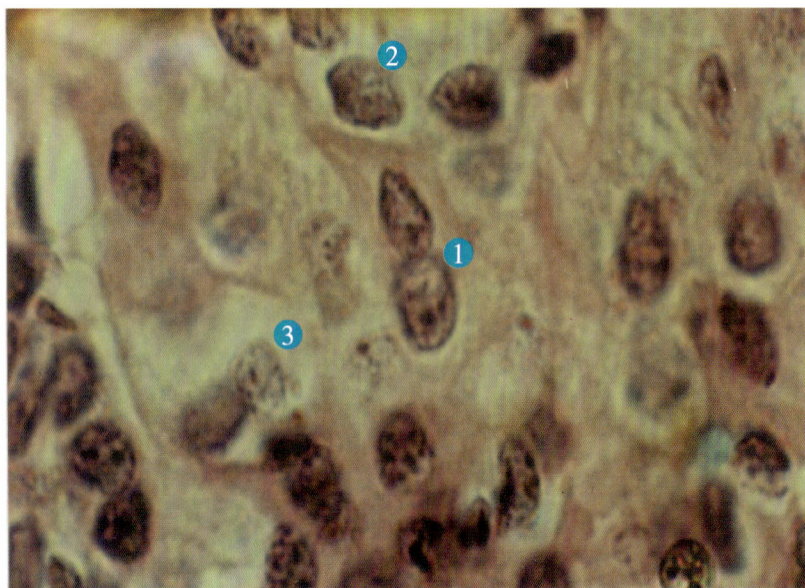

■ **图3-45 人迁移的远干细胞巢–甲状腺细胞演化系（5）**
苏木素–伊红染色 ×1 000
❶示细胞直接分裂；❷示细胞透明化；❸示亮细胞滤泡。

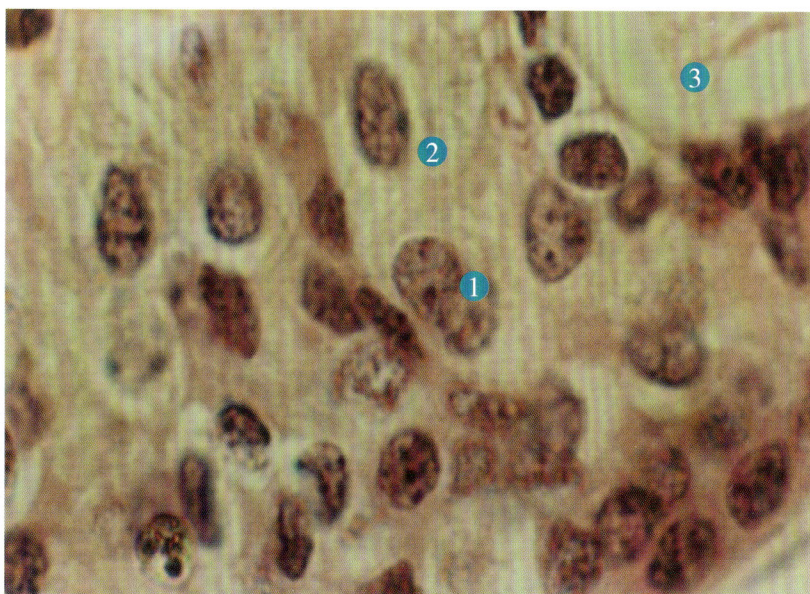

■ 图3-46　人迁移的远干细胞巢-甲状腺细胞演化系（6）

苏木素-伊红染色　×1 000

❶示亮细胞直接分裂；❷示细胞透明化；❸示早期滤泡及其稀薄分泌物。

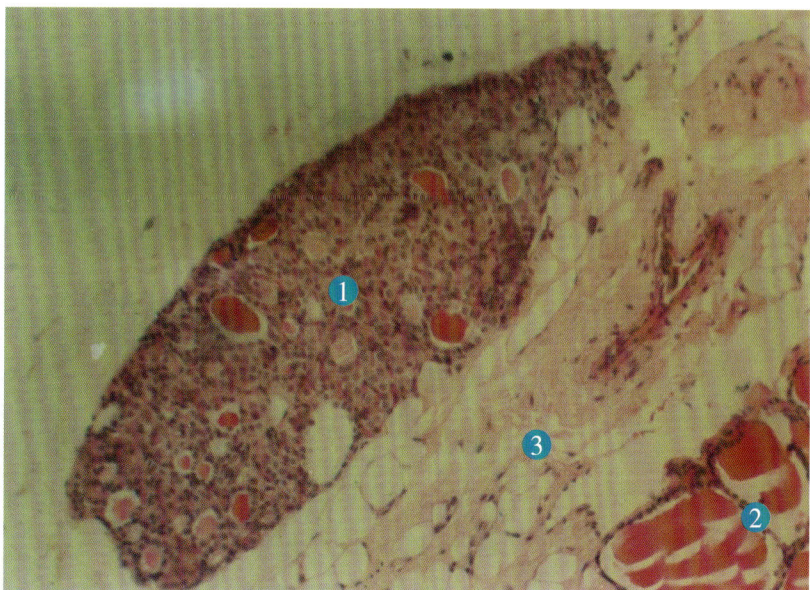

■ 图3-47　人近甲状腺的迁移干细胞巢

苏木素-伊红染色　×100

❶示近甲状腺的干细胞巢；❷示甲状腺主体；❸示甲状腺被膜。

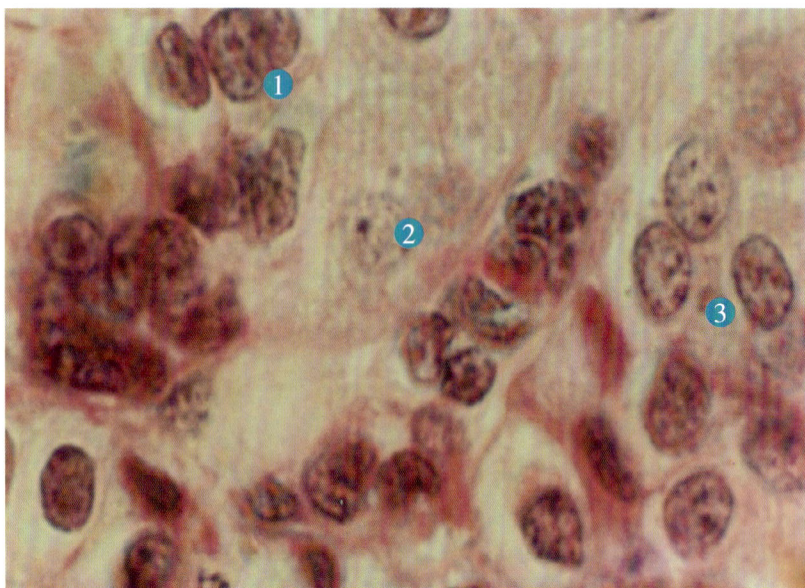

■ 图3-48 人迁移的近干细胞巢-甲状腺细胞演化系（1）

苏木素-伊红染色 ×1 000

❶示干细胞直接分裂；❷示细胞透明化；❸示亮细胞团。

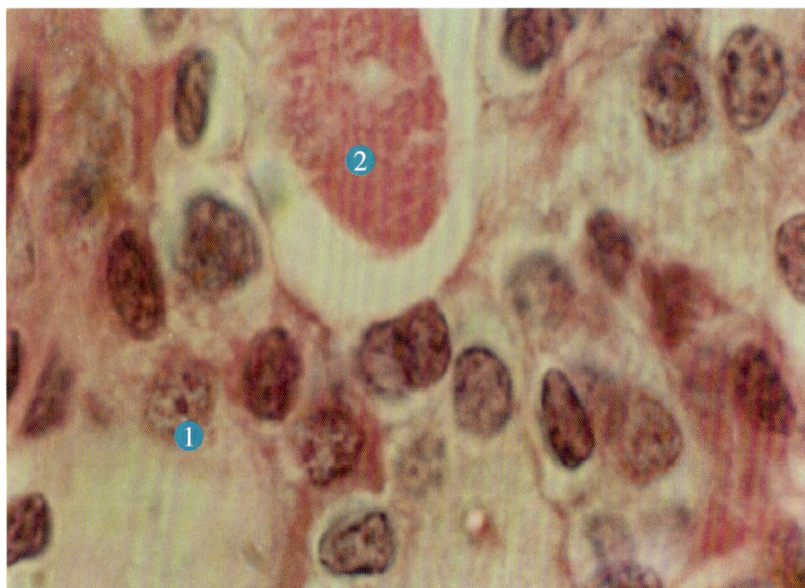

■ 图3-49 人迁移的近干细胞巢-甲状腺细胞演化系（2）

苏木素-伊红染色 ×1 000

❶示细胞透明化；❷示早期滤泡浓集胶质。

## 三、腺内干细胞巢-甲状腺细胞演化系

人甲状腺组织边缘也可见逐渐离散演化为甲状腺组织的干细胞巢（图3-50）。狗甲状腺干细胞巢也可以小叶形式存在与演化，逐渐形成滤泡样结构（图3-51~图3-53）。甲状腺内部也可发现干细胞巢以干细胞弥散方式演化形成甲状腺组织，在干细胞巢与成熟甲状腺组织之间形成过渡区（图3-54）。人甲状腺内也可见干细胞巢，甚至多个干细胞巢（图3-55、图3-56）。

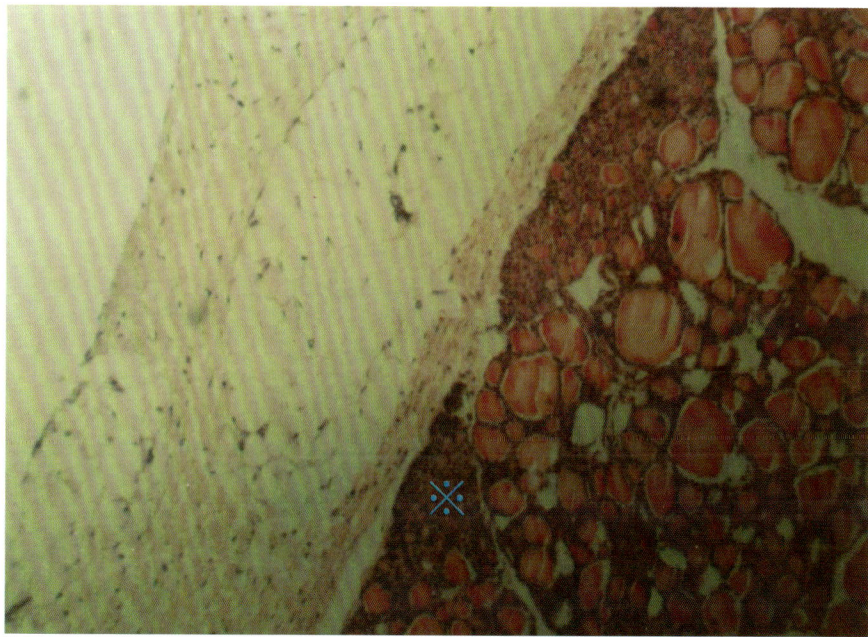

**■ 图3-50　人甲状腺边缘干细胞巢**
**苏木素-伊红染色　×100**
　　※示甲状腺边缘深染的干细胞巢，其中已出现小的甲状腺滤泡样结构。

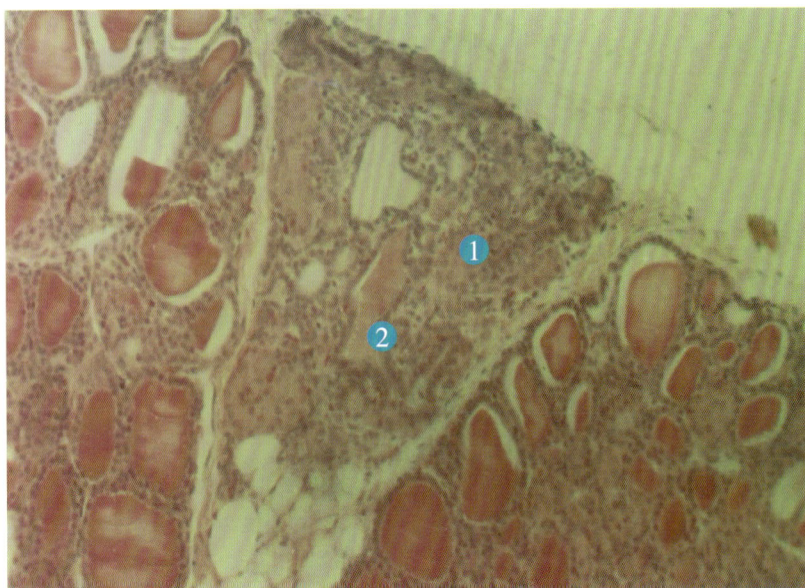

■ 图3-51　狗甲状腺边缘干细胞巢-甲状腺细胞演化系（1）

苏木素-伊红染色　×200

❶示干细胞离散；❷示稀薄分泌物大泡。

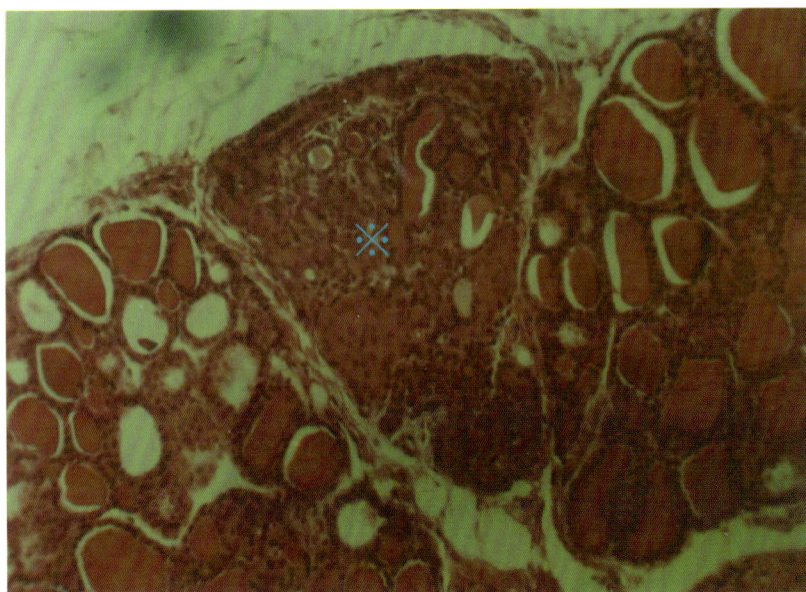

■ 图3-52　狗甲状腺边缘干细胞巢-甲状腺细胞演化系（2）

苏木素-伊红染色　×200

※示甲状腺边缘深染的干细胞巢，滤泡内分泌物浓缩，更像甲状腺滤泡。

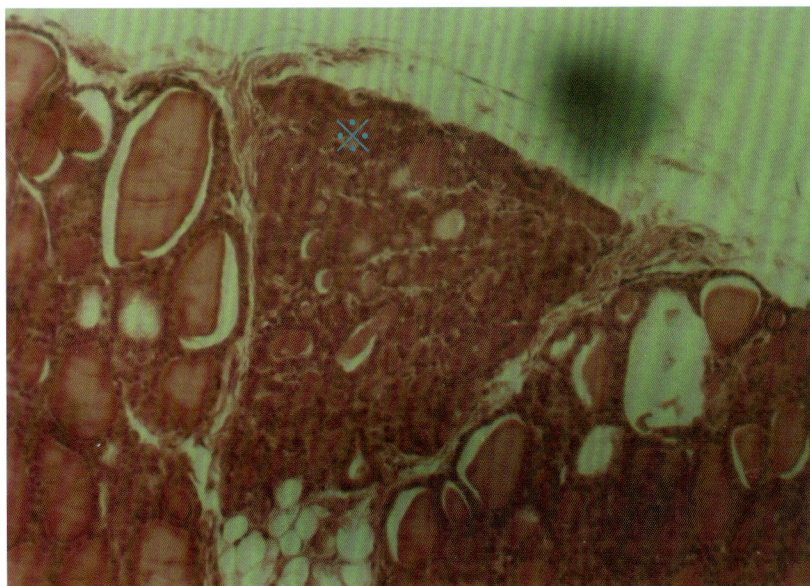

**■ 图3-53　狗甲状腺边缘干细胞巢-甲状腺细胞演化系（3）**

苏木素-伊红染色　×200

※示甲状腺边缘深染的干细胞巢，其中大部分逐步过渡为甲状腺组织。

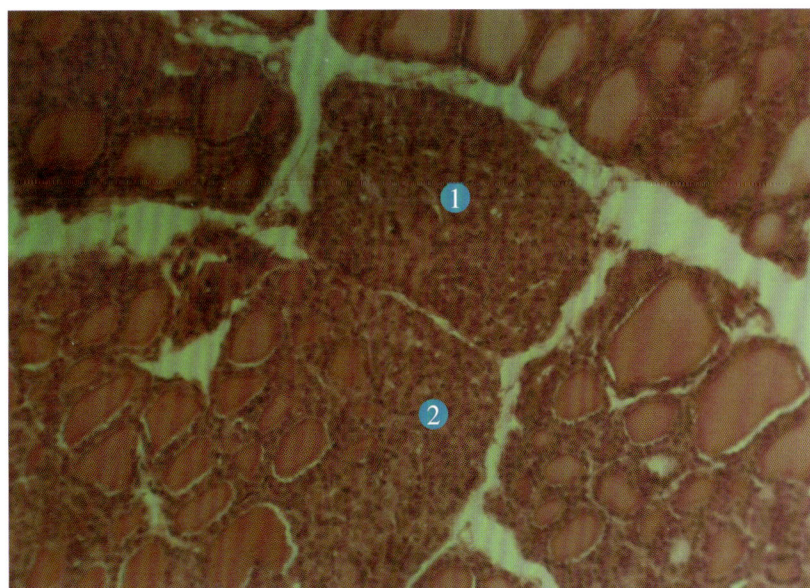

**■ 图3-54　狗甲状腺深部干细胞巢-甲状腺细胞演化系**

苏木素-伊红染色　×200

❶示演化早期阶段的干细胞巢；❷示部分已演化为甲状腺组织的干细胞巢。

**253**

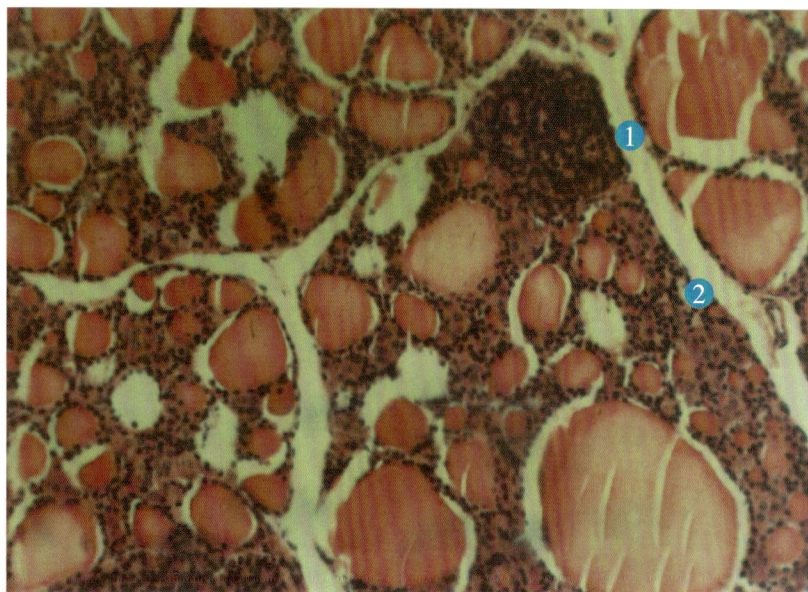

**■ 图3-55　人甲状腺深部干细胞巢-甲状腺细胞演化系（1）**

苏木素-伊红染色　×200

❶示深部干细胞巢；❷示干细胞弥散区。

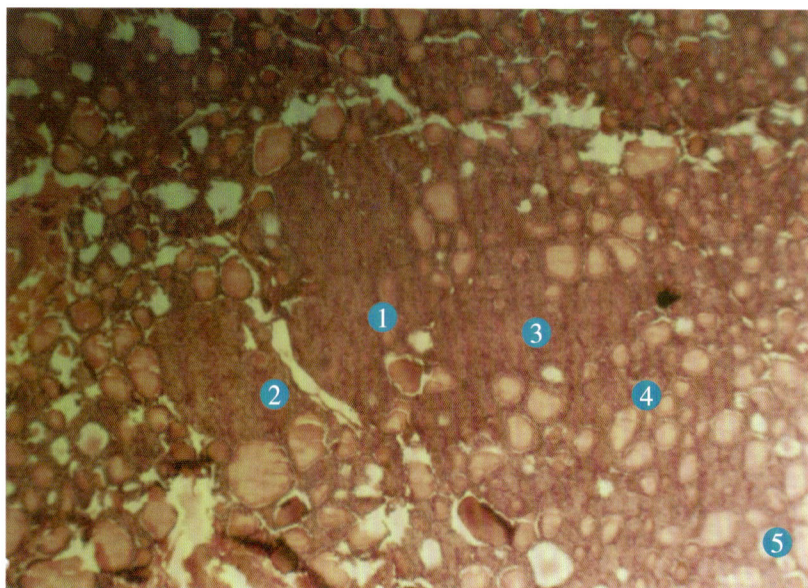

**■ 图3-56　人甲状腺深部干细胞巢-甲状腺细胞演化系（2）**

苏木素-伊红染色　×100

❶~❸示3个深部干细胞巢；❹示过渡区；❺示较成熟的甲状腺组织。

## 四、后鳃体–甲状腺细胞演化系

后鳃体可看作是更大的干细胞巢（图3-57、图3-58），后鳃体的干细胞可成块离散或以弥散形式向外并演化（图3-59、图3-60）。

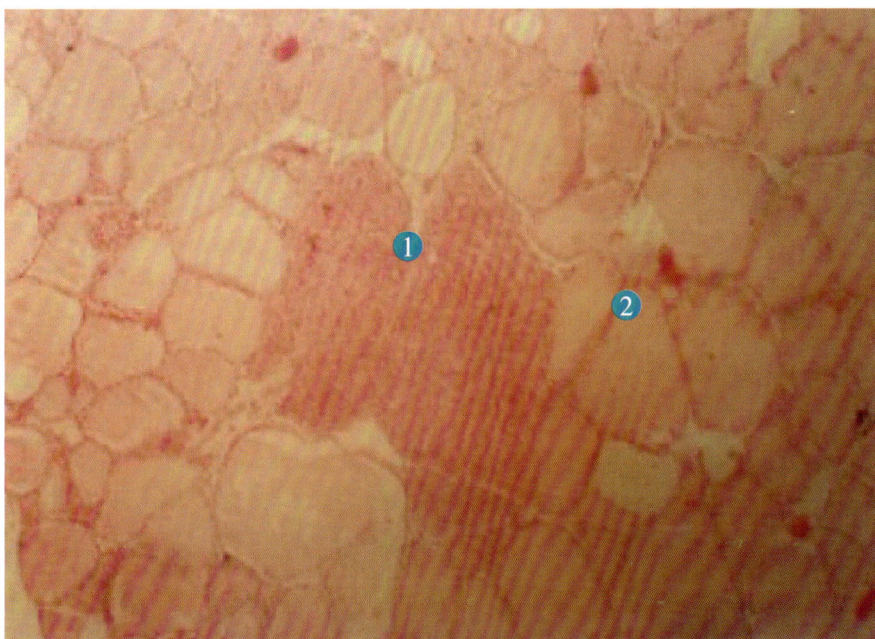

■ 图3-57　狗后鳃体（1）

苏木素–伊红染色　×100

❶示并联的后鳃体；❷示甲状腺组织区。

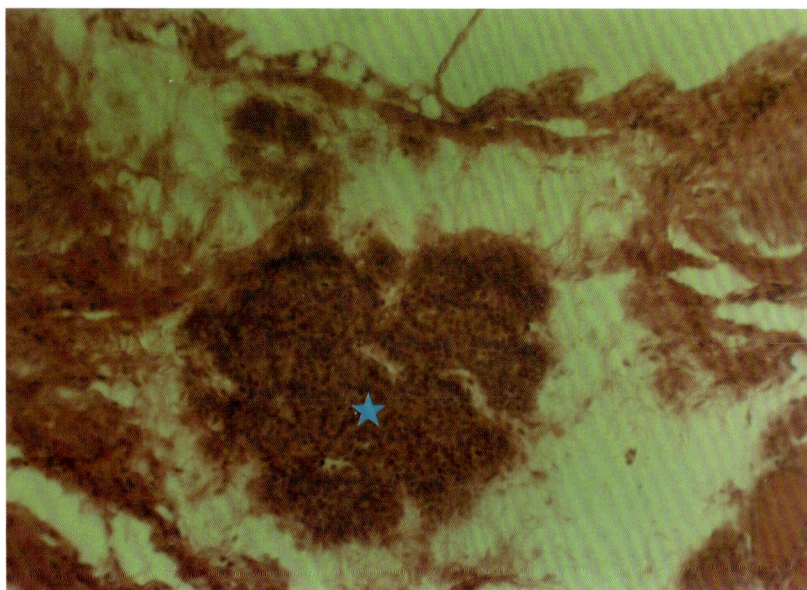

■ 图3-58　狗后鳃体（2）

苏木素-伊红染色　×100

★示接近被膜的后鳃体。

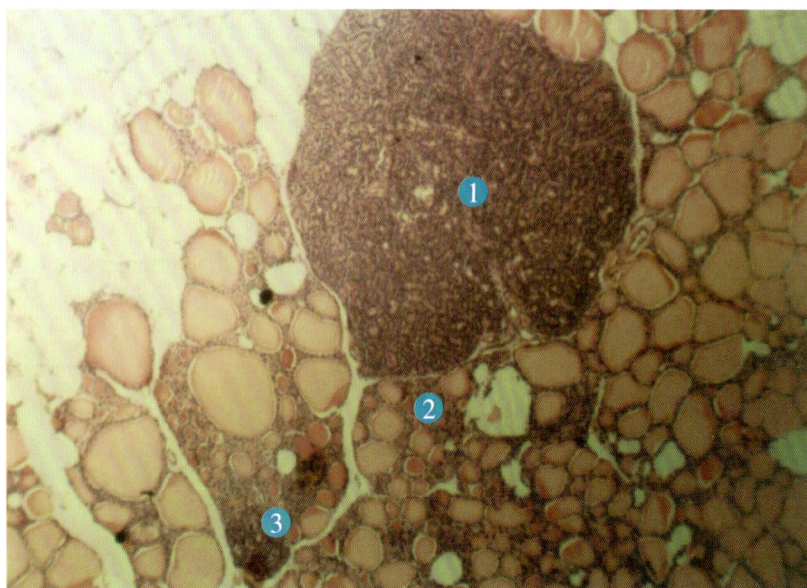

■ 图3-59　人后鳃体-甲状腺细胞演化系

苏木素-伊红染色　×100

❶示后鳃体主体；❷示干细胞周边弥散；❸示后鳃体块状离散。

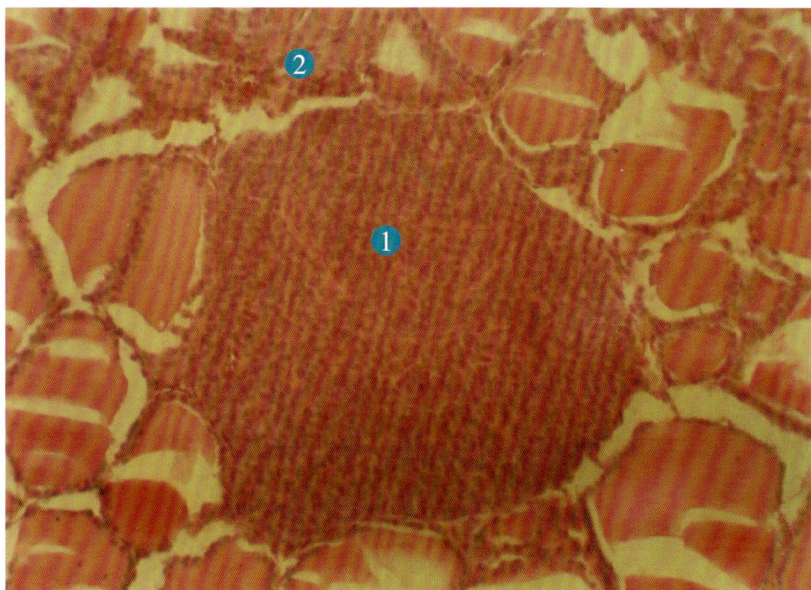

■ 图3-60　狗后鳃体-甲状腺细胞演化系

苏木素-伊红染色　×200

❶示后鳃体主体；❷示干细胞周边弥散。

## 五、甲状旁腺-甲状腺细胞演化系

大多甲状旁腺位于甲状腺后被膜之外，少数为被膜间位或甲状腺内位。后二者甲状旁腺与甲状腺邻接边缘呈现多种边际演化现象。

### （一）嬗变式边际演化

从甲状旁腺边缘即可见甲状腺化倾向，并逐渐演化形成甲状腺滤泡。

1. **甲状旁腺边缘甲状腺化倾向**　在甲状旁腺的近边缘处，可见明显的透明细胞团（图3-61），并可围成内无分泌物的滤泡样结构（图3-62），继之可见透明细胞滤泡内有嗜酸性分泌物积聚（图3-63、图3-64），滤泡样结构内分泌物浓缩为胶质，嗜酸性逐渐增强，其腔壁细胞染色变深，类似于三级或四级甲状腺滤泡（图3-65、图3-66）。

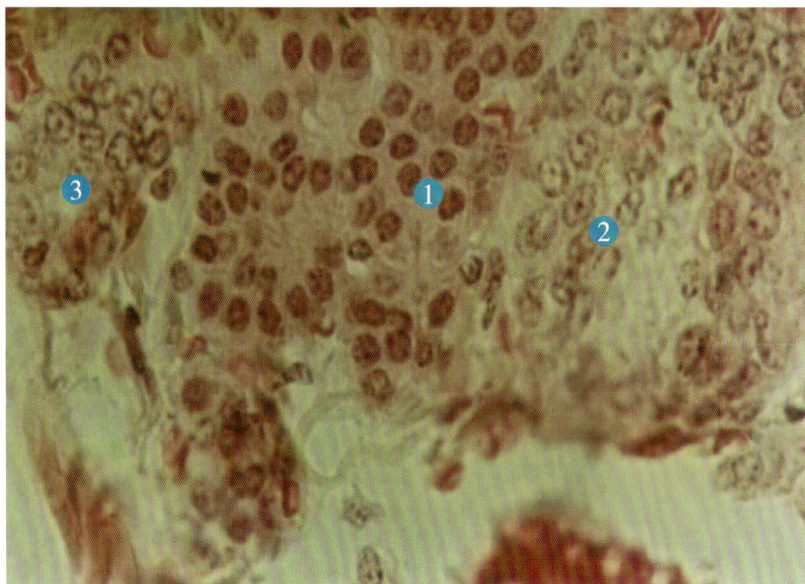

**■ 图3-61 狗甲状旁腺的甲状腺化倾向（1）**

苏木素-伊红染色 ×400

❶示甲状旁腺中分化区；❷示透明细胞团；❸示中央开始出现空腔。

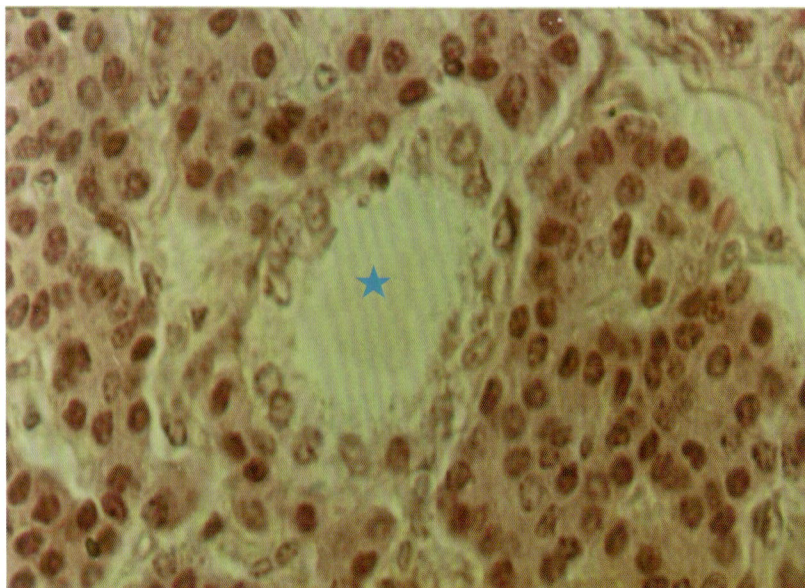

**■ 图3-62 狗甲状旁腺的甲状腺化倾向（2）**

苏木素-伊红染色 ×400

★示甲状旁腺腺边缘的一个由透明细胞围成的大囊腔，其中尚无胶质。

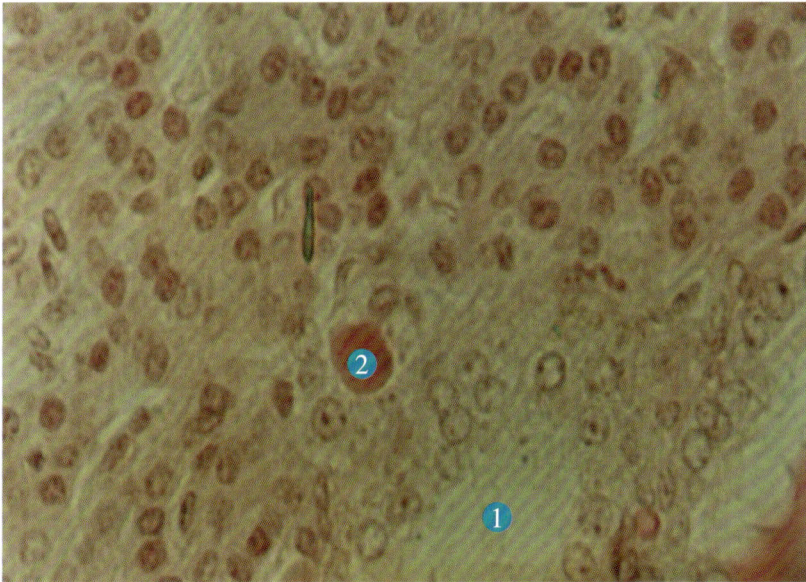

■ 图3-63　狗甲状旁腺的甲状腺化倾向（3）

苏木素-伊红染色　×400

❶示中空的透明细胞团；❷示透明细胞之间分泌物积聚。

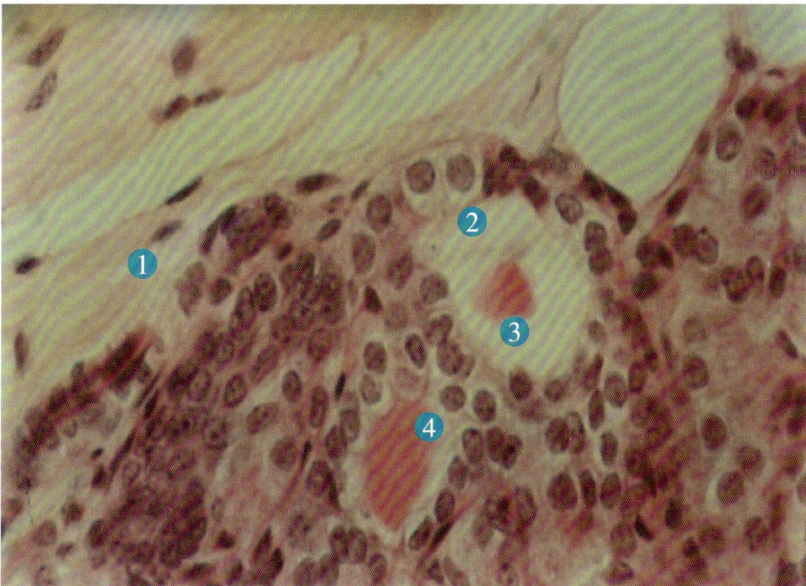

■ 图3-64　狗甲状旁腺的甲状腺化倾向（4）

苏木素-伊红染色　×400

❶示被膜；❷示透明细胞；❸示含较少胶质的滤泡；❹示含较多胶质的滤泡。

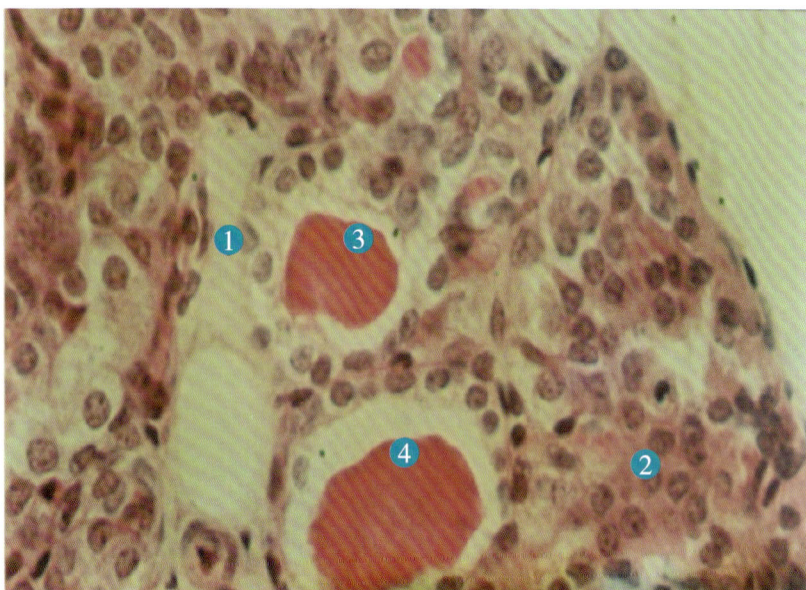

■ 图3-65　狗甲状旁腺的甲状腺化倾向（5）

苏木素-伊红染色　×400

❶示细胞透明化；❷示细胞嗜酸化；❸示类似甲状腺二级透明细胞滤泡样结构；❹示类似甲状腺三级滤泡样结构。

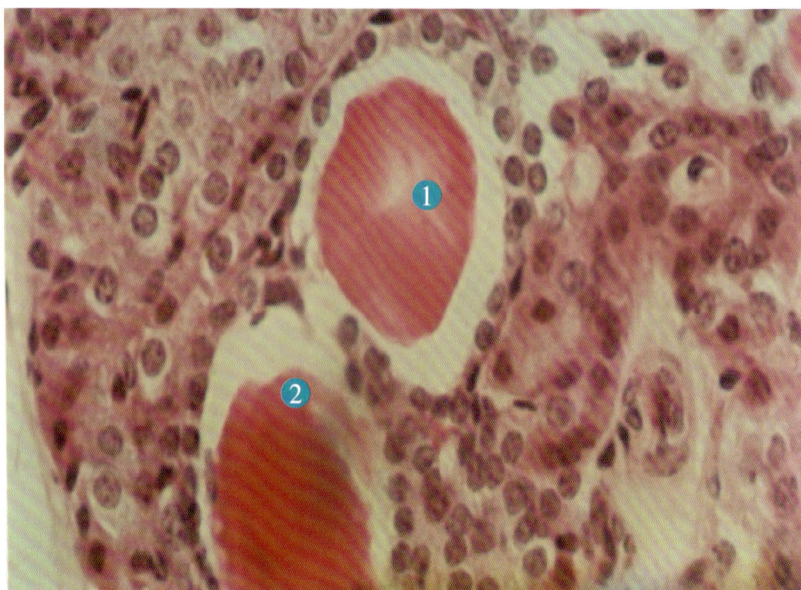

■ 图3-66　狗甲状旁腺的甲状腺化倾向（6）

苏木素-伊红染色　×400

❶示类似甲状腺三级滤泡样结构；❷示类似甲状腺四级滤泡样结构。

**2. 嬗变式边际演化**   在有些部位，甲状旁腺与甲状腺无明确分界，甲状旁腺边缘细胞与邻接的甲状腺细胞呈现递次相似的演化关系，甲状旁腺边缘类似甲状腺三级、四级滤泡样结构逐渐嬗变成为相对应的三级、四级甲状腺滤泡（图3-67、图3-68），有时更幼稚的甲状旁腺细胞也可形成滤泡样结构直接演变为细胞深染，酷似晚期的甲状腺滤泡（图3-69、图3-70）。

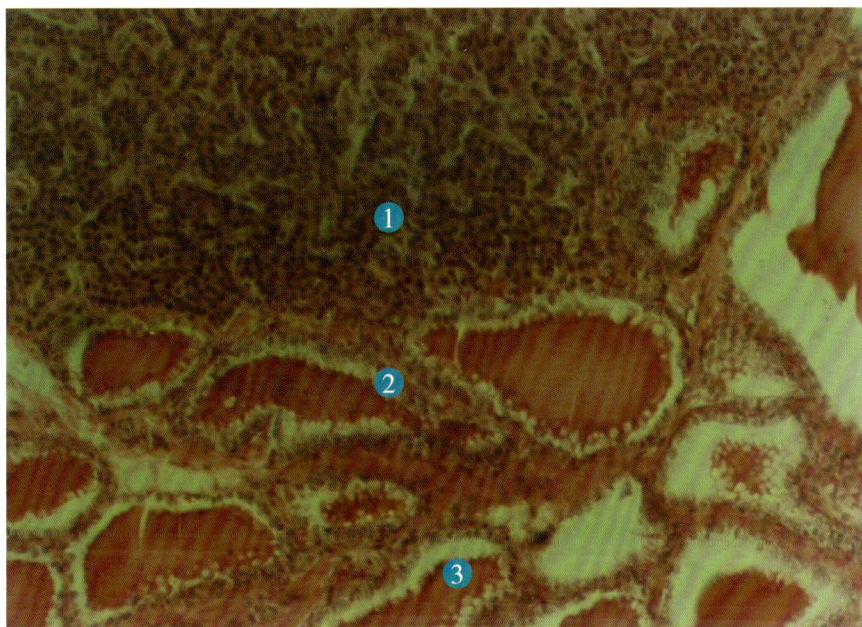

■ **图3-67   狗甲状旁腺嬗变式边际演化（1）**
苏木素-伊红染色   ×200
❶示甲状旁腺主体；❷示交界区过渡性细胞滤泡；❸示甲状腺过渡性细胞滤泡。

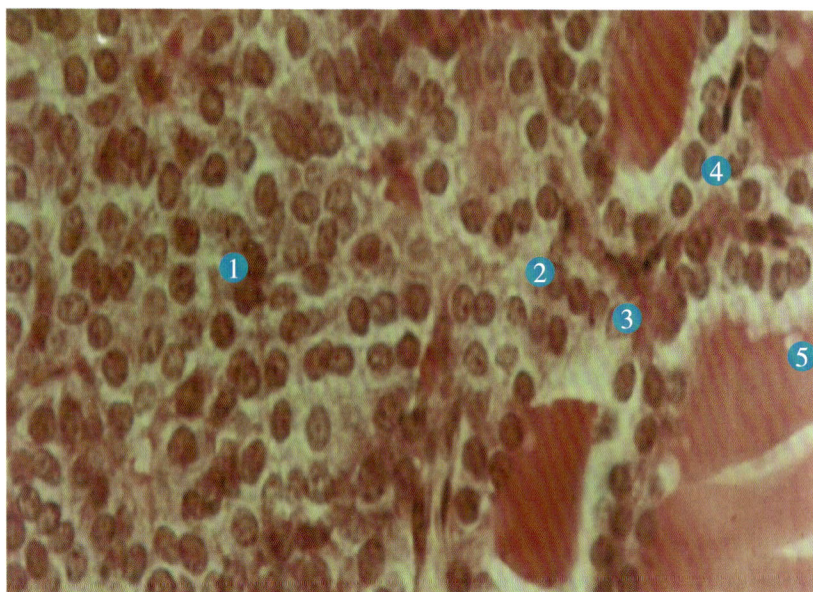

**■ 图3-68 狗甲状旁腺嬗变式边际演化（2）**

苏木素-伊红染色 ×400

❶示甲状旁腺主体；❷示边缘过渡性细胞团；❸和❹示边缘过渡性细胞滤泡；❺示甲状腺过渡性细胞滤泡。

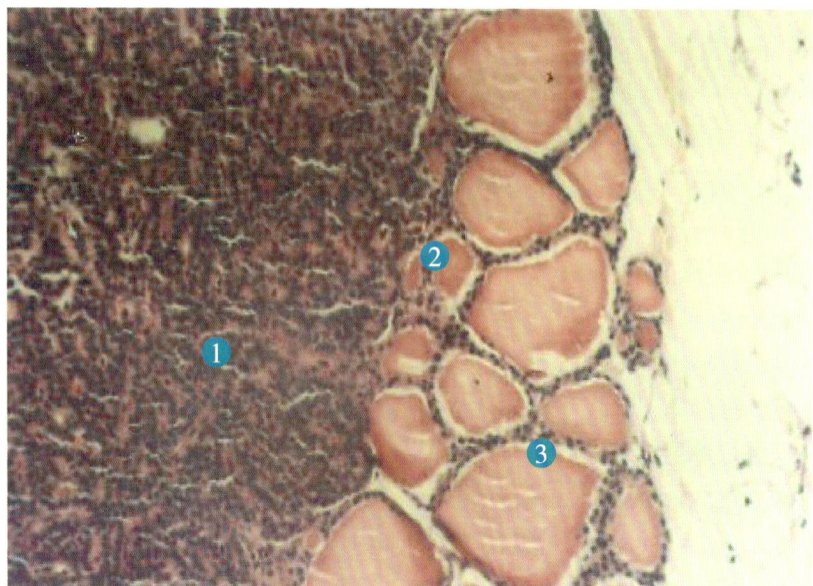

**■ 图3-69 人甲状旁腺嬗变式边际演化（1）**

苏木素-伊红染色 ×200

❶示甲状旁腺主体；❷示交界区新生小的干细胞滤泡；❸示甲状腺中期滤泡。

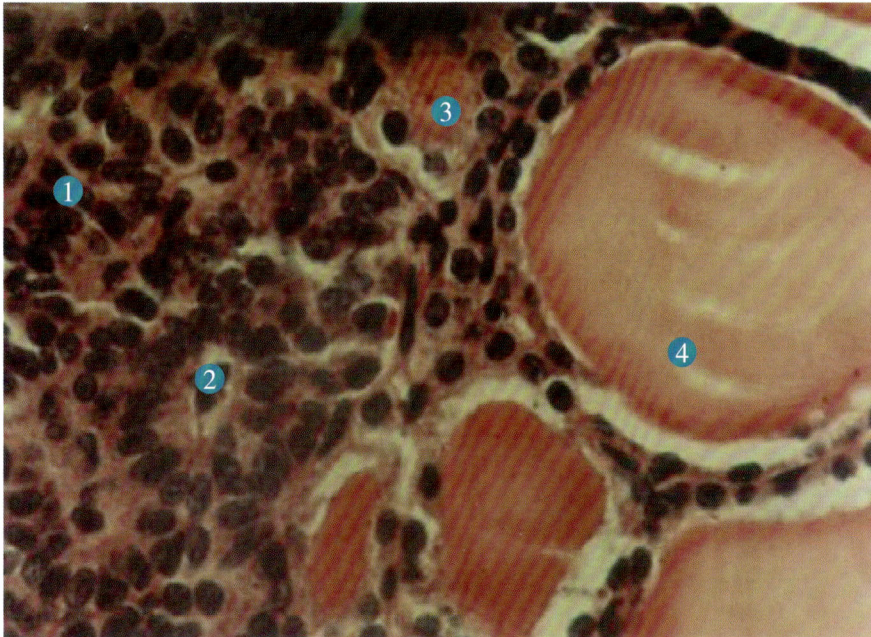

■ 图3-70 人甲状旁腺嬗变式边际演化（2）

苏木素–伊红染色 ×400

❶示甲状旁腺主细胞；❷示干细胞囊泡；❸示交界区干细胞滤泡；❹示甲状腺晚期滤泡。

## （二）跃迁式边际演化

在有些部位，甲状旁腺有明显被膜与甲状腺分界，甲状旁腺边缘细胞遽变，经透明细胞演化形成透明甲状腺滤泡（图3-71、图3-72），或经过渡性细胞演化形成过渡性甲状腺滤泡（图3-73、图3-74）。

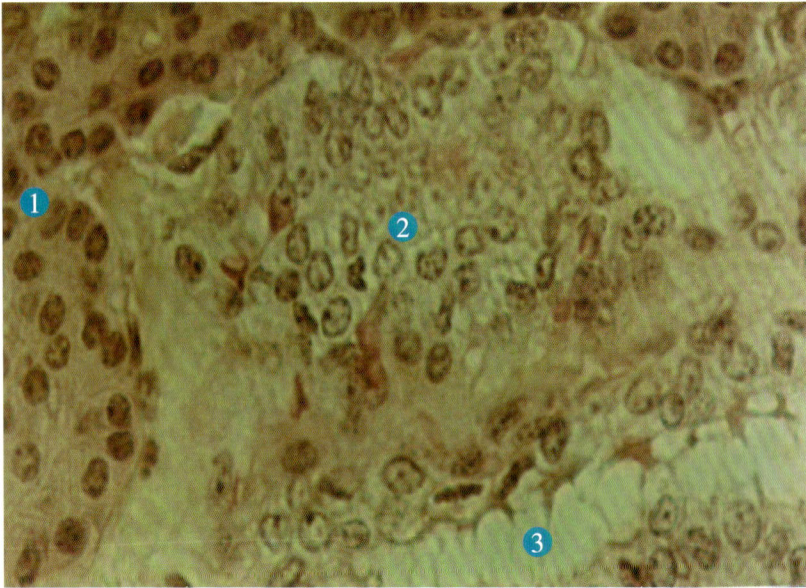

■ 图3-71　狗甲状旁腺跃迁式边际演化（1）
苏木素-伊红染色　×400
❶示甲状旁腺主细胞；❷示甲状旁腺边缘透明细胞团；❸示甲状腺透明细胞。

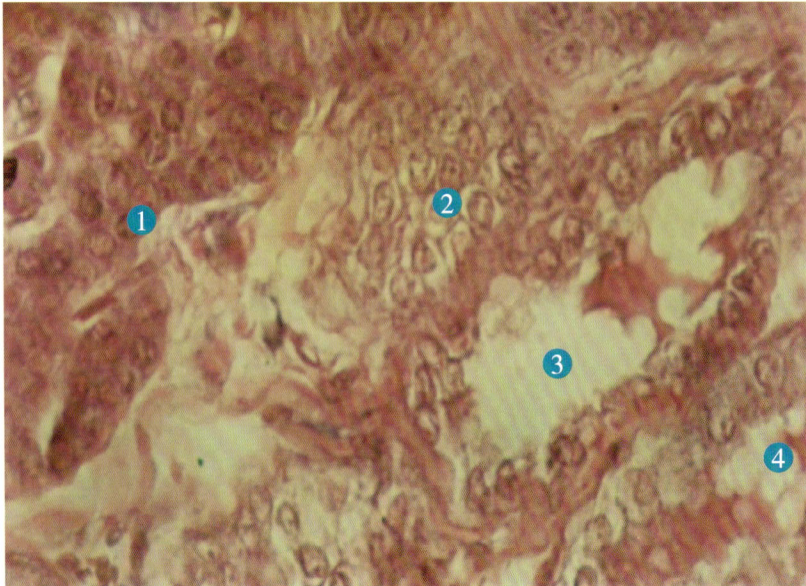

■ 图3-72　狗甲状旁腺跃迁式边际演化（2）
苏木素-伊红染色　×400
❶示甲状旁腺主细胞；❷示透明细胞团；❸和❹示透明细胞滤泡。

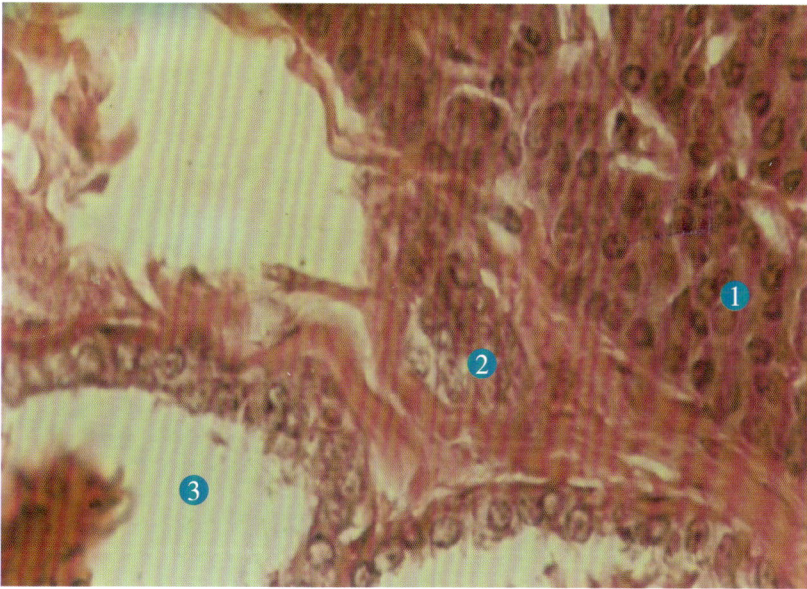

■ 图3-73 狗甲状旁腺跃迁式边际演化（3）

*苏木素-伊红染色 ×400*

❶示甲状旁腺主体；❷示过渡性细胞团；❸示透明细胞滤泡。

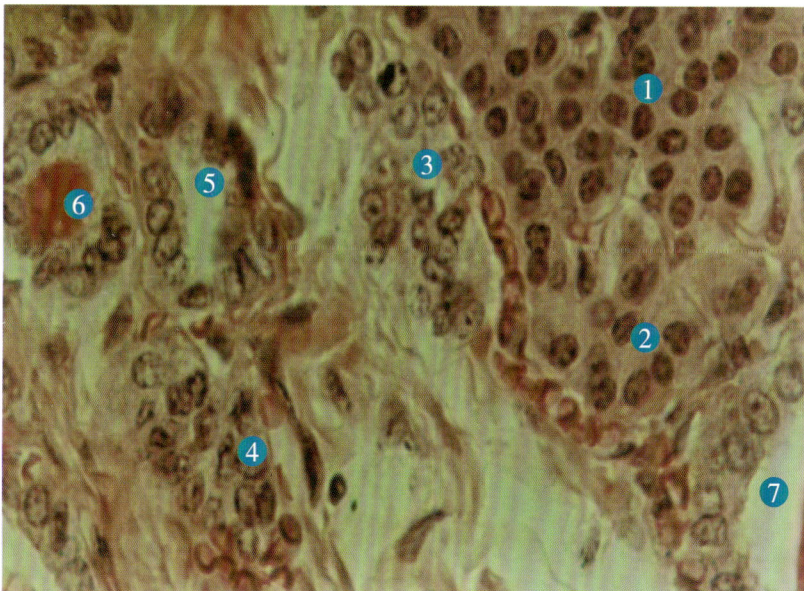

■ 图3-74 狗甲状旁腺跃迁式边际演化（4）

*苏木素-伊红染色 ×400*

❶示甲状旁腺主细胞；❷示开始演化的主细胞；❸示甲状旁腺边缘过渡性细胞团；❹示被膜间过渡性细胞团；❺示中空过渡性细胞团；❻示腔内积聚胶质的过渡性细胞滤泡；❼示甲状腺过渡性细胞滤泡。

## （三）甲状旁腺细胞团块离散

在甲状旁腺主体之外的附近甲状腺组织中可见甲状旁腺组织团块逐渐
演化形成甲状腺组织（图3-75、图3-76）。

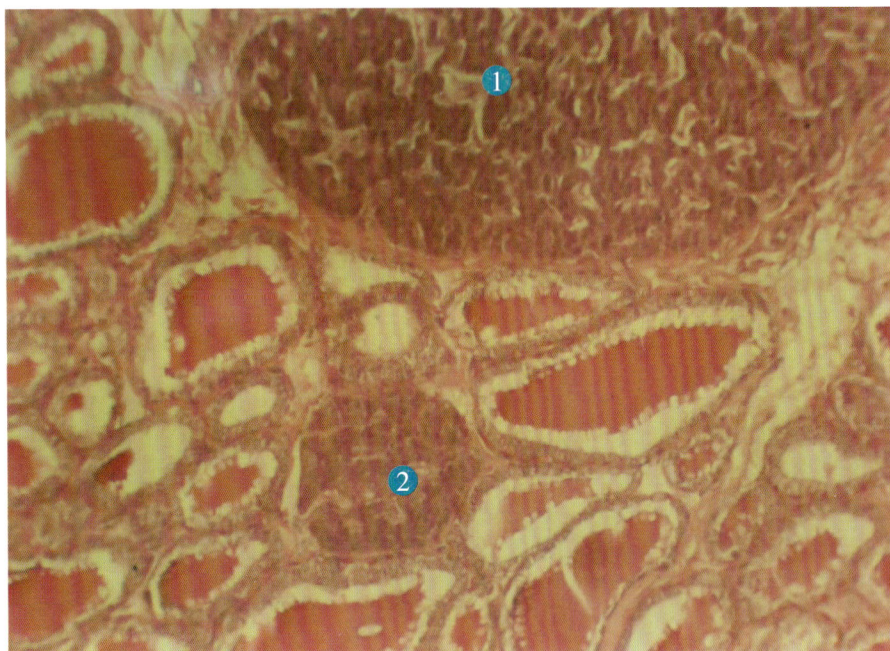

■ **图3-75　狗甲状旁腺块状离散（1）**
苏木素-伊红染色　×200
❶示甲状旁腺主体；❷示离散的甲状旁腺组织块。

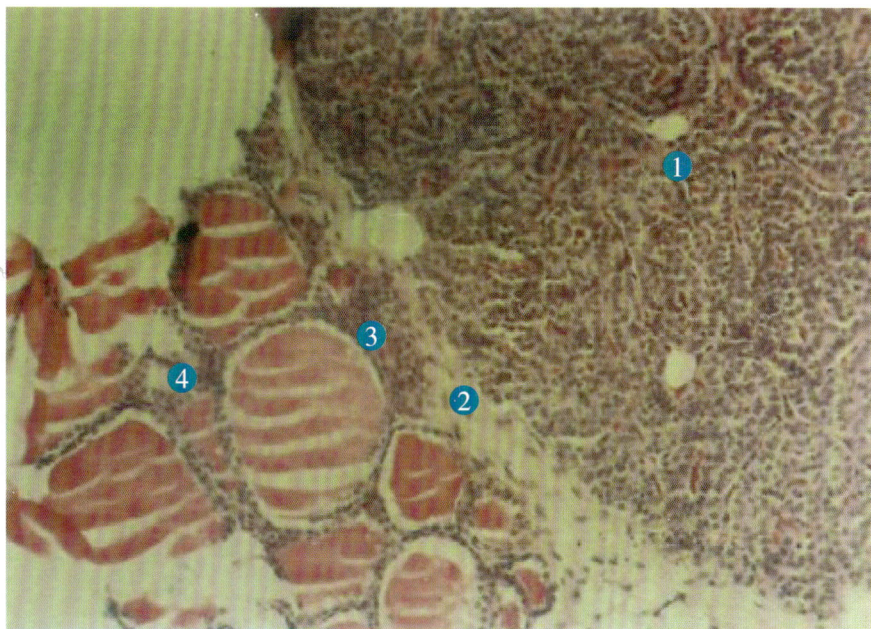

**■ 图3-76　狗甲状旁腺块状离散（2）**

苏木素–伊红染色　×200

❶示甲状旁腺主体；❷示甲状旁腺被膜；❸示离散的甲状旁腺
组织块；❹示弥散的甲状旁腺干细胞。

## （四）甲状旁腺干细胞弥散

甲状旁腺干细胞向周围甲状腺弥散，形成滤泡，或分布于滤泡之间，
参与演化形成甲状腺组织（图3-77、图3-78）。

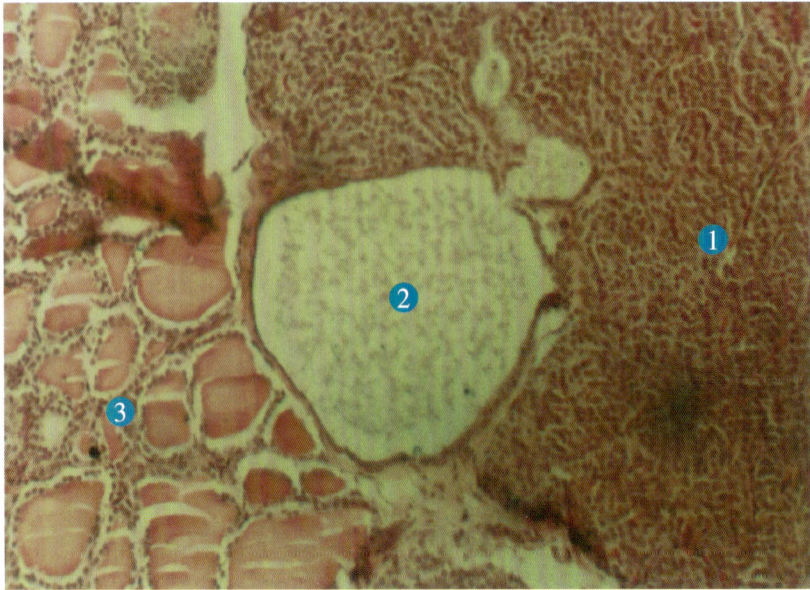

■ 图3-77　狗甲状旁腺干细胞弥散

苏木素–伊红染色　×200

❶示甲状旁腺主体；❷示甲状旁腺大囊泡；❸示弥散的干细胞。

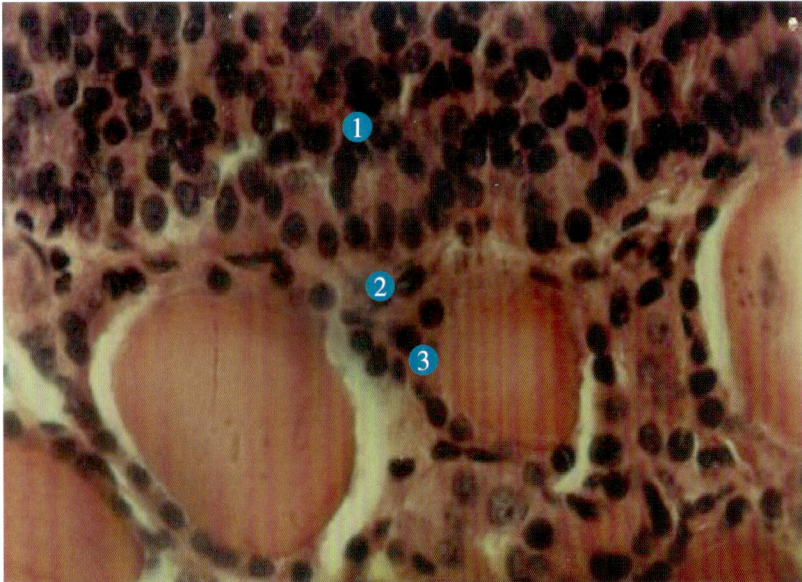

■ 图3-78　人甲状旁腺干细胞弥散

苏木素–伊红染色　×400

❶示甲状旁腺主体；❷示由甲状旁腺弥散而来的干细胞；❸示甲状腺细胞。

## 小　结

　　甲状腺的主体是甲状腺细胞演化系，包括所谓滤泡旁细胞和滤泡上皮细胞，前者位于细胞演化系上游，后者是细胞演化系的下游细胞。甲状腺细胞演化系可人为分成六种类型，相应地将滤泡分为初、早、中、晚、末五个演化阶段。甲状腺的干细胞最初来源除部分由神经束细胞演化而来外，大部分经与胚胎迁移相似路线由外部迁移而来，包括甲状旁腺、后鳃体和干细胞巢。它们都在甲状腺组织场内，都具有演化形成甲状腺细胞的倾向，但又有程度不等的独立性。对于甲状腺来说，甲状旁腺、后鳃体和部分干细胞巢都是外来的干细胞源，本质并无区别，只是形态大小差异，受甲状腺组织场的影响大小不同，及由此而来的甲状腺化的速率差别和自身存续时间不同。甲状旁腺、后鳃体、干细胞巢及亮细胞均可甲状腺化，正是五者复杂而神秘关系的内在本质。

# 参考文献

[1]　本特利. 脊椎动物比较内分泌学[M]. 方永强，译. 北京：科学出版社，1984.

[2]　周光兴. 比较组织学彩色图谱[M]. 上海：复旦大学出版社，2002.

[3]　杨践. 内分泌病理学[M]. 北京：人民军医出版社，2002.

[4]　鞠晓芳，安铁洙，滕春波. 干细胞巢研究进展[J]. 生理科学进展，2007，38（7）：213‑218.

[5]　刘文革. 甲状腺组织培养及应用[J]. 国外医学·内分泌学分册，1989，4：169‑172.

[6]　邢文英，张娓，史学义，等. 成年大鼠肾上腺皮质细胞动力学观察[J]. 郑州大学学报（医学版），2002，37（5）：582‑584.

[7]　邢文英，史学义，丁一，等. 大鼠垂体细胞动力学研究[J]. 河南医学研究，2002，11（2）：106‑108.

[8]　唐外星. 垂体前叶细胞分类的新概念[J]. 国外医学·生理病理科学与临床分册，1986，6（2）：91‑94.

[9]　章燕程. 甲状腺的分化发生和甲状腺激素的生物合成[J]. 国外医学·内分泌学分册，1981，4：185‑188.

[10]　ALESHIN B V，BRINDAK O I，MAMINA V V，et al. Characteristics of thyrocyte multiplication in proliferating thyroid epithelium[J]. Probl Endokinol（Mosk），1988，34（4）：60‑64.

[11]　ALLAERTS W，VANKELECOM H. History and perspectives of pituitary folliculo‑stellate cell research[J]. Eur J Endocrinol，2005，153（1）：1‑12.

[12]　ARUTE M C，LU M，KUBO A，et al. Directed differentiation of mouse embryonic stem cells into throid follicular cells[J]. Endocrinology，2006，147（6）：3007‑3015.

270

[13]  BENEDETTI A. Mitotic activity of adrenal medullry cells in the mouse at different ages and  following unilateral adrenalectomy[J]. Experientia, 1976, 32（1）: 108 - 109.

[14]  BODDINGIUS J. An argyrophil fibrillar system and amitotic nuclear division in pars intermedia cells of the rainbow trout（salmoirideus）[J]. Z Zellforsch Mikrosk Anat, 1970, 108（1）: 59 - 80.

[15]  BODDINGIUS J, FALLAUX E M. Argyrophil adenohypohpysial cells in the rainbow trout（salmo irideus）, demonstrated simultaneously with chromophil cells and with intra cellular argyrophil fibrils by a new technique[J]. Netherlands J zoology, 1969, 20（2）: 291 - 297.

[16]  BRUDIEUX R. The relationships between the adrenal medulla and cortex. A study of the hormonal secretion of the regenerated adrenal gland after neonatal autograft in the rat[J]. J Physiol（Paris）, 1971, 63（7）: 637 - 682.

[17]  CASTINETTI F, DAVIS S W, BRUE T, et al. Pituitary stem cell update and potential implications for treating hypopituitarism[J]. Endocr Rev, 2011, 32（4）: 453 - 471.

[18]  CHANG S P, MULLINS J J, MORLEY S D, et al. Transition from organogenesis to stem cell maintenance in the mouse adrenal cortex[J]. Organogenesis, 2011, 7（4）: 267 - 280.

[19]  CHEN J, HERSMUS N, VANDUPPEN V V, et al. The adult pituitary contains a cell population displaying stem/progenitor cell and early embryonic characteristics[J]. Endocrinology, 2005, 146: 3985 - 3998.

[20]  CHEN J, GREMEAUX L, FU Q, et al. Pituitary progenitor cells tracked down by side population dissection[J]. Stem Cells, 2009, 27（5）: 1182 - 1195.

[21]  CHEN C Y, KIMURA H, LANDEK - SALGADO M A, et al. Regenerative potentials of the murine thyroid in experimental autoimmune thyroiditis: role of CD24[J]. Endocrinology, 2008, 150（1）: 492 - 499.

[22]  CHUNG K F, SICARD F, VUKICEVIC V, et al. Isolation of neural crest derived chromaffin progenitors from adult adrenal medulla[J]. Stem Cells, 2009, 27（10）: 2602 - 2613.

[23]  CONTE E D. Ultrastructure of the cell types of the anterior hypophysis in a lizard Ⅳ thyrotrophs[J]. Arch Anat Microsc Morphol Exp, 1982, 71（3）: 149 - 158.

[24] DEALMEIDA J P C, SHERMAN J H, SALVATORI R, et al. Pituitary stem cells: review of the literature and current understanding[J]. Neurosurgery, 2010, 67 (3): 770 - 780.

[25] DIERICKX K. On the regeneration of the hypophysis after partial resection in rana temporaria[J]. Naturwissenschaften, 1964, 51 (12): 292 - 292.

[26] DIERICKX K. Regeneration of the neural lobe of the hypophysis after extirpation of the medianeminence in rana temporaria [J]. Acta Anatomica Dierickx K, 1965, 60: 181 - 186.

[27] DRAGER G A. The innervation of porpoise pituitary gland with special emphasis on the adenohypophysis[J]. J Comparative Neurology, 1953, 99 (1): 75 - 89.

[28] DUMITRESCU A, ABERDEEN G W, PEPE G J, et al. Developmental expression of cell cycle regulators in the baboon fetal adrenal gland[J]. J Endocr, 2007, 192 (1): 237 - 247.

[29] DUMONT J E, LAMY F, ROGER P, et al. Physiological and pathological regulation of thyroid cell proliferation and differentiation by thyrotropin and other factors[J]. Physiological Reviews, 1992, 72 (3): 667 - 697.

[30] DUNN J. The potentials of adrenal cortical stem cells[J]. CARES Foundation, 2005, 4 (2): 1, 10 - 11.

[31] EAKIN R M. Differentiation of the transplanted and explanted hypophysis of the amphibrian embryo[J]. J Experimental Zoology, 1956, 131 (2): 263 - 289.

[32] EHRHART - BORNSTEIN M, VUKICEVIC V, CHANG K F, et al. Chromaffin progenitor cells from the adrenal medulla[J]. Cellular and Molecular Neurobiology, 2010, 30 (8): 1417 - 1423.

[33] ENNEN W B, LEVAY - YOUNG B K, ENGELAND W C. Zone - specific cell proliferation during adrenocortical regeneration after enucleation in rats[J]. Am J Physiol Endocrinol Metab, 2005, 289 (5): E883 - E891.

[34] FAUQUIER T, GUERINEAU N C, MCKINNEY R A, et al. Folliculostellate cell network: a route for long - distance communication in the anterior pituitary[J]. Proc Natl Acad Sci USA, 2001, 98 (15): 8891 - 8896.

[35] FORD J K, YOUNG R W. Cell proliferation and displacement in the adrenal cortex of

young rats injected with tritiated thymidine[J]. The Anatomical Record, 1963, 146: 125 - 137.

[36] FU Q, GREMEAUX L, LUQUE R M, et al. The adult pituitary shows stem/progenitor cell activation in response to injury and is capable of regeneration[J]. Endocrinology, 2012, 153（7）: 3224 - 3235.

[37] GIACOMELLI F, WIENER J, SPIRO D. Cytological alteration related to stimulation of the zona glomerulosa of the adrenal gland[J]. J Cell Biol, 1965, 26（2）: 499 - 521.

[38] GIBELLI B, EL - FATTAH A M A, GIUGLIANO G, et al. Thyroid stem cells - danger or resource[J]. Acta Otorhol Aryngologica Italica, 2009, 29（6）: 290 - 295.

[39] GONZALO - SANZ L. Studies on the regeneration and repairation of the adrenal cortex[J]. Acta Anat, 1964, 58（1/2）: 72 - 89.

[40] GRAGG R D, SOLIMAN K F. Biochemical evidence for peripheral neural regulation of adrenocortical regeneration in response to bilateral adrenal enucleation[J]. Life Sciences, 1993, 53（3）: 275 - 282.

[41] GREEN J D. Innervation of the pars distalis of the adenohypophysis study by phase microscopy[J]. Anat Rec, 1951, 109（1）: 99 - 107.

[42] HOLZWARTH M A, GOMEZ - SANCHEZ C E, ENGLAND W C. Phenotype of proliferating cell stimulated during compensatory adrenal growth[J]. Endocr Res, 1996, 22（4）: 401 - 406.

[43] HOLZWARTH M A, SHINSAKO J, DALLMAN M F. Adrenal regeneration. Time course, effect of hypothalamic hemi - islands and response to unilateral adrenalectomy[J]. Neuroendocrinology, 1980, 31（3）: 168 - 176.

[44] IANNACCONE P M, WEINBERG W C. The histogenesis of the rat adrenal cortex: a study based on histologic analysis of mosaic pattern in chimeras[J]. J Exp Zool, 1987, 43（2）: 217 - 223.

[45] IANNACCONE P M. The study of mammalian organogenesis by mosaic pattern analysis[J]. Cell Differ, 1987, 21（2）: 79 - 91.

[46] IANNACCONE P, MORLEY S, SKIMINA T, et al. Cord - like mosaic patches in the adrenal cortex are fractal: implications for growth and development[J]. FASEB J,

2003, 17 (1): 41 - 43.

[47] INGLE D L, HIGGINS G M. Autotransplantation and regeneration of the adrenal gland[J]. Endocrinology, 1938, 22 (4): 458 - 464.

[48] ISLER H. Role of the hypothysis in thyroid regeneration after partial thyroidectomy[J]. Rev Can Biol, 1979, 38 (1): 1 - 7.

[49] JU G, LIU S J, ZHANG X. Peptidergic innervation of the pars distalis of the hypophysis[J]. Neuroendocrinology, 1991, 53 (suppl1): 41 - 44.

[50] KATAOKA Y, IKEHARA Y, HATTORI T. Cell proliferation and renewal of mouse adrenal cortex[J]. J Anat, 1996, 188 (2): 375 - 381.

[51] KAWAMOTO K, KAWASHIMA S. Ultrastructure changes and proliferation of pituicytes in mouse posterior lobe during water deprivation and rehydration[J]. Acta Anat, 1984, 119 (3): 136 - 141.

[52] KAWAMURA K, KIKUYAMA S. Evidence that hypophysis and hypothalamus constitute a single entity from the primary stage of histogenesis[J]. Denelopment, 1992, 115: 1 - 9.

[53] KIM A C, BARLASKAR F M, HEATON J H, et al. In search of adrenocortical stem cells[J]. Endocr Rev, 2009, 30 (3): 241 - 263.

[54] KMIEC B. Histological and histochemical studies on the adrenal medulla after its enucleation in white rats[J]. Folia morphol (warsz), 1968, 27 (2): 259 - 268.

[55] KOLOPP M, PORREL G, VIT P, et al. In situ analysis of adenohypophysis proliferation activity in beagle dogs. Preliminary results[J]. Pathol Res Pracl, 1992, 188 (4 - 5): 663 - 667.

[56] KORKMAN H. A cytological study of the anterior hypophysis of the guinea pig and a statistical analysis of its cell types[J]. Am J Anat, 1937, 61 (2): 233 - 287.

[57] KOUKI T, IMAI H, AOTO K, et al. Developmental origin of rat adenohypophysis prior to the formation of Rathke's pouch[J]. Development, 2001, 128 (6): 959 - 963.

[58] LANGLAIS D, COUTURE C, KMITA M, et al. Adult pituitary cell maintenance: lineage specific contribution of self - duplication[J]. Mol Endocrinol, 2013, 27 (7): 1103 - 1112.

[59]   LANZA R. Essentials of stem cell biology[M]. 2nd Edition. London： Acadenmic Press Publications，2009.

[60]   LETISSIER P R，HODSON D J，LAFONT C，et al. Anterior pituitary cell networks[J]. Front. Neuroendocrinol.，2012，33（3）：252 - 266.

[61]   LIN R Y. New insights into thyroid stem cells[J]. Thyroid，2007，17（10）：1019 - 1023.

[62]   LANDOLT A M. Regeneration of the human pituitary[J]. J Neurosurgery，1973，39（1）：35 - 41.

[63]   MAGALHAES M C，PIGNATELLI D，MAGALHAES M M. Amitosis in human adrenal cells[J]. Histol Histopathol，1991，6（2）：251 - 256.

[64]   MCNICOL A M，DUFFY A E. A study of cell migration in the adrenal cortex of the rat using bromodeoxyuridine[J]. Cell Tissue Kinet，1987，20（5）：519 - 526.

[65]   METUZALS J. The innervation of the adenohypophysis in the duck[J]. J Endocrinology，1956，14（1）：87 - 95.

[66]   MITANI F，MUKAI K，MIYAMOTO H，et al. Development of functional zonation in the rat adrenal cortex[J]. Endocrinology，1999，140（7）：3342 - 3353.

[67]   MITANI F，MUKAI K，MIYAMOTO H，et al. The undifferentiated cell zone is a stem cell zone in adult rat adrenal cortex[J]. Biochemica et Biophysica/General Subjects，2003，1619（3）：317 - 324.

[68]   MITCHELL R M. Histological changes and mitotic in the rat adrenal during postnatal development[J]. Anat Rec，1948，101（2）：161 - 185.

[69]   MITSUHIRO O，HIROSHI T. Differentiation and zonation of the adrenal cortex[J]. Current Opinion in Endocrinology & Diabetes，2000，7（3）：122 - 127.

[70]   MIYAMOTO H，MITANI F，MUKAI K，et al. Studies on cytogenesis in adult rat adrenalcortex: circadian and zonal variations and their modulation by adrenocorticotropichormone[J]. J Biochem，1999，126（6）：1175 - 1183.

[71]   NICKERSON P A，BROWNIE A C，SKELTON F R. An electrn miccro scopic study of the regenerating adrenal gland during the development of adrenal regeneration hypertension[J]. Am J Pathol，1969，57（2）：335 - 364.

[72]   NISHIMOTO K，NAKAGAWA K，LI D，et al. Adrenocortical zonation in humans

under normal and pathological conditions[J]. J Clin Endocrinol Metab, 2010, 95
（5）: 2296 - 2305.

[73] NOUET J C, KUJAS M. Variations of mitotic activity in the adenohypophysis of male
rats during a 24 - hour cycle[J]. Cell and Tissue Research, 1975, 164（2）: 193 -
200.

[74] OKKELS H. Studies on the thyroid gland. I. On the histology and cytology of normal
and abhormal thyroid in man[J]. Acta Pathologica Microbiologica Scandinavica, 1932,
9（1）: 1 - 20.

[75] PAVLOV A V, ZAPRIAGAEV V V. Cellular renewal in the parenchyma and stroma of
the parathyroid glands[J]. Arkh Anat Gistol Embriol, 1989, 96（1）: 78 - 81.

[76] PAVOLOV A V, DOBORDZHGINIDZE T R, MIRO T L, et al. Thyroid regeneration
in various localization of resected fragments of the organ[J]. Probl Endokrinol, 1993,
39（5）: 49 - 51.

[77] PIGNATELLI D, FERREIRA J, VENDEIRA P, et al. Proliferation of capsular stem
cells induced by ACTH in the rat adrenal cortex[J]. Endocr Res, 2002, 28（4）:
683 - 691.

[78] QUINLANAR - SLEPHANO A, VALVERDE R C, KOVACS K, et al. Mitotic
counts in rat adenohypophysial thyrotrophs and somatotrophs: effects of short - term
thyriodectomy, thyroxin, and thyrotropin - releasing hormone[J]. Endocr Pathol,
1999, 10（4）: 335 - 341.

[79] REDMOND O, TUFFERY A R. Mitotic rate of thyroid follicular cell in untreated and
goitrogen - treated rats: variation with time of day[J]. J Anat, 1979, 129（4）:
731 - 741.

[80] REICHLIN S. The Neurohypophysis[M]. New York: Plenum Press, 1984.

[81] RIZZOTI K. Adult pituitary progenitors/stem cells: from in vitro characterization to in
vivo function[J]. Eur J Neurosci, 2010, 32（12）: 2053 - 2062.

[82] ROMANOV L U A, GIBADULIN R A. 24 - hour periodicity of mitotic division in the
thyroid and parathyroid glands of rats and mice[J]. Bulletin of Experimental Biology and
Medicine, 1967, 63（2）: 98 - 101.

[83] SAKUMA S, SHIRASAWA N, YOSHIMURA F. A histometrical study of

immunohistochemically identified mitotic adenohypophysial cells in immature and mature castrated rats[J]. J Endocr, 1984, 100（3）：323－328.

[84] SANTANA M M, CHUNG K F, VUKICEVIC V, et al. Isolation, characterization, and differentiation of progenitors cells from human adult adrenal medulla[J]. Stem Cell Trans Med, 2012, 1（11）：783－791.

[85] SAXENA S, WAHL J, HUBER－LANG M S, et al. Generation of murine sympathoadrenergic progenitor－like cells from embryonic stem cells and postnatal adrenal glands[J]. PLOS ONE, 2013, 8（5）：e64454.

[86] SCHABERG A. Regeneration of the adrenal cortex in vitro[J]. The Anatomical Record, 1955, 122（2）：205－221.

[87] SHIH Y R, KUO T K, YANG A H, et al. Isolation and characterization of stem cells from the human parathyroid gland[J]. Cell Proliferation, 2009, 42（4）：461－470.

[88] SHIRASAWA N, YOSHIMURA F. Immunohistochemical and electron microscopical studies of mitotic adenohypophysial cells in different ages of rats[J]. Anatomy and Embrology, 1982, 165（1）：51－61.

[89] SPENCER S J, MESIANO S, LEE J Y, et al. Proliferation and apoptosis in the human adrenal cortex during the fetal and perinatal periods：Implications for growth and remodeling[J]. J Clin Endocr & Metabolism, 1999, 84（3）：1110－1115.

[90] SUGA H, KADOSHIMA T, MINAGUCHI M, et al. Self－formation of functional adenohypophysis in three－dimensional culture[J]. Nature, 2011, 480（7375）：57－62.

[91] TEREZA S I. Neoformation of the follicular epithelium and amitosis in the thyroid gland in chickens[J]. Dokl Akad Nauk SSSR, 1953, 93（3）：543－546.

[92] THOMAS D, FRIENDMAN S, LIN R Y. Thyroid stem cells：lessons from normal development and thyroid cancer[J]. Endocrine Related Cancer, 2008, 15（1）：51－58.

[93] TISCHLER A S, RUZICKA L A, DONAHUE S R, et al. Chromaffin cell proliferation in the adult rat adrenal medulla[J]. International J Developmental Neuroscience, 1989, 7（5）：439－448.

[94] TODA S, KOIKE N, SUGIHARA H. Thyrocyte intergration, and thyroid

folliculogenesis and tissue regeneration: perspective for thyroid tissue engineering[J].
Pathology International, 2001, 51（6）: 403 - 417.

[95] TREVOR F, BATTEN C, MOONS L, et al. Innervation and control of the adenohypophysis by hypothalamic peptidergic neurons in teleost fishes: EM immunohistochemical evidence[J]. Microscopy Research and Technique, 1999, 44（1）: 19 - 35.

[96] VANKELECOM H. Pituitary stem/progenitor cells: embryonic players in adult gland? [J]. European J Neuroscience, 2010, 32（12）: 2063 - 2081.

[97] VANKELECOM H. Stem cells in the postnatal pituitary[J]. Neuroendocrinology, 2007, 85（2）: 110 - 130.

[98] VANKELECOM H. Pituitary stem cells drop their mask[J]. Curr Stem Cell Res, 2012, 7（1）: 36 - 71.

[99] VANKELECOM H, CHEN J. Pituitary stem cells: Where do we stand? [J]. Molecular and Cellular Endocrinology, 2014, 385（1 - 2）: 2 - 17.

[100] VENDEIR A P, PIGNATELLI D, NEVES D, et al. New insights into zonal diffirantiation of adrenal autotransplants in the rat: an immunohistochemical study[J]. J of Endocrinology, 1996, 149（3）: 497 - 502.

[101] VENDEIRA P, MAGALHAES M M, MAGALHAES M C. Autotransplantation of the adrenal cortex: a morphological and autoradiographic study[J]. Anat Rec, 1992, 232（2）: 262 - 272.

[102] VIRARD I, GUBKINA O, ALFONSI F, et al. Characterization of heterogeneous glial cell populations involved in dehydration - induced proliferation in the adult rat neurohypophysis[J]. Neuroscience, 2008, 151（1 - 2）: 82 - 91.

[103] WILLIAMS R G. Studies of adrenal cortex: regeneration of the transplanted gland and the vital quality of autogenous grafts[J]. Am J Anatomy, 1947, 81（2）: 199 - 231.

[104] WOOD M A, HAMMER G D. Adrenocortical stem and progenitor cells: unifying model of two proposed origins[J]. Mol Cell Endocrinol, 2011, 336（1 - 2）: 206 - 212.

[105] YIQUEN C, BIKUNG W. A study on amitosis of the nucleus of mammalian cell. I. A study under the light and transmission electron microscope[J]. Acta Anatomica, 1986,

127: 69 - 76.

[106] Zajicek G, Ariel I, Arber N. The streaming adrenal cortex: direct evidence of centripetal migration of adrenocytes by estimation of cell turnover rate[J]. J Endocrinol, 1986, 111 (3): 477 - 482.

[107] ВОЙТКЕВИЧ А А. Резенераций щитовидной железы[J]. Успехи Соврем Биол, 1965, 60 (1): 90 - 111.